JAN DEMBOWSKI

PSYCHOLOGIE DER AFFEN

JAN DEMBOWSKI

PSYCHOLOGIE DER AFFEN

1956

AKADEMIE-VERLAG · BERLIN

Jan Dembowski
Psychologia Małp
Erschienen im Ksiazka i Wiedza
Warschau 1951
Übersetzt aus dem Polnischen von Caesar Rymarowicz und Wolfgang Grycz, Berlin
Wissenschaftliche Redaktion Professor Dr Kurt Gottschaldt, Institut für Psychologie, Berlin

Die Abbildungen 1, 2, 5, 6, 18 sind aus Brehms Tierleben Bd. XIII, 1925, mit freundlicher Genehmigung des Bibliographischen Instituts Leipzig entnommen

Erschienen im Akademie-Verlag Berlin W 8, Mohrenstraße 39
Lizenz-Nr. 202 Druckgenehmigungs-Nr 100/589/55

Satz, Druck und Bindung: IV/2/14 - VEB Werkdruck Gräfenhainichen - 496
Bestell- und Verlagsnummer 5181
Printed in Germany

Vorwort zur ersten Auflage

Das vorliegende Buch, das in den Jahren 1944—46 geschrieben wurde und eine Ergänzung meiner „Tierpsychologie“ darstellt, ist ein selbständiges Ganzes, so daß sein Verständnis nicht die Kenntnis des ersten Teils des Werkes voraussetzt. Ohne den Anspruch auf eine erschöpfende Behandlung des Problems zu hegen, wollte ich in meiner Arbeit die zeitgenössischen Anschauungen über die Psychologie der Affen darlegen. Die einschlägige Literatur ist sehr umfangreich und äußerst ungleichmäßig; auf vielen wichtigen Gebieten aber verfügen wir nur über fragmentarische Kenntnisse. Besonders verhängnisvoll wirkt sich die Unkenntnis der natürlichen Lebensbedingungen der Affen aus, ein Umstand, der ein klares Verstehen des Verhaltens der Tiere bei Laborexperimenten erschwert. Nichtsdestoweniger ist dies ein ausgedehntes und viel behandeltes Forschungsgebiet, das in der Weltliteratur einen ansehnlichen Platz einnimmt, für unseren Büchermarkt jedoch völlig neu ist. Dieser Umstand rechtfertigt die Herausgabe dieses Buches.

Unter den Autoren, die sich mit der Tierpsychologie befassen, herrschen zwei Tendenzen vor. Die einen lieben die Tiere und möchten ihnen möglichst viele menschliche Merkmale zuschreiben. Die anderen verhalten sich den Tieren gegenüber gleichgültig und neigen dazu, deren Seelenleben allzu niedrig einzuschätzen. Möglich ist jedoch auch ein objektiver Standpunkt, der, unabhängig von Sympathie oder Antipathie, allein von dem Wunsch diktiert ist, exakt und kritisch festzustellen, welches die tatsächlichen Verhaltensmerkmale eines Tieres sind.

Die Entstehung des Werkes verdanke ich der Zuvorkommenheit vieler, denen ich hiermit meinen Dank ausdrücken möchte. Besonders verpflichtet bin ich Prof. RUBINSTEIN für seine Erlaubnis, die reichhaltige Bibliothek des Psychologischen Instituts in Moskau zu benutzen, Prof. NESTURCH für eine Reihe von Aufnahmen aus dem Archiv des Anthropologischen Museums (Abb. 1, 2, 3, 4, 5, 6, 8, 10, 11) sowie Frau LADYGINA-KOHTS für ihre freundliche Erlaubnis, einige vortreffliche Aufnahmen über den emotionellen Ausdruck des Schimpansen zu reproduzieren (Abb. 20, 21, 22, 23, 24, 25).

Moskau, den 26. März 1946 *Jan Dembowski*

Vorwort zur zweiten Auflage

Die vorliegende zweite Auflage des Buches unterscheidet sich wesentlich von der ersten. Die Anzahl der Illustrationen wurde um 20 vermehrt, darüber hinaus wurden einige durch neue ersetzt. All das wird zur besseren Dokumentation und größeren Übersichtlichkeit beitragen. In der vorliegenden Auflage stammen die Abbildungen 3, 4, 7, 8, 9, 10, 11, 12, 19, 26 aus dem Archiv des Anthropologischen Museums in Moskau, die Abbildungen 20, 21, 22, 23, 24, 25, 28, 29, 30, 31, 32, 33, 35, 36, 37 aus der Sammlung von Frau LADYGINA-KOHTS; die Abbildungen 28—33 sind Originalaufnahmen. (Die Abbildungen 1, 2, 5, 6, 18 stammen aus „Brehm's Tierleben"; die Abbildungen 40, 41, 42, 43, 44, 45, 46, 47, 48 sind Aufnahmen aus dem Werk von KÖHLER. Der Herausgeber.)

Der Text wurde ebenfalls wesentlich ergänzt. Das hatte sich nach dem Erscheinen der beiden hervorragenden Arbeiten „Die Vorgeschichte des Intellekts" von WOJTONIS und des Buches von WAZURO über die bedingten Reflexe des Schimpansen als notwendig erwiesen. Die langjährigen Forschungen von WOJTONIS werfen auf viele Einzelheiten des Verhaltens niederer Affen ein neues Licht, was an einigen Textstellen und besonders in dem Kapitel über das Gruppenleben der Affen berücksichtigt worden ist. Die Arbeit WAZUROS stellt einen bedeutenden Versuch dar, das Verhalten des Schimpansen vom Standpunkt der Theorie der bedingten Reflexe zu interpretieren. Es ist dies ein so wesentliches und umfangreiches Gebiet, daß ihm ein besonderes Kapitel gewidmet werden mußte.

Lódz, März 1951 *Jan Dembowski*

Inhaltsverzeichnis

VORWORT ZUR ERSTEN AUFLAGE V

VORWORT ZUR ZWEITEN AUFLAGE VI

Einführung 1

ERSTES KAPITEL
Charakteristik der Ordnung der Primaten 7

ZWEITES KAPITEL
Die Biologie der Anthropoiden 32

DRITTES KAPITEL
Die Psyche des jungen Schimpansen 53

VIERTES KAPITEL
Die Versuche Köhlers 92

FÜNFTES KAPITEL
Die Untersuchungen Wazuros über die höhere Nerventätigkeit des Schimpansen 121

SECHSTES KAPITEL
Die höheren psychischen Funktionen der Anthropoiden 146

SIEBENTES KAPITEL
Die Sinnesfunktionen der Affen 178

ACHTES KAPITEL
Die Psychologie der niederen Affen 198

NEUNTES KAPITEL
Das Sozialleben der Affen 230

VERZEICHNIS DER WICHTIGSTEN LITERATUR 253

SACHVERZEICHNIS 257

NAMENVERZEICHNIS 259

Einführung

Ich möchte dem Leser eine antike Legende ins Gedächtnis zurückrufen. Als Odysseus auf seinem Schiff von Troja in sein heimatliches Ithaka zurückkehrte, hatte er unterwegs viele gefährliche Abenteuer zu bestehen. Besonders schrecklich war die Fahrt durch die Meerenge von Messina, die in jener Zeit von zwei Ungeheuern bewacht wurde: der vielköpfigen Scylla, die jeden Unvorsichtigen packte und verschlang, und der furchtbaren Charybdis, deren riesiger Schlund ganze Schiffe mitsamt der Mannschaft hinabriß. Nur durch ein Wunder gelang es Odysseus, dem Tode zu entgehen.

Ein solcher Odysseus, der an zwei Ungeheuern vorbei muß, ist der Tierpsychologe. Stets droht ihm doppelte Gefahr. Seine Scylla ist der Mechanismus, die Charybdis der Anthropomorphismus, und als Wanderer würde er unweigerlich vom Wege abirren, wenn er nicht einen untrüglichen Kompaß besäße, der seinem Schiffe den richtigen Kurs anzeigt. Der Kompaß des Tierpsychologen ist seine biologische Ausbildung.

Wir wollen diese Begriffe erklären. Wie auch auf anderen Gebieten der Naturkunde ist die grundlegende Methode der Tierpsychologie der Vergleich. Wir vergleichen stets das Verhalten eines Tieres mit etwas und ziehen daraus unsere Folgerungen.

Zunächst können wir radikal verfahren: dem Tiere jegliches Seelenleben absprechen und sein Verhalten mit einem Mechanismus vergleichen. So dachte der große DESCARTES, so urteilten LOEB und VERWORN, dieser Ansicht sind auch einige amerikanische Tierpsychologen. Sie halten das Tier für eine äußerst komplizierte Maschine, deren Tätigkeit man in jedem Falle auf die Gesetze der Physik, Chemie und Mechanik zurückführen kann. Das Verständnis der Tätigkeit eines Tieres erfordere keine Einführung grundsätzlich neuer Begriffe, der Organismus stelle ein System von Kräften und Abhängigkeiten dar, die auch außerhalb seiner in der Natur existieren. Wenn eine Amöbe Nahrungsteilchen verschlingt, so können wir diese Erscheinung auch vermittels eines Chloroformtropfens, der flach auf ein Glasplättchen verstrichen wird, nachahmen. Ein solcher Tropfen „verschlingt" in vollkommen gleicher Weise Körperteilchen, die er durchfeuchtet, z. B. von Paraffin oder Schellack; diese Erscheinung unterliegt dem Gesetz der Oberflächenspannung, das nichts mit dem Seelenleben gemeinsam hat. Wenn eine Spinne ihr kunstvolles Netz spinnt, so handelten in ihrem Organismus präzise Mechanismen, die auf eine genau bestimmte, stereotype Tätigkeit eingestellt sind, die bei allen Exemplaren derselben Gattung gleichmäßig verläuft. Es gebe darin keine „psychischen“ Momente und die Behauptung, daß die Spinne dabei etwas „erlebe“, entbehre jeder Grundlage. Es sei einfach eine komplizierte, zweckbestimmte und anpassungsfähige Maschinerie in Tätigkeit, wie bei allem, was im lebenden Organismus vorgehe. Wenn sich ein Hund mit lautem Bellen auf einen Unbekannten stürzt, so handelte es sich dabei überhaupt nicht um „Wut“, „Treue“ oder „Pflichtgefühl“, sondern um einen gewöhnlichen Verteidigungsreflex. Die Tätigkeit des Hundes sei ebenso automatisch, wie die Schwimmbewegungen eines ins Wasser geworfenen Tieres. Der Hund verteidige nicht die Habe seines Herrn, sondern sein eigenes Fell, sein Organismus sei so beschaffen, daß er auf eine bestimmte Reizung mit einer zweckgemäßen Reaktion antwortet. Die Fähigkeit sie auszuführen und sie zweckgemäß zu modifizieren sei Sache der Anpassung, die in einer langen evolutionären Entwicklung erworben wurde. Wir können den Weg zeigen, den die Reizung des Hundeauges durch die von der Gestalt des Unbekannten reflektierten Lichtstrahlen nimmt, wie sie sich im Gehirn bricht und zu den Muskeln gelangt, die die aggressive Reaktion durchführen. Das Verhalten des Tieres könne restlos in eine Reihe verhältnismäßig einfacher reflektorischer Mechanismen zerlegt werden, für deren Verständnis wir keinerlei psychischer Momente bedürfen. Beer, Bethe und Uexküll schlugen sogar die Einführung einer neuen, sogenannten objektiven Terminologie auf dem Gebiete des tierischen Verhaltens vor, die bei der Feststellung unbestrittener Tatsachen stehen bleibt und jegliche psychologische Interpretation ausschließt. Der Hund „sehe“ den Unbekannten nicht, sondern „photorezipiere“ ihn.

Viele Forscher halten diese Anschauungsweise für die einzig wissenschaftliche. Es fällt jedoch nicht schwer, sich zu überzeugen, daß man in diesem Falle eher mit den äußeren Kennzeichen der Wissenschaftlichkeit zu tun habe, mit einer äußerst gelehrten Terminologie, die zwar imponieren kann, jedoch den wahren Sachverhalt nicht wiedergibt. Diesbezüglich ist die Wendung charakteristisch, die von einem der hervorragendsten zeitgenössischen amerikanischen Psychologen, von Dashiell, gebraucht wurde: wenn ein dreijähriges Kind sieht, sagt Dashiell, daß der Hund winselnd mit der Pfote an der Tür kratzt, dann weiß es sofort, daß der Hund „hinaus will“. Werfen wir dem Kinde keinen Mangel an Wissenschaftlichkeit vor, sagen wir ihm nicht Anthropomorphismus, Introversion und Analogieschluß nach. All das wäre für ein dreijähriges Kind viel zu gelehrt, das einfach nur eine biologische Tatsache feststellt. Und eben dieser Tatsache könnten wir nur nachgehen.

Jenes „Hinauswollen“ des Hundes können wir in keiner Weise aus den Gesetzen der Physik und Mechanik herauslesen. Der Biologe hat sich schon lange mit der Eigenart des lebenden Organismus vertraut gemacht, in dem nur diesem eigene Gesetze und Abhängigkeiten walten. Es unterliegt keinem Zweifel, daß es im Organismus nichts außer der Materie und der in ihr wirkenden Kräfte gibt, daß weder eine lebende Materie noch eine lebende Kraft existiert. Das sind Hirngespinste des vergangenen Jahrhunderts. Aber die Materie des lebenden Organismus ist in einer spezifischen Weise organisiert und darum von allem, was kein Organismus ist, qualitativ verschieden. Wir wollen das mit einem einfachen Vergleich erklären. In einer Grammophonplatte wird ein Chemiker nichts außer Kautschuk vorfinden, und er hat von seinem Standpunkt aus gewiß recht. Aber dennoch unterscheidet sich dieser Kautschuk wesentlich von allen anderen Kautschukarten, denn er besitzt eine bestimmte Struktur, auf seiner Oberfläche befinden sich Rillen, die so konstruiert sind, daß der nach Einschaltung der Platte in den entsprechenden Mechanismus eine menschliche Stimme wiedergibt. Dieses Merkmal der Platte ist unweigerlich ein Begleitumstand einer ganz bestimmten Struktur, die in der ganzen Natur nur in der Grammophonplatte vorkommt und so kompliziert ist, daß man sich nicht vorstellen kann, daß etwas derart Eigenartiges spontan und zufällig entstehen könnte. Daß die Platte eine menschliche Stimme wiedergibt, die uns verständlich spricht, können wir nur in einer Weise erklären. Die Platte ist von einem Menschen aufgenommen worden, der in ähnlichen Verhältnissen wie wir aufgewachsen ist, und für den die Laute dieselbe Bedeutung wie für uns haben. Nur die Geschichte der Platte kann ihre Eigenschaften erklären; losgelöst von ihrer Entstehung wäre die Platte ein Wunder. Der Chemiker wird in der Platte nur Kautschuk finden. Weit ist der Weg, der von der Chemie zur menschlichen Stimme führt.

Völlig analog dazu ist die Psyche unbedingt ein Begleitumstand ganz bestimmter, unermeßlich komplizierter Systeme der Materie, und sie tritt nirgends in der Natur außer in ihnen selbst auf. In dieser Bedeutung ist die Psyche offensichtlich Produkt und unzertrennliches Merkmal der spezifisch organisierten Materie. Verstehen können wir sie nur dann, wenn wir sie vom Gesichtspunkt ihrer Abstammung, ihrer Geschichte, ihrem Zusammenhang mit den Lebensbedürfnissen und Lebensbedingungen des Tieres untersuchen. Dieser Gesichtspunkt verstößt in keiner Weise gegen die allgemeine Gültigkeit der physikalischen und chemischen Gesetze in ihrer Anwendung auf den Organismus; das Seelenleben ist jedoch eine besondere Qualität, es liegt auf einer anderen Ebene, und das klare Verständnis dieses Umstandes bewahrt den Tierpsychologen vor einem Abirren ins Reich der Scylla, des Mechanismus. Wir müssen die Handlungsweise eines Tieres in Begriffen des Verhaltens, und nicht in physikalisch-chemischen Termini beschreiben.

Die Charybdis des Tierpsychologen ist der Anthropomorphismus, das Vergleichen der Tierpsyche mit dem Seelenleben des Menschen, die Manier, dem Tier menschliche Gedanken und Erlebnisse zuzuschreiben. Diese Anschauungsweise ist unter Laien weit verbreitet, findet aber bisweilen auch unter fachkundigen Forschern Zuspruch. Zahllos sind die Erzählungen von der Findigkeit und Durchtriebenheit der Tiere, vom schlauen Fuchs, vom brutalen Wolf, vom gutmütigen Bären, vom ängstlichen Hasen, von der selbstsüchtigen Katze und dem edlen Pferd. Nicht wenig haben zur Verbreitung solcher Charakteristiken die so beliebten Fabeln beigetragen, deren Verfasser menschliche Schwächen und Laster in tierischer Gestalt verspotten. Man kann einem Laien den Mangel an kritischer Haltung bei der Beurteilung von Tatsachen nicht nachtragen. Schlimmer ist es, daß ein so bekannter Zoologe wie ZIEGLER der in seiner Zeit herrschenden Mode erlag und seinen Hund Briefe schreiben und arithmetische Aufgaben ausführen lehrte. KRALLS berühmte rechnende Pferde konnten die fünfte Wurzel aus Millionenwerten ziehen, was viele ernsthafte Psychologen als Tatsache ansahen. Der belgische Tierpsychologe VERLAINE schreibt den Affen solche psychischen Fähigkeiten zu, wie sie ein Tier auf keinen Fall besitzen kann. Bei den Experimenten seiner Schülerin TELLIER konnte ein Affe fehlerlos Tierzeichnungen von Pflanzenzeichnungen unterscheiden, d. h. daß er sich mit dem akademischen System der Klassifikation der Organismen als vertraut erwies. Damit nicht genug. Die Pflanzen- und Tierzeichnungen wurden in zwei Teile geschnitten und die einen Hälften dem Affen gereicht. Wenn man jetzt dem Affen die Zeichnung eines Tieres zeigte, dann wählte er die Hälfte heraus, die zu einem Tier gehörte und warf die Hälften pflanzlicher Herkunft weg, z. B. wählte er beim Anblick eines Elefanten den Schwanz eines Hahnes als Tierteil! VERLAINE folgert aus derartigen Beobachtungen, daß „der Affe ebenso wie der Mensch denke, aber nicht so viel".

Solche und ähnliche Versuche der Vermenschlichung des Tieres sind höchst naiv und wissenschaftlich unzulässig. Der Mensch stammt von den Tieren ab, er hat also sowohl in seinem Körperbau, seiner physiologischen Tätigkeit wie in seinem Seelenleben viele tierische Merkmale bewahrt. Das kann nicht angezweifelt werden, und in der Wissenschaft gibt es auch keinerlei Diskussionen darüber. Jedoch besitzt der Mensch etwas, was dem Tiere fremd ist und was das Problem grundsätzlich in einem anderen Licht sehen läßt. Der Mensch ist ein gesellschaftliches Wesen, seine psychische Entwicklung verläuft unter dem übermächtigen Einfluß gesellschaftlicher Faktoren. Die kollektive Bemühung der Menschheit hat die Natur verwandelt und umgestaltet; sie schuf Bedingungen, die den Tieren vollkommen unbekannt sind. Der Mensch unterjochte die ihm einst feindlichen Naturgewalten, indem er sie in den Rahmen seiner Bedürfnisse und Interessen einspannte; er machte sich von tausendfachen schädlichen Einflüssen unabhängig, die den Tieren zum Verhängnis werden, seine Entdeckungen und Erfindungen haben seine Sinne millionenfach vervollkommnet und gestatten es ihm, die Abgründe des Universums mit dem Auge zu durchdringen und die Welt chemischer Teilchen zu erblicken oder die Stimme eines Menschen zu hören, der auf der entgegengesetzten Hemisphäre spricht; sie gaben ihm die Möglichkeit, Arten von Energien zu erfassen und sichtbar zu machen, die keinen Sinnen zugänglich sind, den Raum zu beherrschen, viele Krankheiten zu bekämpfen und das Menschenleben zu verlängern. Im Verein mit diesen Errungenschaften, deren wir uns mit Recht rühmen können, ist eine unermeßlich komplizierte und subtile menschliche Kultur gewachsen, die sonst nirgendwo in der Welt existiert. Das Zusammenleben und die Zusammenarbeit der Menschen schufen das Bedürfnis nach einer gegenseitigen Verständigung in verwickelteren Dingen, woraus die wunderbare Gabe des Menschen entstanden ist: seine Sprache, seine Fähigkeit, Gedanken durch Lautsymbole auszudrücken. Die Tiere können ebenfalls ihre Sprache haben, jedoch sind ihre Ausdrücke nur zusammenhängende Substantive, die Gegenstände oder Tätigkeiten symbolisieren, die das Vorhandensein von Nahrung, Alarm, Signale des Weggangs, Aufforderungen, Herausforderungen usw. bezeichnen. Die Sprache der Tiere setzt sich aus einzelnen Ausdrücken zusammen und bildet niemals Sätze. Unsere Sprache hingegen ist vor allem eine Sprache von Zusammenhängen. Wir leben in einer Welt festgelegter Symbole; die mehreren Tausend Ausdrücke in unserem Wörterbuch drücken in ihren ungezählten Verbindungen Dinge aus, die den Tieren völlig unzugänglich sind. Unsere Sprache gibt die Verhältnisse und Beziehungen zwischen den Dingen wieder, was bei den Tieren nur in einer höchst primitiven Form vorkommen kann. Aus vielen Untersuchungen wissen wir, daß ein junger Schimpanse anfänglich in vieler Hinsicht ein Menschenkind übertrifft. Sobald jedoch ein Kind zu sprechen anfängt, öffnet sich zwischen beiden der Abgrund. Der Schimpanse bleibt für sein ganzes Leben auf dem Niveau eines zweijährigen Kindes stehen, während der Mensch mit jedem Tag in seiner seelischen Entwicklung immer höher fortschreitet, bis zu den höchsten Gipfeln.

Die kulturellen Errungenschaften der Menschheit, die durch die Sprache in unsere Mentalität gelangen, stellen einen machtvollen Erziehungsfaktor dar, unter dessen Einfluß sich unser Seelenleben formt und entwickelt, das ohne diese Einflüsse eine vollkommen andere Gestalt annehmen würde. Die Tiere haben keine Tradition, es fehlt ihnen die Kulturgeschichte; und die tausendjährige individuelle Erfahrung der Vorfahren beeinflußt in keiner Weise die Erziehung der Nachkommen. In der menschlichen Welt hingegen wird jegliche individuelle Erfahrung den nachfolgenden Generationen übermittelt, und die Summe dieser Erwerbungen lebt in diesem oder jenem Maße im Geiste eines jeden von uns.

Es gibt einen wichtigen Umstand, der das Vergleichen äußerst erschwert. Es handelt sich hierbei nicht nur um den Unterschied der Erziehungsfaktoren beim Menschen und beim Tier. Man hat öfters versucht, einen jungen Schimpansen auf menschliche Art zu erziehen, wovon in den späteren Kapiteln genauer die Rede sein wird. Jedoch zeigte es sich immer, daß das Tier nicht imstande ist, menschliche Kultur anzunehmen, daß die angeborenen potentiellen psychischen Fähigkeiten des Menschen qualitativ verschieden sind, was im offensichtlichen Zusammenhang mit der Entwicklung seines Gehirns steht. Eine entsprechende Erziehung gestattet es dem Tier, solche intellektuellen Fähigkeiten zu offenbaren, die in seinem gewöhnlichen Leben niemals hervortreten, jedoch kann der Affe die menschliche Sprache nicht erlernen, obwohl er sehr ähnlich gebildete Stimmorgane wie der Mensch besitzt. Die ganze Begriffswelt, die wir dank unserer Sprache schaffen, bleibt dem Tier für immer verschlossen.

Hieraus ersehen wir, wo die Grenze der Vergleiche liegt. Es ist unzulässiger und unwissenschaftlicher Anthropomorphismus, wenn man dem Tier Erlebnisse oder Gedanken zuschreibt, die beim Menschen lediglich dank seiner gesellschaftlichen Erziehung, seiner Sprache und seiner Kultur möglich werden. Rechnende Pferde und schreibende Hunde sind unmöglich und unbiologisch.

Welches ist also der richtige Weg eines Tierpsychologen, wenn es ihm weder gestattet ist, das Tier mit einem Mechanismus noch mit dem Menschen zu vergleichen? Die Antwort hierauf ist einfach. Er muß die Psyche des Tieres mit der Psyche eines anderen Tieres vergleichen, Ähnlichkeiten und Unterschiede suchen und auf dieser Grundlage das Begriffssystem seiner Wissenschaft aufbauen. Deshalb müssen wir auch, wenn wir das Tier mit dem Menschen vergleichen wollen, die ursprünglichen tierischen Merkmale des Menschen finden. Der Mensch ist als gesellschaftliches Wesen mit seiner Jahrhunderte alten Kulturgeschichte ausgestattet, er wächst über das Niveau der Tiere hinaus, seine Psyche ist qualitativ anders. Aber trotz alledem ist der Mensch eine zoologische Gattung, auf deren ererbter Grundlage seine ganze Kultur gewachsen ist, und gehört als solche zum System der Formen, die den Gegenstand der Forschung der Tierpsychologie ausmachen.

Im vorliegenden Buch wollen wir uns bemühen, die aufgezeigten Prinzipien auf das psychische Leben einer Gruppe von Tieren anzuwenden, die mit dem Menschen am nächsten verwandt sind. Eine nähere Betrachtung der Affen, besonders der Menschenaffen, weist auf die Entstehung unserer eigenen psychischen Fähigkeiten hin und hat für das Verständnis der menschlichen Psyche große Bedeutung. Ebenso wie die anatomischen Tatsachen erst nach Berücksichtigung der Entwicklungsgeschichte eines Körperteils ihre eigentliche Bedeutung gewinnen, kann man die Psyche des Menschen nicht ohne die Kenntnis dieser Anfänge, aus denen sich unser ganzes seelisches Wesen ableitet, klar verstehen.

ERSTES KAPITEL

Charakteristik der Ordnung der Primaten

In der Gruppe der Säugetiere zeichnet sich die Ordnung der Primaten durch eine Reihe von Merkmalen aus. Es sind Tiere, die sich beim Gehen auf die Sohlen stützen und vorwiegend ihr Leben auf den Bäumen führen. Ihre Zehen sind zumeist mit flachen Nägeln versehen. Der Daumen und die große Zehe am Fuß stehen entweder den anderen Fingern und Zehen gegenüber oder stehen von ihnen seitlich ab. Die Primaten sind im wesentlichen Pflanzenfresser, selten Alles- oder Insektenfresser.

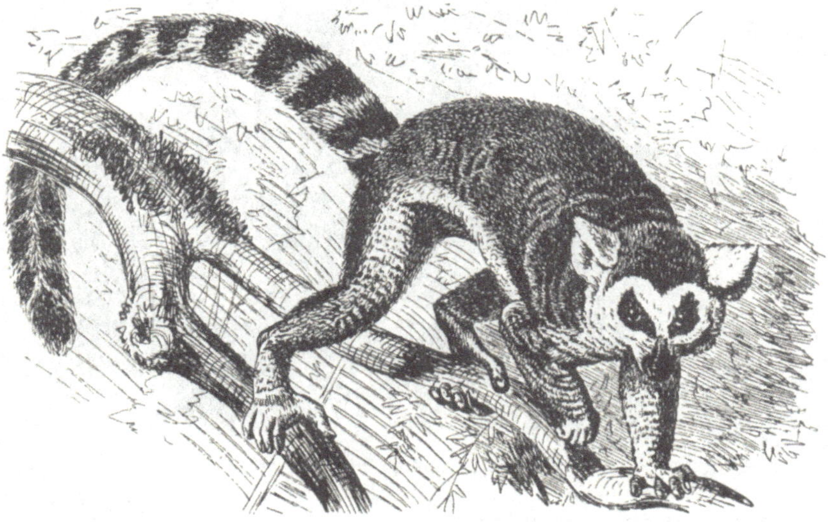

Abb. 1. *Lemur catta*

Nach der meistverbreiteten Klassifikation von Elliot Smith* zerfällt die Ordnung der *Primaten* in drei koordinierte Unterordnungen:

I. Unterordnung: *Lemuroidea*

Tiere mit vorwiegend nächtlicher Lebensweise, von mittlerer oder kleiner Körpergröße, stets auf Bäumen lebend; sie besitzen eine dichte Behaarung und einen langen nicht wickelfähigen Schwanz (Abb. 1 und 2). Viele Lemuren erreichen kaum die Größe von 20 cm. Äußerlich erinnern

* Die Klassifikation von Elliot Smith (1913) wird hier gegenüber der neueren Systematik der Mammalia von G. G. Simpson, New York (1945) verwendet, da die Literatur zur Psychologie der Affen sich durchweg der älteren Klassifikation bedient. Der Herausgeber.

die Lemuren wenig an Affen und ähneln mehr den Eichhörnchen. Besonders zahlreich treten sie in Madagaskar auf, wo sie ungefähr die Hälfte aller Säugetiere ausmachen. Außerdem leben sie an vielen Stellen des tropischen Afrika, auf den Sundainseln und in Indochina. Diese Zerstreuung der Lemuren legte den Schluß nahe, daß es einst einen Kontinent Lemuria gegeben habe, dessen Mittelteil im Indischen Ozean versunken sei und daß nur seine Randgebiete über Wasser geblieben seien, die von den heutigen Lemuren besiedelt waren.

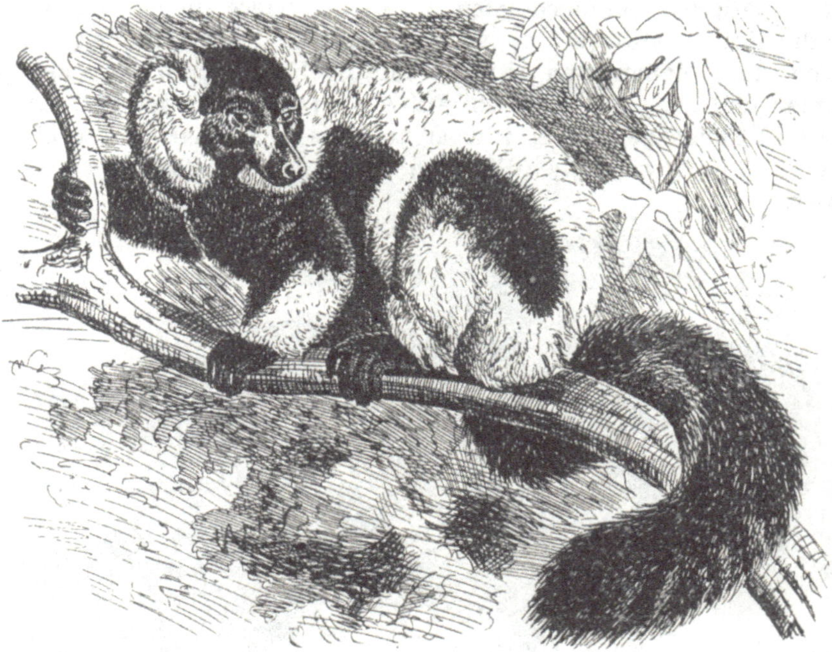

Abb. 2. *Lemur varius*

II. Unterordnung: *Tarsioidea.*

Eine sehr interessante und eigenartige Gruppe. Zu ihr gehört die Art *Tarsius,* die ausschließlich auf den Philippinen und im Westen des Australo-Indischen Archipels vorkommt. Der *Tarsius* ist eine Art Relikt, d. h. eine uralte Form, die dank irgendwelchen außergewöhnlichen Umständen eine lange Zeit hindurch ihre primären Merkmale unverändert bewahrt hat und gleich anderen Relikten nur auf einem sehr beschränkten Raum der Erdkugel vorkommt. Dem Bau seiner Eingeweide, des Schädels und besonders des Mutterkuchens nach steht der *Tarsius* den echten Affen nahe; andere Merkmale hat er mit den Lemuren gemeinsam. Der heutige *Tarsius* erreicht höchstens die Größe einer Ratte, er besitzt einen langen Schwanz mit einem Haarbüschel am Ende und polsterartige Ansätze an den Zehenspitzen, vermittels derer er sich auf den Bäumen geschickt bewegen kann, indem er dabei von Ast zu Ast ein wenig in der Art unseres Laubfrosches hüpft. Auffallend sind die sehr großen, nach vorn gerichteten Augen, die auf eine nächtliche Lebensweise hinweisen.

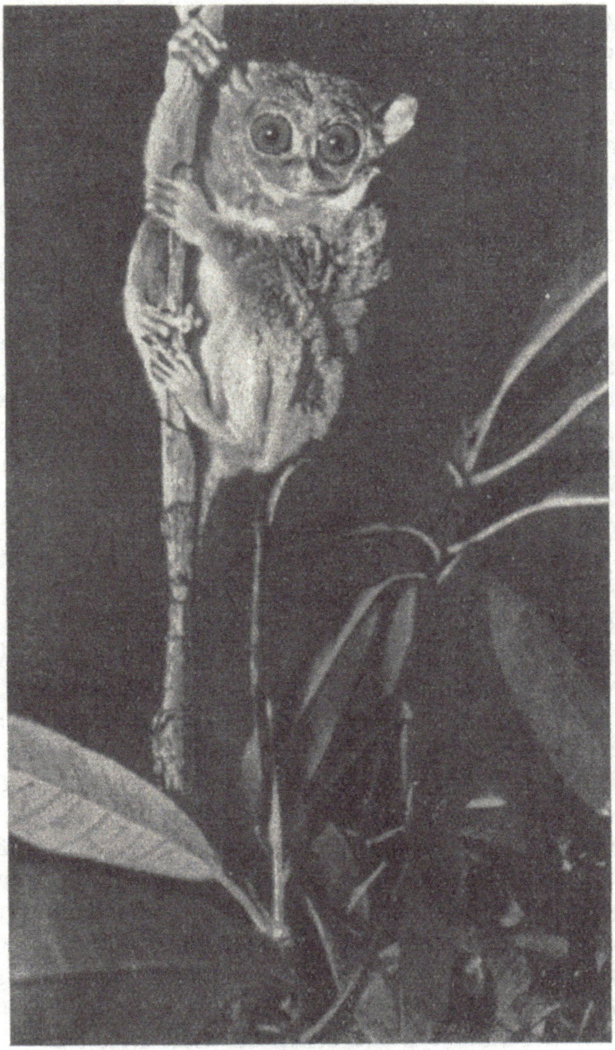

Abb. 3. *Tarsius*

III. Unterordnung: *Anthropoiden*

Beim Übergang von den niederen Primaten zu den eigentlichen Affen kann man auf einige sehr allgemeine Entwicklungstendenzen hinweisen. Doch ist der Formenreichtum so groß und ihre Verschiedenartigkeit so bedeutend, daß man auf der Grundlage von nur anatomischen Verhältnissen keine genaue Genealogie der Primaten aufstellen kann. Mit Gewißheit kann behauptet werden, daß die ursprünglichen Körpermaße nicht groß waren und solche Riesen wie der Gorilla, der Orang-Utan, der Schimpanse und der Mensch späte Erscheinungen sind. Die hinteren Extremitäten waren bei den Uraffen länger als die vorderen, was sich heute nur noch in der Gruppe der primitivsten Formen, der *Hapalidae*, erhalten hat. Die Länge des Schwanzes ist sehr unterschiedlich, bei den eigentlichen Menschenaffen und beim Menschen selbst hat sich lediglich der Steiß erhalten, der aus einigen Wirbeln besteht und unter der Haut versteckt ist. Große Bedeutung hat die Formung der Hand als Greiforgan. Im engen Zusammenhang mit dem Leben auf den Bäumen wurde die vordere Extremität des Affen allmählich davon befreit, das Körpergewicht zu tragen, wie das bei den auf der Erde laufenden Säugetieren der Fall ist, und hat sich in ein Greiforgan umgebildet. Die sich daraus ergebenden Konsequenzen waren groß und zahlreich. Die neue Tätigkeit der Hände hatte die Entwicklung vieler Merkmale im Gefolge, wie die Entwicklung der Muskeln, die beim Hängen an den Händen in Aktion sind, die Verlängerung der Arme auf Kosten der Beine, die gegenüberliegende Stellung der Finger und die Möglichkeit, präzise Bewegungen auszuführen, was unmittelbar zu der Neigung führte, kleine Gegenstände zu fassen und sie zu betrachten, zur Entwicklung der Augen und ihrer Annäherung aneinander, die ein genaueres beidäugiges Sehen und die Lokalisierung der Gegenstände im Raum ermöglicht, zur Entwicklung der Neugier und des Forschungstriebes. Die Hand ist ein Werkzeug, dessen Vervollkommnung den Affen ein großes Übergewicht im Leben verlieh, indem es die Entwicklung vieler wichtiger Fähigkeiten nach sich zog und einen bedeutenden Fortschritt in der Gestaltung des Seelenlebens ermöglichte. Und nicht immer legen wir uns darüber Rechenschaft ab, was für ein vollkommenes Werkzeug doch unsere Hand ist. Nur wer mit einem Mikroskop oder mit präzisen Meßwerkzeugen gearbeitet hat, kann beurteilen, zu welch feinen Bewegungen unsere Finger fähig sind und wie genau ihre Tätigkeit durch den Tast- und Muskelsinn kontrolliert wird. Es ist keine Übertreibung, wenn man sagt, daß der Mensch gerade der Hand und den Fingern seine Intelligenz verdankt. Die allmähliche Evolution der Hand kann man in der Reihe der Primaten eindeutig nachweisen.

Der Affenschädel hat im allgemeinen ein tierisches Aussehen, das sich aus der starken Entwicklung des Kauapparates und der vorgeschobenen Kiefer (Prognathie) sowie aus dem Vorhandensein von Knochenkämmen ergibt, die besonders stark beim Gorilla- und Orang-Utan-Männchen hervortreten, bei denen sie als Ausgangspunkt für die mächtigen Nackenmuskeln dienen. Es ist interessant, daß der Schädel junger Exemplare gewöhnlich runder ist und eine hohe, „menschlichere“ Stirn besitzt. Hieraus entstand die sonderbare Theorie, daß in Wirklichkeit nicht der Mensch vom Affen abstamme, sondern daß der Affe ein degenerierter Mensch sei! Dem biogenetischen Gesetz zufolge wiederholt das Tier in seiner embryonalen Entwicklung verkürzt die Geschichte seiner Artentwicklung. Wenn die Schädel junger Affen denen des Menschen mehr ähneln, so müßte man den Menschen als die ursprünglichere Form ansehen. Natürlich ist es reine Phantasie, die auf der Unkenntnis elementarer biologischer Tatsachen beruht. Der menschliche Charakter

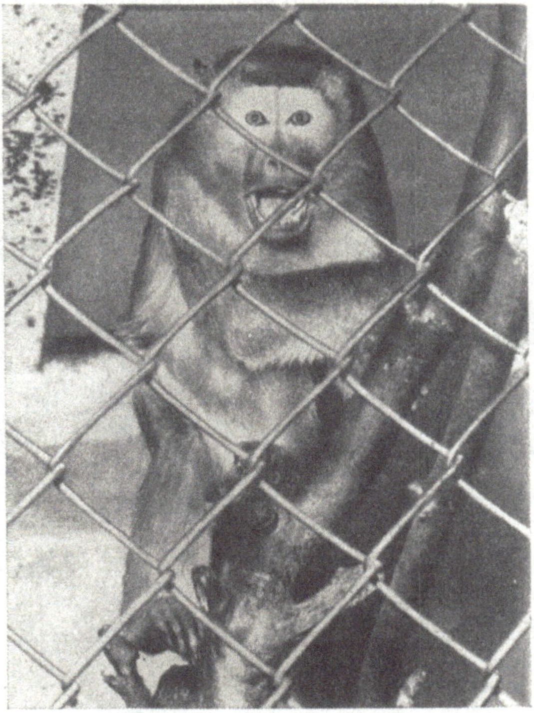

Abb. 4. Kapuzineräffchen — *Cebus*

des Schädels eines jungen Affen hängt von der Gestaltung zweier Organe ab: der Augen und des Gehirns. Das Wachstum dieser Organe geht verhältnismäßig langsam vor sich, und im Zusammenhang damit bilden sie sich früh heraus, noch bevor der Gesichtsteil des Schädels sich endgültig geformt hat. Das ist keineswegs eine Eigenart der Affen, denn z. B. beim Schaf können wir die gleichen Verhältnisse beobachten. der Embryo besitzt eine hohe Stirn und schwachentwickelte Kiefer. Ähnliche zeitweilige Organverschiebungen sind eine gewöhnliche Entwicklungserscheinung und gestatten es nicht, weitreichende Schlußfolgerungen bezüglich der Evolution zu ziehen.

Die Unterordnung der Anthropoiden zerfällt in der Folge in zwei Hauptfamilien:

Die Hauptfamilie der *Platyrrhini* — plattnasige Affen.

Südamerikanische Affen, die eine breite Nasenscheidewand und weit auseinanderstehende Augen besitzen. Ihr Schwanz besteht aus mindesten 14 Wirbeln, bei einigen Formen ist es ein Wickelschwanz. Wir wollen hier die Familie der *Hapalidae* erwähnen, kleine Äffchen von recht primitivem Körperbau, die wegen der unerwartet starken Entwicklung ihres Gehirns interessant sind. Von allen Säugetieren besitzen

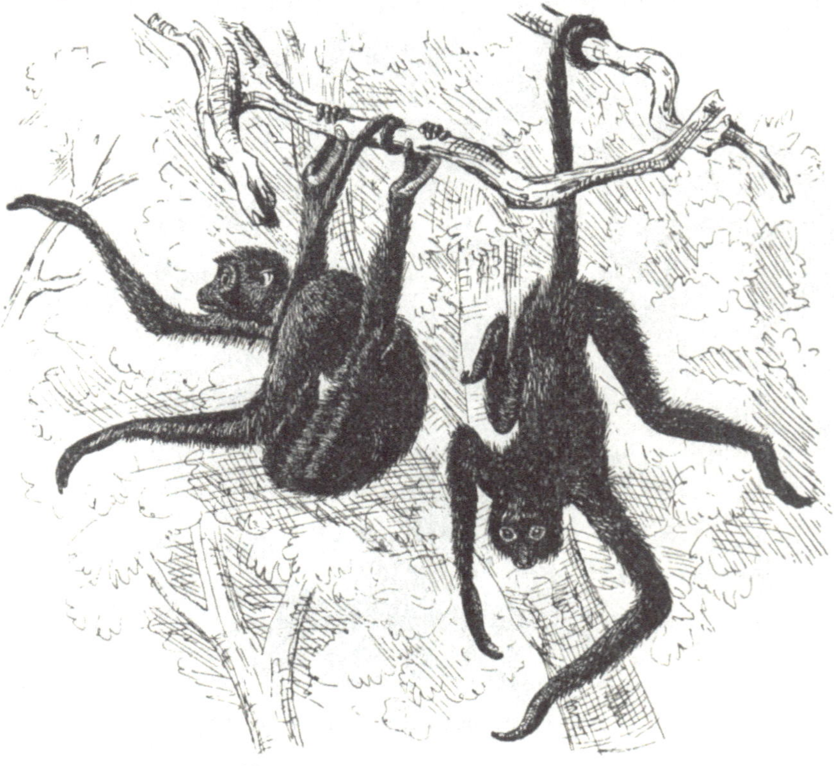

Abb. 5. Koata — *Ateles paniscus*

die *Hapaliden* das relativ größte Gehirn, was übrigens keineswegs mit der Entwicklung der Intelligenz zusammengeht. Eine Reihe interessanter Formen enthält die Familie der *Cebidae*. Zu ihr gehört der Brüllaffe, *Alouatta*, der größte aller amerikanischen Affen, der mit mächtig entwickelten Stimmsäcken ausgestattet ist. Die Art *Cebus*, das Kapuzineräffchen (Abb. 4), stellt für den Tierpsychologen eine besonders interessante Form dar. Obgleich der *Cebus* in anatomischer Hinsicht zu den niederen Affen gehört, weisen zahlreiche Experimente auf einen überaus hohen Entwicklungsstand seiner Intelligenz. Wie wir weiter sehen werden, steht der *Cebus* bei der Lösung vieler komplizierter Aufgaben keineswegs dem Schimpansen nach. Die Art *Ateles* (Abb. 5) gleicht erstaunlich den asiatischen Gibbons und zeichnet sich ebenso durch lange Arme und eine analoge Lebensweise aus. Das ist offensichtlich ein Beispiel für die Konvergenz der Organisation, die von gleichen Lebensbedingungen abhängig ist. Die Ähnlichkeit beruht jedoch nicht auf einer unmittelbaren Verwandtschaft, denn die Gibbons unterscheiden sich von den *Ateles* durch eine Reihe wesentlicher anatomischer Merkmale.

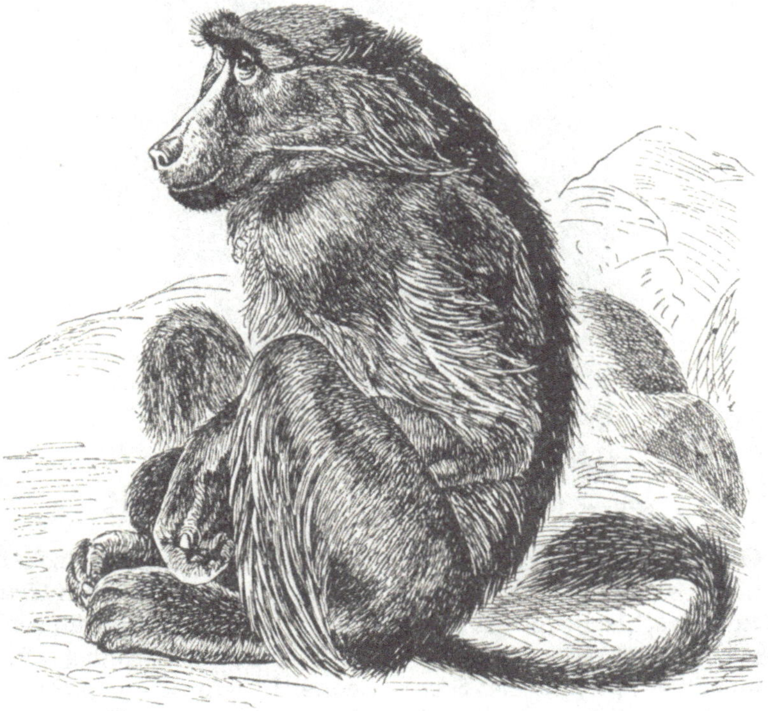

Abb. 6. Pavian — *Cynocephalus porcarius*

Die Hauptfamilie der *Catarrhini* — schmalnasige Affen.

Affen der Alten Welt mit im allgemeinen größerem Körperbau. Sie zeichnen sich durch eine enge Nasenscheidewand und nahe beieinanderstehende Augen aus. Der Daumen ist stets den anderen Fingern gegenüberstellbar. Hierher gehören zahlreiche Formen, von denen wir nur einige aufzählen wollen. Die Catarrhinen teilen sich in drei Familien auf:

Die Familie der *Cercopithecidae*.

Zu ihr gehört eine Reihe wohlbekannter Gattungen. Zählen wir auf: *Macacus sylvanus*, der schwanzlose Makak; er lebt in der Umgegend von Tunis, Algier und Gibraltar. Der *Macacus irus (M. cynomolgus)*, ein

Javaäffchen, kommt auf den Sundainseln, in Siam und auf den Philippinen vor. Die *Macaca mulatta (Macacus rhesus)*, das in Europa am meisten bekannte Äffchen aus Ostindien, wandert oft mit der Drehorgel durch unsere Städte und Dörfer; der *Macacus nemestrinus*, ein Makak mit einem Schweineschwanz, lebt auf Malakka und auf den Sundainseln, nährt sich von Krabben, die er geschickt zu fangen weiß. Eine weitere bekannte Form der Cercopitheciden ist der *Papio*, der Pavian (Abb. 6), der in vielen Gattungen auftritt. Er lebt an verschie-

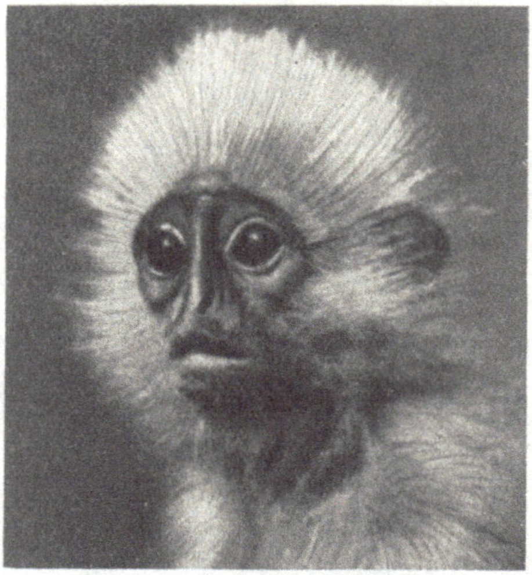

Abb. 7. Indischer Hanuman — *Pithecus entellus*

denen Orten Afrikas, oft in großen Herden, die der Landwirtschaft großen Schaden zufügen. Über die interessanten Einzelheiten des Gruppenlebens und Geschlechtslebens der Paviane werden wir an späterer Stelle genauer berichten. Hierher gehört ebenfalls der *Cercocebus*, ein Mangobey aus Liberien und der Sierra Leone. Die Art *Cercopithecus* umfaßt ungefähr 40 Gattungen. Der *Pithecus entellus* (Abb. 7), der in Indien heilige Hanuman, lebt in großen Scharen.

Die Familie der *Hylobatidae* — die Gibbons.

Verhältnismäßig kleine Affen, die in Scharen bis zu 100 Stück auf Bäumen leben. Sie sind vortrefflich dem Klettern und Springen auf Bäumen angepaßt, wozu ihnen die außergewöhnlich langen Arme und die schmale Hand mit den langen starken Fingern dient. Eine kleine Gibbonherde, die über Baumwipfel wandert, erinnert an eine von Ast zu Ast fliegende Vogelschar. Die Gibbons steigen nur selten zur Erde herab, sie können jedoch schnell auf zwei Beinen laufen, wobei sie mit ihren grotesk langen Armen komisch in der Luft balancieren. Hinsichtlich der Fähigkeit, sich auf zwei Beinen fortzubewegen, nehmen die Gibbons unter allen Affen den ersten Platz ein. Zur Art der *Hylobates* gehören viele Gattungen. In anatomischer Hinsicht interessant ist die Gattung *Symphalangus*, der Siamang (Abb. 8), wegen des zum Teil stärkeren Wachstums des 2. und 3. Fingers, was bei den Säugetieren eine Ausnahmeerscheinung darstellt. Die Gibbons bewohnen den südöstlichen Teil des tropischen Asiens und sind besonders auf den Inseln des Sundaarchipels verbreitet.

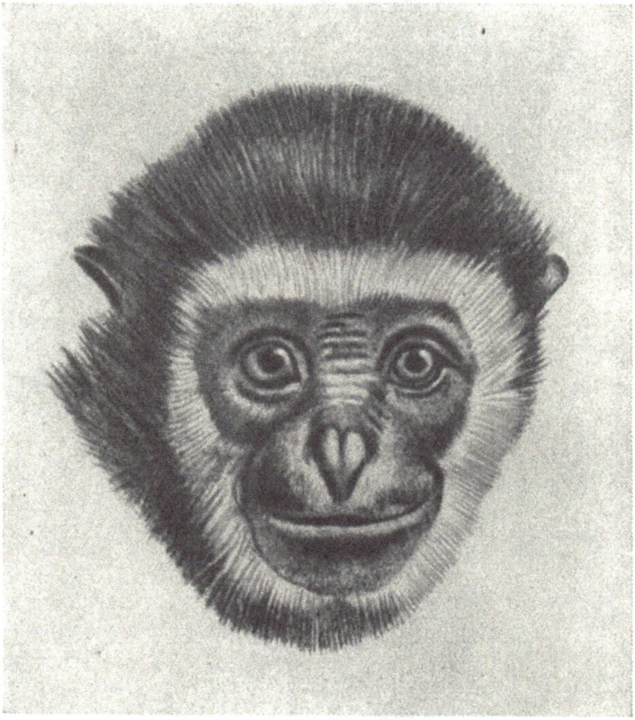

Abb. 8. Siamangweibchen — *Symphalangus*

Die Familie der *Anthropomorphae* — die eigentlichen Menschenaffen.

Hierher gehören drei Gattungen: der Gorilla, der Schimpanse und der Orang-Utan.

Der Gorilla (Abb. 9 und 10) ist der größte Vertreter der Primaten. Ein erwachsenes Männchen erreicht die Höhe von 2 Metern, eine Spannweite der Arme von 3 Metern und ein Gewicht von 350 kg. Der Gorilla zeichnet sich durch ungewöhnlich starken Körperbau aus, hat lange Arme und verhältnismäßig kurze Beine. Wenn man die Länge der Wirbelsäule mit 100 ansetzt, so beträgt die Länge der Arme 115, die Länge der Beine jedoch nur 96. Das Männchen ist erheblich größer als das Weibchen, was auch beim Orang-Utan zutrifft. Die Gorillas leben in kleinen Gruppen, die aus einigen Familien bestehen.

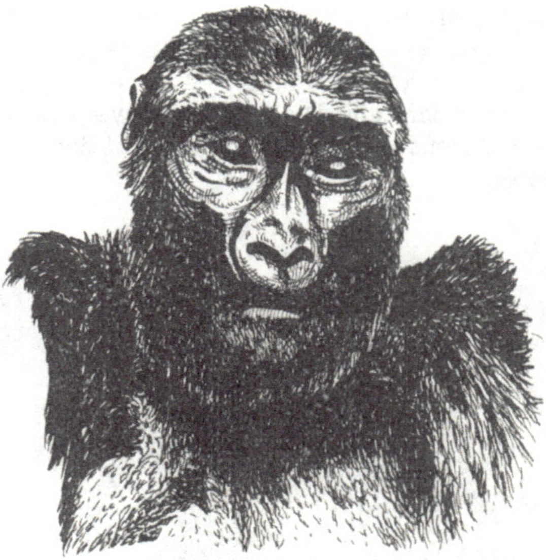

Abb. 9. Kopf eines jungen Gorillas

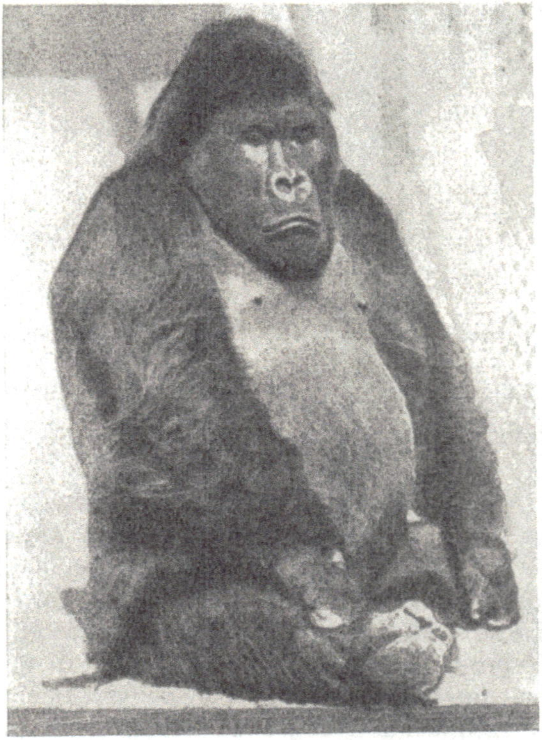

Abb. 10. Berggorilla — *Gorilla beringei*

Am Tage verstreuen sie sich im Gelände, um nachts wieder zusammenzukommen. Der Gorilla klettert verhältnismäßig selten auf Bäume, er lebt vorwiegend auf dem Erdboden. Wie es scheint, tritt er in zwei Arten auf: der Gorilla der Ebene, *Gorilla gorilla* (Abb. 9), sowie der Berggorilla *Gorilla beringei* (Abb. 10), der mit langhaarigem Fell bedeckt ist und in Bergen bis zu einer Höhe von 3000 m über dem Meeresspiegel vorkommt. Beide hausen nur an einigen Stellen Afrikas, besonders in Französisch-Kongo. Der Gorilla teilt das Los aller Riesen der Tierwelt:

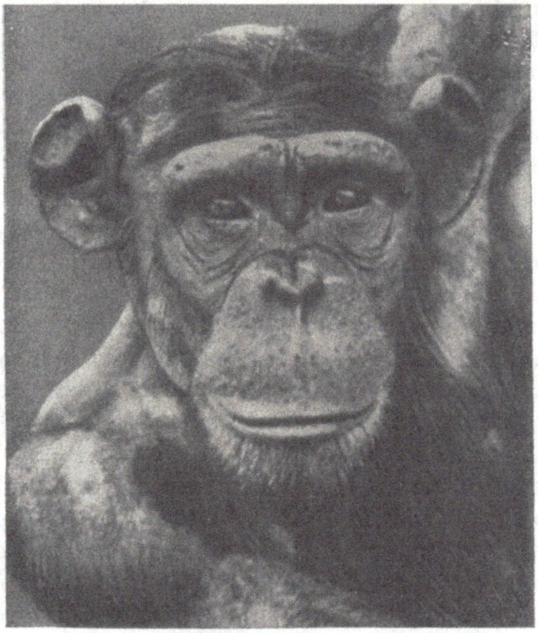

Abb. 11. Schimpanse Tom im Alter von 8 Jahren

er ist eine aussterbende Form und bedarf heute eines sorgsamen Schutzes. Yerkes schätzt die lebenden Gorillas auf ca. 2000 Exemplare.

Der Schimpanse, *Anthropopithecus* (Abb. 11), ist eine weit verbreitetere Form; er tritt an vielen Punkten Mittel-, Ost- und Westafrikas auf. Er lebt vorwiegend auf Bäumen, steigt jedoch oft zur Erde herab. Er ist kleiner und schwächer als der Gorilla, und die beiden Geschlechter unterscheiden sich nur wenig voneinander. Die Schimpansen leben in Kolonien, die aus einer oder mehreren Familien bestehen, jedoch in etwas weniger zahlreichen Gruppen als die Gorillas. Die Proportionen des Schimpansenkörpers sind menschenähnlicher. Wenn wir wie vorhin die Länge der Wirbelsäule mit 100 ansetzen, so beträgt die Länge der Arme 96, die der Beine 90. Die systematischen Verhältnisse sind unklar. Einige Autoren unterscheiden bis zu 8 Schimpansenarten, andere halten sie für Varianten; letztlich ist das eine Sache der Übereinkunft.

Der Orang-Utan, *Simia satyrus* (Abb. 12), bewohnt die sumpfigen Dschungel Borneos und Sumatras, wahrscheinlich nur als eine Art. Er ist etwas zahlreicher als der Gorilla vertreten. Er verbringt sein Leben fast ausschließlich auf Bäumen, wozu er vorzüglich geschaffen ist. Mit Hilfe seiner stark verlängerten Arme weiß er geschickt zu klettern; er springt jedoch nicht wie der Gibbon von Ast zu Ast, sondern bewegt sich auf den Bäumen in einer menschenähnlicheren Weise. Als charakteristische anatomische Merkmale könnte man sein langes rotbraunes Haarkleid, die eng beieinanderliegenden Augen, den starkentwickelten Kehlsack, der wahrscheinlich als Klangresonator fungiert, aufzählen. Die Orang-Utans leben paarweise oder sogar einzeln; eine Zusammenrottung zu größeren Gruppen ist nicht beobachtet worden.

Es ist viel über die systematische Eingliederung des Menschen diskutiert worden. Im Vergleich zu den Affen besitzt er viele ursprüngliche Merkmale, und es kann auf keinen Fall behauptet werden, daß der Mensch die fortgeschrittenste Form in der evolutionären Entwicklung sei. Der Bau seines Geruchsorgans erinnert an die amerikanischen *Cebiden*, die weiblichen Geschlechtsorgane sind ähnlich gestaltet wie bei den *Hapaliden*. In gewisser Hinsicht ist auch der Bau der Extremitäten primitiv. Andererseits weist der Mensch eine sehr spezialisierte Form des Gehirns auf; und eben dieser Umstand erklärt die Primitivität vieler anderer Merkmale. Das Tier muß sich seinen veränderlichen Daseinsbedingungen anpassen und kann das nur auf eine Weise tun: indem es neue anatomische Anlagen und neue Fähigkeiten erwirbt. Der Mensch hingegen hat es dank der Entwicklung seines Gehirns und seiner Intelligenz gelernt, die Welt seinen Bedürfnissen anzupassen. Dadurch, daß er seine Körperorgane durch von ihm geschaffene Werkzeuge ergänzt, hat sich der Mensch in bedeutendem Maße von den Umweltsbedingungen unabhängig gemacht; denn er stellt jeder Umweltsveränderung eine entsprechende Veränderung seiner Werkzeuge gegenüber, womit er seinen Körper von dem Zwang der Anpassung befreit. Nehmen wir als Beispiel die untere Extremität. Sie hat beim Menschen die ursprüngliche Fünffingrigkeit bewahrt, die ein sehr altes Merkmal ist, denn sie tritt bereits bei den Reptilien und Amphibien auf. Wenn ein Säugetier stets auf dem Erdboden geht, weist die Zahl seiner Zehen die Tendenz zur Reduktion auf, die fast stets mit der großen Zehe beginnt, die von alters her aus nur zwei Gliedern zusammengesetzt ist und bei der Mehrzahl der gehenden Säugetiere im Verschwinden begriffen ist. In extremen Fällen reduziert sich die Anzahl der Zehen bis auf eine. So hat sich z. B. beim heutigen Pferd nur die dritte Zehe erhalten. Wir wissen aber sicher, daß der Vorfahre des Pferdes eine fünfzehige Extremität besaß. Im Zusammenhang mit dem Leben auf den Bäumen und der unterschiedlichen Benutzung der Extremitäten verlief die Evolution bei den Affen anders. Hier dient der Fuß nicht als Stütze des Körpers, sondern als Greiforgan, was zur Entwicklung und Selbständigkeit der großen Zehe geführt hat. Im Zusammenhang mit der Vergrößerung des Körpergewichts sowie den wachsenden Schwierigkeiten in der Fortbewegung und in der Nahrungsauffindung auf den Bäumen kehren die höheren Affen allmählich zur Lebensweise auf dem Erdboden zurück. Und in der Tat, wenn der Gib-

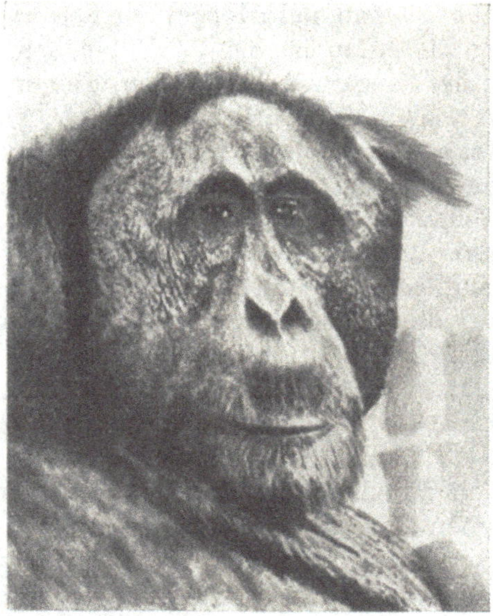

Abb. 12. Orang-Utan — Kopf eines ausgewachsenen Männchens

bon und der Orang-Utan noch fast ausschließlich auf den Bäumen leben, so bringt der Schimpanse die Hälfte seines Lebens auf dem Erdboden zu, und der Gorilla, der größte der Affen, verbringt sein Leben fast nur auf der Erde. Der Mensch stellt eine noch höhere Entwicklungsstufe dar. Seine zweibeinige Haltung führt zu einer mechanischen Tätigkeit der großen Zehe, die völlig anders ist als bei den Säugetieren, die sich auf vier Extremitäten fortbewegen. Diese Zehe wird breiter, und auf ihr ruht das Hauptgewicht des Körpers. Hinzu kommen die Verlängerung der unteren Extremitäten, die spezifischen Gleichgewichtsverhältnisse, denen zufolge die Ferse und der Zehenansatz am meisten belastet werden und als dessen Folge die stärkere Entwicklung der Knochen und Muskeln dieser Fußteile auftritt, schließlich die für den Menschen charakteristische bogenförmige Biegung des Fußes, die beim Affen nicht existiert. Somit ist also der Bau der unteren Extremität des Menschen, obgleich sie primitiv ist, denn sie besitzt fünf Zehen, in Wirklichkeit sehr spezialisiert und stellt das Ergebnis eines späten Anpassungsprozesses dar.

Zu ähnlichen Schlußfolgerungen führt die Betrachtung des Baus der vorderen Extremität. Bei vielen Affen wird der Daumen reduziert, was aus rein mechanischen Gründen leicht zu verstehen ist. Das Herabhängen an den Händen führt zur Verlängerung der Arme und zur Entwicklung von Händen mit langen, anklammerungsfähigen Fingern. Der Daumen ist aber für das Umkrallen der Äste nicht unumgänglich nötig, denn er arbeitet nicht, wenn der Körper an den Händen herabhängt. Charakteristisch für die Affen ist der Griff, bei dem sich der Daumen auf derselben Seite des Astes wie die anderen Finger befindet. Ein ähnlicher Griff kommt manchmal bei Menschen vor, was man bei Fahrgästen der Straßenbahn leicht beobachten kann. Überdies ist es schwierig, im Sprung einen Ast so zu fassen, daß er sich zwischen dem Daumen und den übrigen Fingern befindet. Viel zweckmäßiger ist es, einfach von oben zuzufassen; und die Wahrscheinlichkeit, richtig zu greifen, nimmt offensichtlich gleichzeitig mit dem Wachstum der Länge der Hand zu. Die ideale Lösung dieses Problems können wir beim *Ateles* beobachten, dem Artisten der Kletterkunst. Die Hand ist sehr gestreckt und besitzt dabei keinen Daumen, denn die vordere Extremität ist nur vierfingrig. Beim Schimpansen und beim Gorilla, die bedeutend schlechter klettern können, ist der Daumen gut entwickelt, kann jedoch einen Vergleich mit der Geschicklichkeit des menschlichen Daumens nicht aushalten. Unser Daumen ist also in Wirklichkeit kein „ursprüngliches" Merkmal, denn er hat sich später entwickelt, und zwar für einen ganz anderen Zweck als den des Kletterns, nämlich als Organ für sehr subtile Manipulationen, die möglich geworden sind dank der zweibeinigen Haltung und der völligen Befreiung der vorderen Extremität von dem Zwang, das Körpergewicht zu halten.

Die Verwandtschaftsverhältnisse zwischen den eigentlichen Menschenaffen sind wenig durchsichtig und noch nicht vollkommen geklärt. Uns stehen jedoch dazu viele Tatsachen zur Verfügung. Fest steht, daß der Mensch vom Affen abstammt. Das beweisen unwiderlegbar anatomische und paläontologische Tatsachen. Nicht weniger fest steht es jedoch, daß er von keinem der heutigen Affen abstammen kann, denn diese letzteren sind im gleichen Maße das Produkt des Evolutionsprozesses. Das bedeutet, daß es in einer weit zurückliegenden Periode der Erdgeschichte, als es noch keinen Menschen auf der Erde gegeben hat, sondern nur ein entfernter und sich von ihm stark unterscheidender Vorfahre des Menschen existierte, weder einen Gorilla noch einen Schimpansen, einen Orang-Utan oder einen Gibbon gegeben hat. Die mannigfachen und weitgehenden anatomischen Ähnlichkeiten zwischen dem Menschen und Anthropoiden sind durch die Gemeinsamkeit der Herkunft, durch den

Besitz der gleichen Vorfahren zu erklären. Ebenso können die heutigen romanischen Sprachen nicht voneinander abstammen, denn sie sind alle das Produkt einer parallel verlaufenden Entwicklung, und wir wissen von allen, daß sie gemeinsam vom alten Latein, das heute eine tote Sprache ist, abstammen. Mit anderen Worten, die heutigen Affen sind nur Vettern des Menschen und nicht seine Vorfahren. In gewisser Hinsicht haben sie den Menschen in der Entwicklung überholt, in anderer Hinsicht sind sie zurückgeblieben. Für uns gilt es, die genealogischen

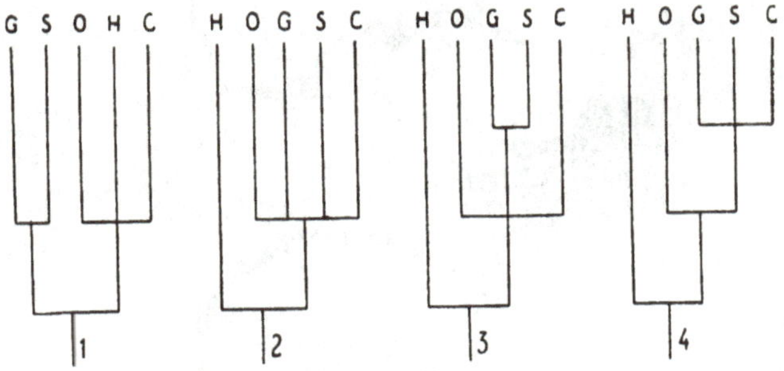

Abb. 13. Vier mögliche genealogische Schemata. G — Gorilla, S — Schimpanse, O — Orang-Utan, H — Gibbon, M (C) — Mensch

Beziehungen in der Familie der Menschenaffen zu entziffern, zu der der Mensch als ein den anderen gleichgeordnetes Glied gehört.

Man kann diese Beziehungen in der Gestalt eines der folgenden vier Schemata darstellen (Abb. 13). Schema 1 stammt von HAECKEL. Der Vorfahr aller Anthropoiden war der Ursprung zweier gleichgeordneter Zweige. An einem von ihnen haben sich der Gorilla und der Schimpanse entwickelt, am anderen der Gibbon, der Orang-Utan und der Mensch. Dieser Ansicht zufolge ist der Mensch näher verwandt mit dem Gibbon und dem Orang-Utan als mit den afrikanischen Affen. Dafür sprechen die Siedlungsverhältnisse, denn wir haben einen bedeutsamen Grund anzunehmen, daß die Wiege der Menschheit Asien ist, wo die ältesten Überreste des Urmenschen gefunden wurden. Jedoch läßt sich die Theorie HAECKELS im Lichte neuerer anatomischer Forschungen nicht halten, denn mehrere wichtige anatomische Merkmale unterscheiden den Menschen von den asiatischen Anthropoiden. Schema 2 entspricht den Verhältnissen, die bis vor kurzem allgemein anerkannt wurden. Der Gibbon habe sich demzufolge früher von dem gemeinsamen Stamm gelöst und sei ein entfernterer Verwandter, die übrigen Anthropoiden einschließlich des Menschen hingegen stellten gleichgeordnete Äste ein und desselben Stammes dar. Schema 3 ist von GREGORY, der den Orang-Utan für den nächsten Verwandten des Menschen ansieht. Und endlich das Schema 4, das von REMANE, ELLIOT SMITH und WEINERT vertreten wird und das das glaubwürdigste zu sein scheint. Ihm zufolge bildet der Mensch mit den afrikanischen Anthropoiden eine gemeinsame Gruppe.

Von den zahlreichen Tatsachen, die WEINERT zur Bekräftigung des letzten Schemas vorbringt, führen wir die wichtigsten an. Im Stirnbein

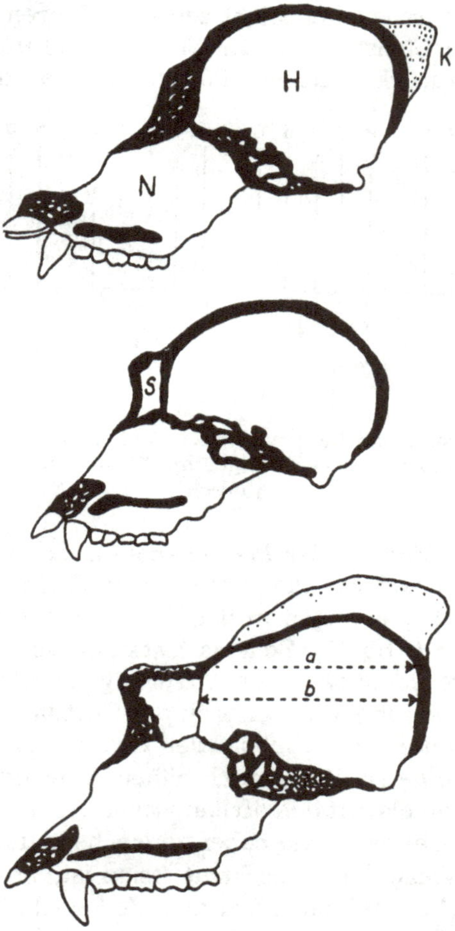

Abb. 14. Vertikaler Durchschnitt des Schädels. oben vom Orang-Utan, in der Mitte vom Schimpansen, unten vom Gorilla. H — Hirnhöhle, N — Nasenhöhle, S — Stirnhöhle, K — Knochenkamm am Hinterkopf

hat der Mensch zwei symmetrisch gelegene Einbuchtungen (Stirnhöhlen), die recht oft der Herd von Entzündungsprozessen sind. Ähnliche Einbuchtungen gibt es beim Gorilla und beim Schimpansen, der Gibbon aber und der Orang-Utan besitzen sie nicht (Abb. 14). Im allgemeinen ist unter den Säugetieren das Vorhandensein von Stirneinbuchtungen ein sehr variables Merkmal, und man kann darüber schwer irgendein Prinzip aufstellen. Das Känguruh besitzt diese Einbuchtungen, andere Beuteltiere nicht; unter den insektenfressenden Säugetieren hat nur der Maulwurf Einbuchtungen, unter den Nagetieren nur das Stachelschwein. Die Stirnhöhlen sind für das Leben keineswegs unumgänglich nötig, und bei den damit versehenen Gattungen entstehen sie spät, erst nach der Erreichung der Geschlechtsreife durch das Tier. Dennoch sind das fixierte Gebilde, die bestimmte Gattungen charakterisieren. In dieser Hinsicht stehen der Gibbon und der Orang-Utan den niederen Affen näher, die stets ohne Stirnhöhlen sind, während der Gorilla und der Schimpanse eine gemeinsame Gruppe mit dem Menschen bilden.

Ein interessantes Merkmal ist die Entfernung zwischen den Augenhöhlen, die biologisch von großer Bedeutung ist. Man muß hier die geringste Entfernung zwischen den inneren Rändern der Augenhöhlen, die am Tierschädel gemessen wird, von der größten Entfernung zwischen den äußeren Rändern der Augenhöhlen, die wir die biorbitale Entfernung nennen wollen, unterscheiden. Um diese Beziehungen bei verschiedenen Tieren zu vergleichen, berechnet man den prozentualen Index, indem man die geringste Zwischenaugenhöhlenentfernung mit 100 multipliziert und das Produkt durch die biorbitale Entfernung teilt. Auf der Grundlage solcher Messungen und Berechnungen kann man alle Affen in zwei Gruppen teilen. Zur ersten gehören alle niederen Schmalnasigen sowie der Gibbon und der Orang-Utan, zur anderen der Gorilla, der Schimpanse und der Mensch. Bei der ersten Gruppe liegen die Augen dicht beieinander, bei der zweiten sind sie auseinandergerückt.

Spezies	*Prozentualer Index*
Orang-Utan	15
Gorilla	30
Schimpanse	25
Mensch	25

Das weite Auseinanderstehen der Augen ist als primäres Merkmal anzusehen, die Annäherung der Augen aneinander hingegen geht konform mit der allmählichen Degeneration des Geruchsorgans und der Entwicklung des beidäugigen Sehens. Bei den Lemuren sitzen die Augen an den Seiten des Kopfes, und jedes von ihnen hat ein gesondertes Gesichtsfeld, d. h., daß ein und derselbe Gegenstand nur von einem Auge gesehen wird. Eine derartige Augenlage ist sehr vielen Tieren eigen und hat großen Anpassungswert. Dank ihrer besitzt das Tier ein weites Gesichtsfeld und kann wahrnehmen, was um es herum geschieht; und bei Formen, die feindlichen Angriffen ausgesetzt sind, entscheidet das oft über Leben und Tod. Jedoch hat ein solches einäugiges Sehen (Pferd, Hase, Huhn) die negative Seite, daß es eine genaue Einschätzung der Entfernung nicht gestattet. Bei den höheren Affen wandern die Augen allmählich zur

Vorderseite des Kopfes und nähern sich einander. Dadurch wird das Gesichtsfeld enger, das Sehen aber wird beidäugig, stereoskopisch und gestattet eine genaue Einschätzung der Entfernung der gesehenen Gegenstände.

Das ist für Raubtiere, die die Beute in der Bewegung jagen, eine wichtige Eigenschaft. Nicht weniger wichtig ist sie für die Affen, die auf den Bäumen von Ast zu Ast springen, denn für sie ist die Fähigkeit, die Sprungweite einzuschätzen, unumgänglich notwendig. Die Annäherung

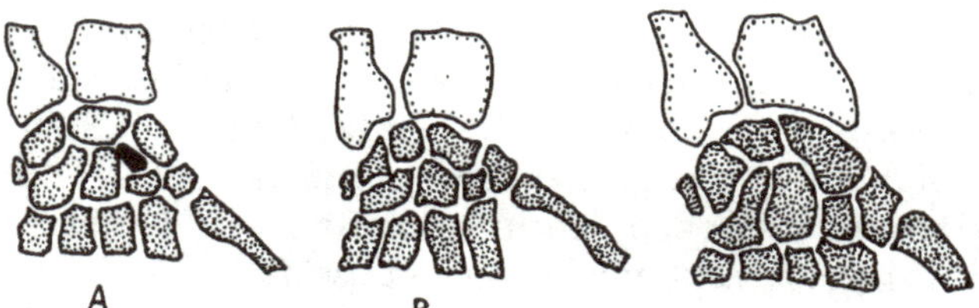

Abb. 15. Bau des Mittelhandknochens: A — beim Orang-Utan, B — beim Schimpansen und beim Gorilla, C — beim Menschen. In A ist der zusätzliche Knochen sichtbar (schwarz)

der Augen hat ihr Maximum beim Orang-Utan erreicht (vgl. Abb. 12), der in dieser Hinsicht die Evolutionsreihe abschließt. Später jedoch erscheint eine neue Entwicklungstendenz, bereits nach der Abtrennung des Orang-Utans vom gemeinsamen Stammbaum. Sie besteht in der Entwicklung der Siebbeinhöhlen und im Zusammenhang damit im erneuten Auseinanderrücken der Augen. Diese Tendenz haben der Gorilla, der Schimpanse und der Mensch gemeinsam, die noch einmal eine gemeinsame natürliche Gruppe bilden.

Analoge Schlußfolgerungen läßt der Bau der Mittelhandknochen zu Abb. 15). Bei den Mittelhandknochen des Menschen sehen wir die typischen acht Knochen, ebenso wie beim Gorilla und beim Schimpansen. Bei den ältesten Landwirbeltieren gab es mehr Knochen, neun oder sogar zehn, im Mittelteil der Hand befanden sich ein oder zwei Mittelknochen, *ossa centralia.* Ein solcher einzelner Mittelknochen tritt deutlich beim menschlichen Embryo auf, verschmilzt jedoch früh mit den zwei anderen Knochen der Mittelhand. Sein Vorhandensein stimmt mit dem biogenetischen Gesetz überein und erbringt einen weiteren Beweis für die Abstammung des Menschen vom Tier. Genau die gleichen Verhältnisse finden wir beim Gorilla und beim Schimpansen, der Gibbon und der Orang-Utan hingegen stehen wiederum abseits, denn ihre Mittelhand behält das ganze Leben hindurch den besonderen Mittelknochen.

Das oben angeführte Evolutionsschema wird von vollkommen anderer Seite durch einen ernstzunehmenden Beweis gestützt: von seiten der physiologisch-chemischen Verwandtschaft. Wenn man dem Kaninchen fremdes Eiweiß ins Blut spritzt, so entstehen in seinem Organismus sogenannte Antikörper, die die Eigenschaft besitzen, das eingespritzte Eiweiß, aber keine anderen Eiweißarten, niederzuschlagen. Das ist eine höchst spezifische Reaktion, und man kann sie gut zur Bestimmung des Ähnlichkeitsgrades von Eiweißkörpern, die Blutbestandteile verschiedener Tiere sind, benutzen. Insbesondere wurden auf diesem Wege die Eigenschaften des Bluts von Menschen und Menschenaffen verglichen

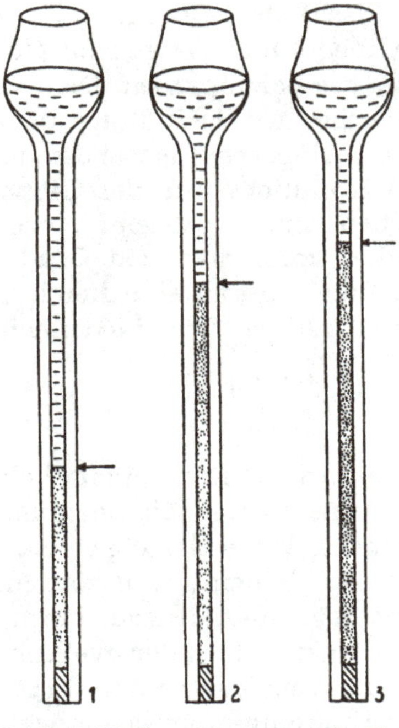

Abb. 16. Höhe des Niederschlages nach Vermischung von Kaninchenblut, das mit Menschenblut widerstandsfähig gemacht worden ist, mit dem Blute 1. des Orang-Utans, 2. des Schimpansen, 3. des Menschen

(Abb. 16). Mit dem Blut eines Kaninchens, dem Menschenblut eingespritzt wurde, zeigt das Blut von Lemuren keine sichtbare Reaktion; es bildet sich nach Vermischung der beiden Blutarten kein Niederschlag. Das weist auf einen erheblichen Unterschied zwischen den chemischen Eigenschaften des Blutes von Menschen und Lemuren. Das Blut der plattnasigen Affen ergab nur einen sehr geringen Niederschlag, was einen unbedeutenden Grad der physiologisch-chemischen Verwandtschaft beweist. Die niederen Schmalnasigen zeigten deutlich eine stärkere Reaktion. Der Orang-Utan reagiert stärker als die niederen Affen, und das Blut des Schimpansen gibt den gleichen Niederschlag wie Menschenblut, d. h., daß es Eiweißkörper mit sehr ähnlicher physiologisch-chemischer Zusammensetzung enthält. Bei den Experimenten NUTALLS kam der Verwandtschaftsgrad in den folgenden Zahlen zum Ausdruck: wir setzen das Volumen des Niederschlags, der aus dem durch Menschenblut immunisierten Kaninchenblut gebildet wird, mit 100 an und berechnen proportional die anderen Niederschläge. Wir erhalten: Schimpansen 120, Mensch 100, Gorilla 64, Orang-Utan 42, Mandrill 42, Pavian 29, *Ateles* 29. Die Tatsache, daß der Schimpanse eine stärkere Reaktion als der Mensch gegeben hat, hängt offenbar von gewissen Unstimmigkeiten des Experiments ab. Diese Resultate bestätigt MOLLISON. Bei seinen Untersuchungen ergab der Gibbon unerwartet eine sehr starke Reaktion, die fast so groß war wie die des Schimpansen. Dieses Ergebnis widerspricht offensichtlich unseren vorherigen Schlußfolgerungen, denn beim Gibbon müßte man einen weit geringeren Verwandtschaftsgrad erwarten. Jedoch geht die niedrige Evolutionsstufe des Gibbons aus so vielen verschiedenartigen Tatsachen hervor, daß eine einzelne Tatsache sie nicht umstoßen kann. Überdies kann man den Grad der chemischen Verwandtschaft in groben Zügen durch eine Reihe ausdrücken, in der die Zahlen proportional zum Grad der Verschiedenheit sind:

Mensch	Schimpanse	Orang-Utan	Catarrhinen	Lemuren
0—3	9	17—18	45	50

Alles vorher Gesagte spricht allzu einheitlich dafür, daß sich der Orang-Utan früh vom gemeinsamen Stammbaum abgesondert hat und daß seine Evolution eigene Wege gegangen ist. Nur der Gorilla, der Schimpanse und der Mensch bilden eine natürliche Gruppe. Der Orang-Utan ist zweifellos eine sehr spezialisierte Form, und man kann viele seiner Merkmale als progressiv, als in der evolutionären Entwicklung im Verhältnis zu anderen Anthropoiden weiter vorgeschritten ansehen. Vor allem besitzt der Orang-Utan ungewöhnlich lange Arme, ähnlich wie der Gibbon oder der *Ateles,* was selbstverständlich im Zusammenhang mit dem ausschließlich auf Bäumen geführten Leben steht. Eigenartig ist weiterhin die stark gefaltete Oberfläche der Backenzähne, die man als ein späteres Merkmal ansehen kann. Die Oberfläche der Backenzähne besteht bei den niederen Affen aus glatten Höckern, die Zähne des Gorillas sind fast ohne Falten, der Schimpanse besitzt sie nur in geringem Maße. Überaus auffällig ist die rotbraune Farbe der Haare des Orang-Utans — sie ist von einer Nuance, die bei keinem Säugetier vorkommt. Ein progressives Merkmal ist ebenfalls die überaus grell akzentuierte geschlechtliche Zweigestaltigkeit: das Männchen des Orang-Utans kann mehreremale so schwer sein wie das Weibchen, was sich im gewissen Grade auch beim Gorilla wiederholt, niemals jedoch beim Schimpansen. Und schließlich haben der Gorilla und der Schimpanse ein Steißbein, daß aus fünf Wirbeln besteht; beim Menschen sind es vier Wirbel, beim

Gibbon und beim Orang-Utan dagegen nur drei. Das ist ein wichtiger Umstand, denn die Evolution der Primaten verläuft in Richtung einer immer weitergehenden Verkürzung des Schwanzes. In dieser Hinsicht ist also der Orang-Utan eine in der Entwicklung weiter fortgeschrittene Form als der Mensch.

Das Gebiet unserer Forschungen wird immer enger, denn wir können mit großem Wahrscheinlichkeitsgrad auch den Orang-Utan aus den

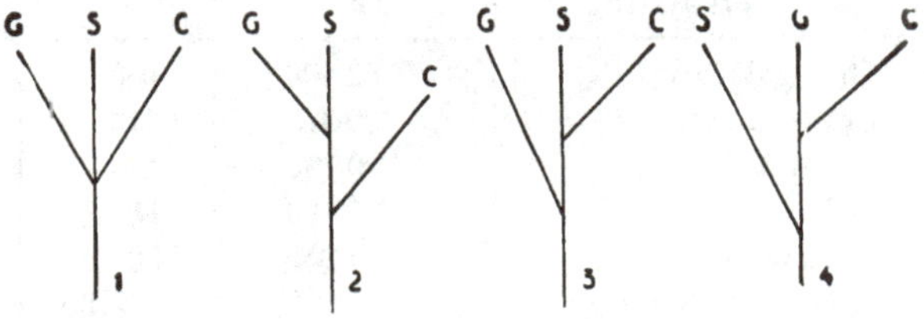

Abb. 17. Die möglichen Verwandtschaftsbeziehungen zwischen Mensch M (C), Gorilla (G) und Schimpanse (S)

nächsten Verwandten des Menschen eliminieren. Jetzt können wir die Verwandtschaftsverhältnisse zwischen dem Menschen, dem Gorilla und dem Schimpansen in der Form einer der vier möglichen Schemata (Abb. 17) ausdrücken. In Schema I stammen alle drei Formen gleichgeordnet vom gemeinsamen Stamm ab. In Schema II hat sich der Mensch früher abgetrennt, er ist die ursprünglichste Form, während der spätere Ast sich in den Gorilla und den Schimpansen geteilt hat. In den Schemata III und IV sondert sich entweder der eine oder der andere von den afrikanischen Anthropoiden früher vom gemeinsamen Stamm ab, und nach seiner Absonderung spaltet sich der Zweig in die beiden übrigen Formen. Diese beiden letzten Schemata zeigen etwas sehr Wichtiges: der Mensch ist mit einem der Anthropoiden näher verwandt als diese beiden Anthropoiden untereinander.

Ich möchte den Leser nicht durch eine weitere Fortführung der genealogischen Beweisführung ermüden. Eine Reihe überzeugender Daten aus dem Gebiet der Anatomie, der Entwicklungserscheinungen, der Physiologie und der Chemie spricht dafür, daß der Schimpanse der nächste Verwandte des Menschen ist und wir den Gorilla ein wenig entfernter auf dem Stammbaum ansetzen müssen. Diese Schlußfolgerung hat für uns große Bedeutung. Wir werden nämlich später erfahren, daß man die Affen auch hinsichtlich ihres psychischen Verhaltens so einordnen kann, daß der Schimpanse dabei dem Menschen am nächsten steht.

Wir müssen hier noch eine weitere Frage anschneiden. Wie ich schon vorhin angedeutet habe, sind die angeborenen psychischen Fähigkeiten des Menschen größer als die irgendeines Tieres, was mit der Entwicklung seines Gehirns im Zusammenhang steht. Auch im Vergleich zum Menschenaffen besitzt der Mensch ein in seiner Entwicklung viel weiter fortgeschrittenes Gehirn. Davon zeugt schon allein das Gewicht des Hirns, das beim Menschen 2000 g überschreiten kann, bei den Affen aber trotz annähernder oder sogar noch größerer Körpermaße höchstens 450 g beträgt. Nach der neuen Aufstellung von BONIN verhält sich das Gehirngewicht (G) verschiedener Tiere im Vergleich zum Körpergewicht (K) wie folgt (beide Gewichte in Gramm ausgedrückt):

Tiergattung	K	G
Orang-Utan	63400	400
Schimpanse	22045	345
Gorilla	90525	425
Gibbon	9490	130
Makak	3655	190,5
Kapuzineräffchen	1602,8	62,25
Pavian	10546	179,5
Lemur	1792,8	23,5
Maulwurf	77	1,5
Bär	196900	407
Wolf	36328	119,5
Fuchs	4235	50 4
Hauskatze	370,5	30,3
Biber	19500	35,6
Maus	24,32	0,475
Indischer Elefant	2547000	5045
Pferd	260000	587
Esel	187972	419
Kanadischer Hirsch	260000	446
Wal Balaenoptera	73937000	7000
Wal Megaptera	42372000	3531
Didelphys	1700	6,3

Diese Zahlen lassen höchst komplizierte Verhältnisse erkennen. Es ist klar, daß das absolute Gehirngewicht nichts über den Grad der Intelligenz eines Tieres aussagt. In dem Maße, wie sich die Ausmaße des Körpers vergrößern, wächst entsprechend der Bereich, dessen physiologische Tätigkeiten das Gehirn kontrolliert und reguliert. Der Wal *Balaenoptera* besitzt ein Gehirn, das ungefähr viermal so schwer ist wie das des Menschen. Jedoch muß sein Gehirn den riesigen Leib im Zaume halten, es ist völlig von Aufgaben physiologischer Natur eingespannt, und so bleibt nur wenig von dem Hirngewebe für die höhere Nerventätigkeit übrig. Handelt es sich um Tiere, die zu einem gemeinsamen anatomischen Körperbausystem gehören, sich voneinander jedoch in der Größe unterscheiden, so besteht ein bestimmtes allgemeines Abhängigkeitsverhältnis zwischen Körpergewicht und Hirngewicht, obgleich es keineswegs eine einfache Proportionalität ist. Bei einer solchen Reihe wie z. B. Hermelin — Marder — Fuchs — Wolf — Bär oder Maus — Ratte — Murmeltier — Biber kann man annehmen, daß das Hirngewicht annähernd wie die 0,655. Potenz des Körpergewichts wächst.

Größere Bedeutung hat das relative Gewicht, d. h. das Verhältnis des Körpergewichts zum Gewicht des Gehirns. Theoretisch kann man erwarten, daß das größere Gehirn, das mehr Zellen enthält, dem Tier größere Möglichkeiten für die Entwicklung der Psyche gibt und in irgendeinem Zusammenhang mit der Entwicklung seiner Intelligenz stehen muß. Es wäre jedoch vollkommen falsch, in diesem Falle einfache Zusammenhänge suchen zu wollen. Betrachten wir ein analoges Beispiel. Besteht irgendein Zusammenhang zwischen dem Körpergewicht und der physischen Kraft eines Menschen? Gewiß muß hier irgendein Abhängigkeitsverhältnis korrelativer Natur vorhanden sein, denn größere physische Kraft setzt einen stärkeren Entwicklungsgrad der Muskulatur voraus, was sich im allgemeinen Gewicht widerspiegeln muß. Jedoch ist das Körpergewicht eine globale Größe, die alles umfaßt, und es kommt sehr oft vor, daß das größere Gewicht überhaupt nicht von der Muskulatur, sondern von dem Fett- oder Wassergehalt in den Geweben abhängt. Ähnlich verhält es sich mit dem Gehirn. Das durchschnittliche Gewicht des Menschenhirns beträgt bei Männern 1368 g und bei Frauen 1227 g. Es ist eine Tatsache, daß einige hervorragende Menschen ein besonders schweres Gehirn hatten. So wog z. B. das von Cromwell 2000 g, das von Cuvier 1861 g, das von Turgenew 2012 g. Andererseits hatten jedoch viele berühmte Menschen ein Gehirn, das unter der durchschnittlichen Norm liegt. Und das schwerste von allen Gehirnen, die bisher beobachtet worden sind, wog 2850 g, es gehörte einem Idioten! Denken wir überdies daran, daß das größte relative Hirngewicht kein Privileg des Menschen ist; dieses besitzen die primitiven Äffchen aus der Familie der *Hapaliden,* denen man in keinem Falle besondere Intelligenz zuschreiben kann. Die Abhängigkeitsverhältnisse sind sehr verzwickt, und das Hirngewicht an sich ist ein allzu primitives Maß, als daß man aus ihm etwas Sicheres folgern könnte.

Nach Obermeier gibt es eine untere Grenze des Hirngewichts, unter der eine normale geistige Entwicklung des Menschen unmöglich ist. Sie liegt recht tief und beträgt bei Männern etwa 1000 g, bei Frauen 900 g. Man kann annehmen, daß die Möglichkeiten des menschlichen Gehirns noch nicht voll ausgenutzt worden sind, daß unser Gehirn weit mehr Zusammenhänge und Erinnerungen in sich aufnehmen könnte als es dies in Wirklichkeit tut, und das selbst bei den hervorragendsten und gebildetsten Menschen. In Anbetracht dessen können sogar leichte Gehirne einen gewissen Überschuß an ungenutzten Nervenzellen enthalten, und in diesen Fällen braucht ein höheres Hirngewicht keinesfalls eine Überlegenheit darzustellen. Wir haben eben gesehen, daß bereits 1000 g Gehirnsubstanz für die normale Entwicklung der Psyche des Menschen genügen können. Andererseits wird die Entwicklung des menschlichen Gehirns im großen und ganzen schon in der Kindheit beendet, während sich die höheren Formen des Seelenlebens erst herauszubilden beginnen. Also nicht allein die Anzahl der Zellen entscheidet über Intelligenz, sondern der Grad ihrer Ausnutzung, d. h. jener Inhalt, den die Erziehung dem ererbten anatomischen Fundament einzuflößen imstande ist. Der Inhalt des Menschenhirns von vor 30 000 Jahren war unglaublich gering, das Gehirn war jedoch genau so groß, denn im Laufe dieser Zeit hat sich der Mensch nicht artmäßig verändert. Daß jenes Minimum an Hirngewebe, das dem Menschen die Möglichkeit zu einer normalen psychischen Entwicklung gibt, mehr als doppelt so groß ist wie das maximale Hirngewicht eines Menschenaffen, beweist, um wieviel reicher unser Seelenleben im Vergleich mit dem der Anthropoiden ist und wie gewaltig die potentiellen seelischen Möglichkeiten eines Durchschnittsmenschen sind.

Noch eine andere Zahlenreihe führt zu analogen Schlußfolgerungen. Das Mark reguliert die niederen physiologischen Funktionen des Organismus; Tätigkeiten, die Intelligenz erfordern, gehören zum Bereich des Gehirns. Daher kann auch der Vergleich des Hirngewichts mit dem Gewicht des Marks desselben Tieres einiges über die verhältnismäßige Beteiligung automatischer Prozesse und höherer intelligenter Nerventätigkeit im Leben eines Tieres aussagen. In der folgenden Tabelle ist das Verhältnis des Hirngewichts zum Markgewicht verschiedener Tiere angeführt.

Schildkröte	1,0	Katze	3,0
Hahn	1,5	Hund	5,0
Taube	2,5	Robbe	5,0
Schaf	2,5	Igel	10,0
Stier	2,5	Schimpanse	15,0
Pferd	2,5	Elefant	18,0
		Mensch	49,0

Diese Tabelle bedarf keines Kommentars, sie beweist die entschiedene Überlegenheit des Menschen über die Tiere, wenn es um den Entwicklungsgrad des Organs der höheren Nervenfunktionen geht.

Es scheint mir, daß auf den vorhergehenden Seiten die Stellung des Menschen unter den Tieren genügend klar charakterisiert worden ist. Der Mensch ist eine spezifische Gattung, vielmehr eine zoologische Art, und alle seine anatomischen wie physiologischen, chemischen oder psychischen Merkmale sind auf dem Wege der evolutionären Entwicklung aus bereits bei Tieren vorhandenen Keimen entstanden. Es ist nicht meine Aufgabe, die Evolution der Gattung Mensch zu erörtern. Diese umfangreiche Frage würde uns zu weit vom eigentlichen Thema dieses Buches abführen. Der Hinweis mag genügen, daß die tierische Abstammung des Menschen heute bereits kein Problem mehr ist, sondern eine einfache wissenschaftliche Tatsache, über die es in der Wissenschaft keinerlei Meinungsverschiedenheiten gibt. Es kann einen Streit über Einzelheiten geben, man kann den Wert verschiedener Funde unterschiedlich beurteilen, sie in diese oder jene zeitliche Reihenfolge einordnen, aber die allgemeinen Richtlinien der menschlichen Entwicklung kann man als feststehend ansehen. Die allmähliche Entwicklung der Hirnpartie des Schädels neben der Reduktion der Kieferpartie, die Entwicklung des Gebisses mit der Tendenz zum Verschwinden der hinteren Backenzähne und zur Verkleinerung der Eckzähne, die Verbreiterung der Beckenknochen und ihre mehr horizontale Lage, die eigenartige Gestaltung der Extremitäten, die besondere Verlängerung der Beine, die Entwicklung des Fußes und der Hand, die aufrechte Körperhaltung und ihr mächtiger Einfluß auf die Gestaltung vieler wichtiger Organe, die Entstehung des Kinns, die mit der größeren Beweglichkeit der Zunge und der Vervollkommnung der Sprache verbunden ist, die Entstehung des Sprachzentrums im Gehirn (des BROCAschen Zentrums), dessen Abdruck an der inneren Fläche des Stirnbeins gefundener Schädel sichtbar ist, die allmähliche Entwicklung der Kultur durch Anfertigung von Werkzeugen und das Freiwerden vieler Körperorgane von ihrer ursprünglichen Tätigkeit — all das zieht an uns handgreiflich vorüber. Wir überzeugen uns mit eigenen Augen, wie sich der Mensch allmählich aus der Abhängigkeit von der ihn umgebenden Natur befreit, wie er sich aktiv den Lebensbedingungen angepaßt, mit einem Wort, wie er den gewissen kritischen Punkt überschritten hat, der sein Leben von dem Leben des Tieres grundsätzlich trennt. Der ursprüngliche Mensch, *Homo primigenius,* verwandelte sich in den vernünftigen Menschen, den *Homo sapiens,* der in seinem Wesen *Homo faber* ist, ein Mensch, der Werkzeuge produziert und durch sie die Organe seines Körpers ergänzt. Dennoch ist der Mensch seinem Ursprung nach mit der Tierwelt verbunden, und jedes seiner Merkmale, jede seiner Fähigkeiten sind zumindest im ursprünglichen Keim den Tieren eigen.

Unter diesen Bedingungen müssen wir annehmen, daß der Mensch auch in psychischer Hinsicht den Tieren nah verwandt ist und daß wir bei den Affen, insbesondere den Anthropoiden, in dieser oder jener Form die Urformen unserer seelischen Eigenschaften wiederfinden.

ZWEITES KAPITEL

Die Biologie der Anthropoiden

Wir besitzen verhältnismäßig wenig zuverlässige Daten über das Leben der Menschenaffen unter natürlichen Bedingungen. Es gibt zwar eine umfangreiche Literatur, die mehr oder weniger von gelegentlichen Reisenden stammt; sie ist jedoch in der Regel stark anthropomorphistisch gefärbt; die Autoren stützen sich zudem oft nicht auf eigene Beobachtungen, sondern auf Erzählungen von Eingeborenen, die völlig phantastisch sein können. Einige Tatsachen kann man jedoch als feststehend ansehen.

Obwohl der Gibbon der verbreitetste Menschenaffe ist, wissen wir über sein Leben in der Natur verhältnismäßig am wenigsten. Der Gibbon kommt in vielen Arten vor. Alle zeichnen sich durch außergewöhnliche Geschicklichkeit im Bäumeklettern aus. Wenn man die blitzschnellen Bewegungen einer kleinen Gibbonherde beobachtet, die sich mit ungewöhnlicher Präzision von einem Ast zum anderen schwingt, so hat man geradezu den Eindruck, daß sich die Tiere von der Wirkung der Schwerkraft befreit hätten. Die Bewegungen sind so leicht und natürlich, daß der Gibbon leichter als die Luft zu sein scheint. Die große Muskelkraft, die Länge der vorderen Extremitäten und der Finger, das schnelle Reagieren, die genaue Koordination der Nerven und Muskeln, die präzise Einschätzung der Entfernung, der hervorragend wirkende Gleichgewichtssinn — das alles funktioniert als harmonisches Ganzes. Das ist nicht mehr allein eine Anpassung an das Klettern und Springen, das Tier ist gewissermaßen mit seiner ganzen Natur in die Bedingungen des Baumlebens eingefügt, es ist mit ihnen genau so verwachsen wie der Fisch mit dem Wasser und der Vogel mit der Luft. Der Gibbon steigt nur selten zur Erde herab und unternimmt oft weite Reisen über die Wipfel der Bäume hinweg. Nichtsdestoweniger vermag er schnell auf zwei Extremitäten zu laufen, ohne sich dabei der Arme, die er in der Luft hält, zu bedienen (Abb. 18).

Die Gibbons leben in Herden, bestehend aus dreißig bis fünfzig Exemplaren, die in Familien leben, sie führen ein Nomadenleben und wandern stets auf der Suche nach Nahrung von Ort zu Ort. Es ist nie beobachtet worden, daß ein Gibbon ein Nest baut, was allen anderen Anthropoiden eigentümlich ist.

Der Orang-Utan bewohnt Urwälder an Flüssen mit sumpfigen Ufern. Wie der Gibbon lebt er fast ausschließlich auf Bäumen; in der Geschicklichkeit im Klettern nimmt er den zweiten Platz ein, gleich nach dem

Gibbon und dem Siamang. Im Gegensatz zu den anderen Anthropoiden lebt er nicht in Scharen, sondern einzeln oder höchstens paarweise. Für die Nacht bereitet er sich sorgfältig sein Nest, stets nicht hoch über dem Erdboden. Er biegt sich dünne Zweige aus seiner Umgebung zurecht, indem er sie zunächst durch sein eigenes Körpergewicht festhält und sie dann durch quer- oder schrägliegende abgebrochene dickere Äste festdrückt. Wenn der Nestunterbau, der ein wenig an ein Storchnest erinnert, fertig ist, füllt der Orang-Utan das Nest sorgfältig mit Laub aus, das er

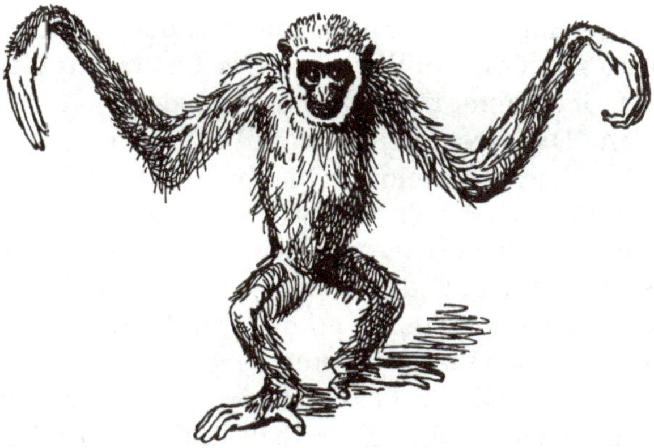

Abb. 18. Gibbon, auf zwei Beinen laufend

mit der Hand von den abgerissenen Ästen abstreift und mit vollen Händen in alle Vertiefungen stopft. Der Bauvorgang dauert ungefähr 30 Minuten, während derer ein solides, geräumiges, elastisches und weiches Nest entsteht, in dem sich das Tier bequem ausstrecken kann. Nachdem der Orang-Utan sich niedergelegt hat, biegt er dünne Zweige herab, schiebt deren Enden unter seinen Körper und baut auf diese Weise eine Art Gartenlaube, was übrigens keine allgemeine Erscheinung ist. Im Nest liegt der Orang-Utan auf dem Rücken oder auf der Seite und schnarcht oft im Schlaf.

In der Natur ist der Orang-Utan ein Pflanzenfresser; in der Gefangenschaft zeigt er in dieser Hinsicht eine ziemliche Anpassungsfähigkeit und gewöhnt sich leicht an die menschliche Diät, Fleisch nicht ausgenommen. Unbekannter Nahrung gegenüber ist er mißtrauisch, doch kann man ihn dadurch leicht an sie gewöhnen, daß man sie ihm schwer zugänglich macht. Yerkes beschreibt ganz amüsant, wie er seinen Orang-Utan Reis essen gelehrt hat, den dieser bis dahin stets ablehnte. Er hielt das Tier auf den Knien, während er selbst mit einem Löffel Reis aß und jedesmal den Löffel dicht an den Lippen des Tieres vorbeiführte. Der Affe zeigte zuerst Gleichgültigkeit, dann Neugier, danach Verlangen, und schließlich wurde der Reis seine ständige Nahrung.

Der Gorilla, ein Riese unter den Affen, wird in einem bestimmten Lebensalter ein wahres „Muskelungeheuer“. Seine riesige physische Kraft, die die der anderen Anthropoiden mehrfach übersteigt, bewirkt, daß er im Urwald keinen Gegner findet, der seiner ebenbürtig wäre; denn sogar der Löwe wagt nicht, einen erwachsenen Gorilla anzugreifen. Nach der Beschreibung von Reichenow leben die Gorillas in Gruppen von 10—30 Exemplaren. Am Tage verstreuen sich die einzelnen Exemplare im Gelände zur Nahrungssuche und sammeln sich bei Einbruch der Dämmerung wieder. Daher rührt wohl die falsche Ansicht über die einsame Lebensführung des Gorillas. Die Gruppe besteht aus einigen, jedoch nicht mehr als fünf Familien. Die Gorillas bauen Nester, die stets nur einige Meter über dem Erdboden liegen oder sich auch direkt auf der Erde befinden. Die Nester einer Familie liegen nebeneinander, die verschiedener Familien sind einige Meter voneinander entfernt. Wie beim Orang-Utan und beim Schimpansen kommen zuweilen auch allein lebende Gorillamännchen vor, was jedoch zu den Ausnahmen zählt. Es gibt Daten, die besagen, daß die Familie eines Gorillas monogam ist. Jedenfalls kann man an der Stelle, wo die Familie übernachtet hat, stets zwei große und mehrere kleine Nester sehen. Das gewaltige Körpergewicht erschwert dem Gorilla das Klettern auf Bäumen sehr; deshalb leben die Gorillas vorwiegend auf der Erde. Der Gorilla kann besser als der Orang-Utan und der Schimpanse auf zwei Beinen gehen, doch ist seine natürliche Haltung stets vierbeinig (Abb. 19).

Weit mehr wissen wir über das Leben des Schimpansen. In letzter Zeit hat Nissen dieses Problem im Auftrage des Psychobiologischen Laboratoriums der Universität Yale untersucht, wozu er auf der Station Pastoria in Französich-Guinea arbeitete. Der Autor bestätigt die seit langem bekannte Tatsache, daß die Schimpansen in Gruppen leben. In 25 Fällen ist es ihm gelungen, mit Hilfe eines Fernglases die Exemplare einer Gruppe zu zählen. Es waren 4—14, im Durchschnitt 8,5. Nach einer verbreiteten Ansicht ist eine solche Gruppe eine Familie, die aus einem Männchen, dem Anführer, mehreren Weibchen und Kindern besteht. Gerade so ist die Eingeborenenfamilie in Französisch-Guinea organisiert, und es ist durchaus möglich, daß sich die obige Ansicht mehr auf Analogie als auf Beobachtung stützt. Die festgestellten Tatsachen stimmen mit einer solchen Gruppenstruktur nicht überein. In 9 Fällen hat Nissen in einer Gruppe mehr als ein Weibchen festgestellt, jedoch waren in 6 Fällen darin zwei erwachsene Männchen, was die Annahme zuläßt, daß sich eine Gruppe zuweilen aus zwei Familien zusammensetzt. Es ist übrigens möglich, daß das eine Männchen der Sohn des anderen war. Die Frage der Polygamie beim Schimpansen ist noch nicht geklärt worden, und einige Autoren halten ihn für eine monogame Form. Neben Gruppen kommen recht oft Alleingänger vor, entweder Männchen oder Weibchen.

Die Schimpansen haben keinen ständigen Wohnsitz, sondern wandern unausgesetzt. Sie wachen schon vor Sonnenaufgang auf und beginnen zu lärmen, wobei sie laute Schreie ausstoßen und mit den Fäusten gegen die Bäume trommeln. Oft steigen sie zur Erde herab, und es kommt fast nie

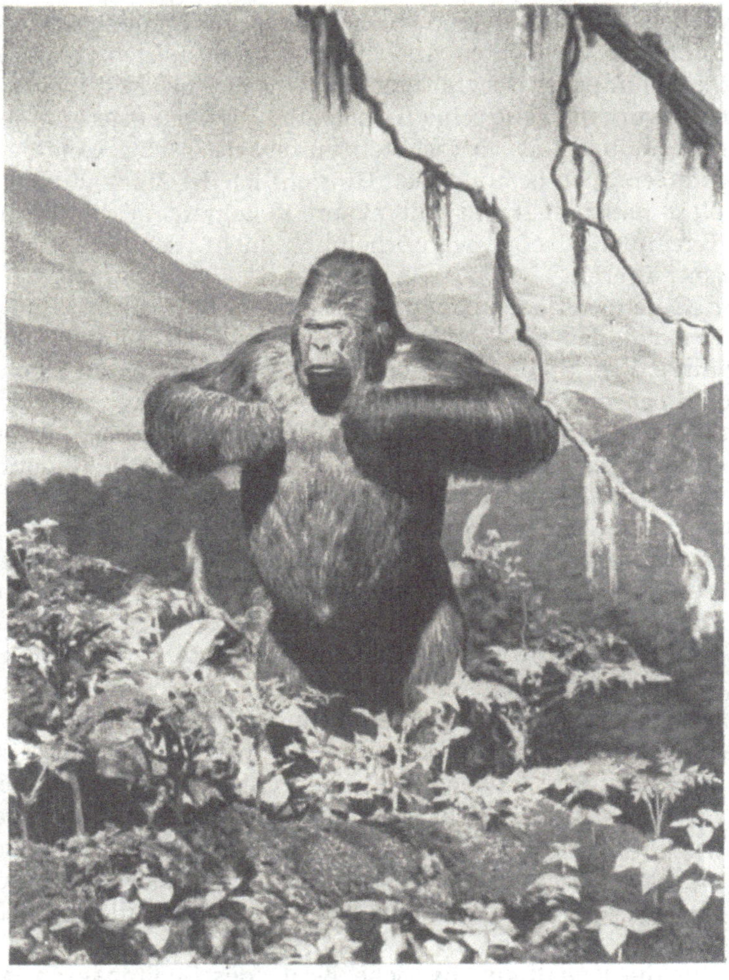

Abb. 19. Berggorillamännchen in seiner natürlichen Umgebung. Er schlägt sich mit den Fäusten gegen die Brust

vor, daß sie größere Wanderungen über die Baumwipfel hinweg unternehmen. Dafür ist der Schimpanse zu schwer, und das Springen von Baum zu Baum, wo es gilt, dünne Äste im Fluge zu erfassen, bereitet ihm große Schwierigkeiten. Den Berechnungen NISSENS zufolge verbringt der Schimpanse nur ein Drittel des Tages auf dem Baum und hält sich zwei Drittel des Tages auf der Erde auf.

Schon mit Anbruch der Dämmerung beginnt der Schimpanse, sich für den Schlaf vorzubereiten und baut sich auf einem Baum das Nest. Manchmal sind die Nester einzeln, aber in einem Falle wurden 13 Nester auf einem Baum gezählt. Das Nest liegt hoch über dem Erdboden, durchschnittlich 10 m hoch, ist fast flach, ohne vorspringende Ränder, aus zusammengebogenen und abgebrochenen Ästen zusammengesetzt, die zum Teil miteinander verflochten und gut mit Laub ausgelegt werden. Obgleich der Schimpanse sorgfältiger als die anderen Anthropoiden baut, geht der Bauvorgang sehr schnell vonstatten und dauerte in einem Falle kaum drei Minuten. Das Nest ist stets ein provisorisches Gebilde, das für einmaligen Gebrauch bestimmt ist. Hinsichtlich der Vollendung des Baus ist das Nest natürlich nicht mit einem Vogelnest zu vergleichen. Die jungen Exemplare bauen wahrscheinlich nicht, sondern schlafen zusammen mit älteren.

In der Gefangenschaft bauen nicht alle Schimpansen, und Yerkes nimmt an, daß das eine Frage der Art sei. Der junge Schimpanse baut oft einmal im Spiel, ohne von dem Nest Gebrauch zu machen. Das junge Schimpansenmännchen Chim richtete sich am Tage auf einer Birke ein Nest ein und legte sich hinein — aber nur für wenige Minuten, um danach ein anderes Spiel zu beginnen. Auf dem Erdboden konnte Chim aus jedem Material eine Art Nest anfertigen: aus Zweigen, aus Papier, aus Stroh, aus Stöckchen usw., indem er es um sich herum anhäufte. Beim Menschen kennen wir ähnliche Verhältnisse. Viele Tätigkeiten, die von unseren Vorfahren als notwendige ausgeübt wurden, haben sich bis zum heutigen Tage im Kinderspiel erhalten.

Das Leben des Schimpansen in der Natur ist äußerst monoton und arm an Ereignissen. Sicher sind seine potentiellen psychischen Fähigkeiten unter den angeborenen Bedingungen in nur geringem Grade ausgenutzt. Das Maximum an Fähigkeiten kann er nur im Laboratorium zeigen, wo mit ihm besondere Erziehungsverfahren durchgeführt werden. Unser entfernter Vorfahre führte ein überaus eintöniges Leben, deshalb war auch sein seelisches Leben arm, obgleich er über ein mächtig entwickeltes Gehirn verfügte. Angesichts dessen dürfen wir aber auch nicht behaupten, daß die Bedingungen unseres jetzigen Lebens alle Möglichkeiten unseres Gehirns erschöpfen.

Man muß die gewaltige physische Kraft des Schimpansen betonen. Nach Baumann, der mit einem Dynamometer experimentierte, ist ein erwachsenes Schimpansenweibchen im Durchschnitt 3,6 mal und ein erwachsenes Männchen 4,4 mal so stark wie ein gutentwickelter Jüngling. Nach Angaben von Warden drückte ein Schimpansenmännchen von einem Gewicht von 135 Pfund auf dem Dynamometer 847 Pfund. Ein wütendes Weibchen drückte beidhändig 1260 Pfund. Von 100 untersuchten Studenten konnte nur einer, der einen athletischen Körperbau besaß, mit beiden Händen 500 Pfund drücken. Neben der gewaltigen

Kraft besitzt der Schimpanse große Feinheit und Genauigkeit in der Bewegung. Er kann eine Nadel vom Fußboden aufheben und auf die Spitze eines hohen Baumes klettern, wobei er im Fuß ein Weinglas oder eine Taschenuhr hält. Die Verzweiflung des Besitzers ist in solchen Fällen unbegründet, denn der Schimpanse gibt nach einer gewissen Zeit diese Gegenstände vollkommen unversehrt zurück.

Bedeutsam ist die große individuelle Unterschiedlichkeit der Schimpansen. Gewiß trifft das auch für andere Affen zu, aber den Schimpansen kennen wir am besten. Alle Autoren, die mit Schimpansen gearbeitet haben, stimmen darin überein, daß man nicht zwei Exemplare mit gleichen Merkmalen finden kann. Sowohl das äußere Aussehen wie das Temperament, die Intelligenz, die Fähigkeiten oder das Gedächtnis — das alles ist in nicht geringerem Maße als beim Menschen unterschiedlich. Aus diesem Grunde kennen wir nicht das Maximum, dessen der Schimpanse überhaupt befähigt ist, und können es auch nicht kennen. Geniale Menschen kommen selten vor; man muß schon Zehntausende durchschnittlicher Menschen durchgehen, bevor man auf ein Genie trifft. Beim Schimpansen hat man kaum mit einigen Dutzenden von Exemplaren experimentiert, deren Namen sich in der Literatur stets wiederholen und jedem, der mit diesem Wissensgebiet vertraut ist, bekannt sind. Nueva, Sultan, Chica, Alpha, Chim, Gua, Anuma, Joni, Raphael sind unsere alten Bekannten. Und es ist völlig unwahrscheinlich, daß man gerade unter dieser kleinen Schar auf ein Exemplar mit den höchstmöglichen Fähigkeiten stoßen sollte. Das Genie der Spezies Schimpanse grassiert irgendwo im afrikanischen Urwald, wir kennen es jedoch nicht, und auch es selbst hat unter den primitiven Daseinsbedingungen keine Möglichkeit, alle seine Fähigkeiten zu entfalten.

Die individuelle Unterschiedlichkeit hat Yerkes gut charakterisiert. Er beschreibt zwei junge Schimpansen: das Männchen Chim und das Weibchen Panzee. Es ist nicht leicht, ein paar Kinder zu finden, die sich voneinander physisch und psychisch dermaßen unterschieden. Chims Augen waren schwarz, Panzees braun, seine Ohren waren klein, behaart und anliegend; ihre Ohren groß, abstehend und kahl. Alle Gesichtsmerkmale waren sehr verschieden. Chim war mutig, aggressiv, intelligent, voller Initiative, stets zu neuen Streichen aufgelegt; Panzee ängstlich, nervös und stand allem, was sie nicht kannte, unschlüssig gegenüber. Bei jedem neuen Vorhaben war Chim der Anführer. Er hatte ein gleichmäßiges, sanftes Temperament und hing sehr an Panzee. (Yerkes äußert die Befürchtung, daß man ihm den Vorwurf machen könnte, den Schimpansen zu idealisieren, wenn er von dieser Anhänglichkeit spricht.) Panzee hingegen wurde in kritischen Lagen leicht wütend, wobei sie von Händen und Zähnen Gebrauch machte. Als man beide Schimpansen wiegen wollte, ließ Chim es ruhig zu, daß man ihn in den Korb setzte und zeigte Interesse für die Manipulationen, und nach dem Wiegen wollte er nicht wieder heraus. Panzee hingegen widersetzte sich mit aller Kraft. Da hatte Yerkes den Einfall, beide Schimpansen zugleich zu wiegen. Jetzt legte Panzee ihre Arme um Chims Hals und ließ sich wiegen. Und dennoch war gerade Chim von beiden der aktivere und lebhaftere Teil, zugleich übertraf er Panzee an Intelligenz.

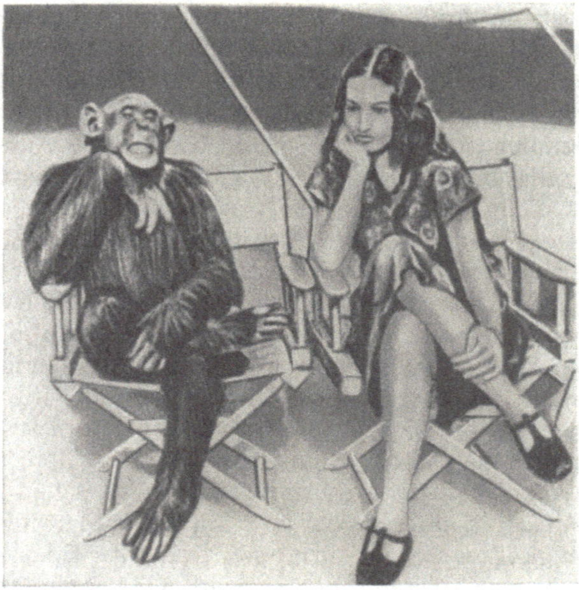

Abb. 20. Schimpanse — Filmschauspieler

Yerkes und Tomilin geben interessante Einzelheiten über das gegenseitige Verhältnis von Mutter und Kind beim Schimpansen auf Grund der Beobachtung von sechs Exemplaren, die auf der Experimentalstation in Orange Park, Forida, geboren wurden. Das Weibchen benutzt Lippen, Zähne und Finger, um die Haut ihres Kindes zu reinigen, niemals jedoch leckt sie es ab. Einige Weibchen treiben die Hautpflege nachlässig, andere wieder kratzen so hartnäckig jeden Pickel aus, daß sich auf dem Leib des Kleinen Wunden bilden — die Arznei ist dann schlimmer als die Krankheit. In etwas späterem Lebensalter, beim Spiel, liegt die Initiative anfänglich bei der Mutter, geht aber allmählich auf das Kind über. Ganz früh wurde Kratzen und zartes Beißen des Jungen beobachtet, worauf dieses mit der Mimik der Zufriedenheit antwortete. Das Heranziehen und Zurückstoßen des Kindes ruft bei diesem eine aktive Reaktion des Widerstandes hervor. Die Mutter übt mit dem Kinde in verschiedener Weise. Schon früh kommen Übungen vor, die im Strecken des Körpers bestehen. Die Mutter legt sich auf den Rücken und hebt das Junge mit den Beinen an dessen Händen langsam in die Höhe. Ungefähr bis zum fünften

Lebensmonat hält sich das Junge stets an der Mutter fest, indem es sich unter ihren Bauch hängt. Im späteren Lebensalter klettert es auf sie wie auf einen Baum und reitet auf ihr. Wenn es aber erschreckt wird, versteckt es sich sofort unter ihren Bauch. Spiel und Gymnastik bilden allmählich die lokomotorische Tätigkeit aus. Die Mutter hilft dem Kleinen

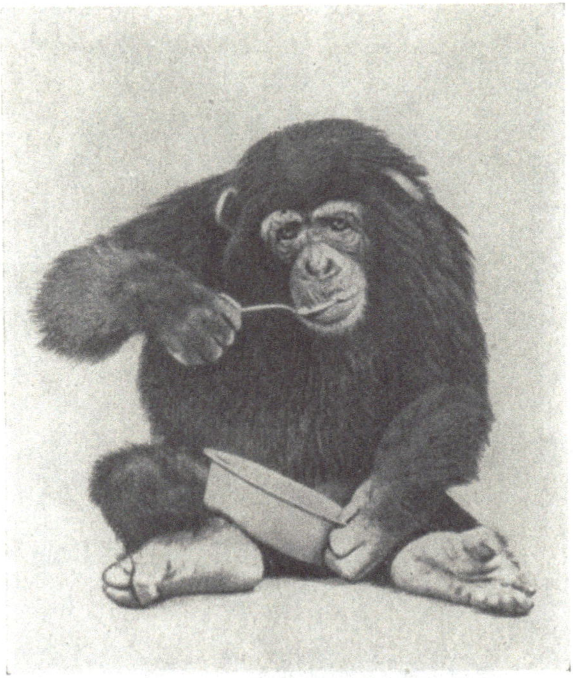

Abb. 21. Zivilisierter Schimpanse

aktiv beim Kriechen, Aufrechtstehen, Klettern auf verschiedenen Gegenständen, beim Gehen und beim Laufen. Einige Mütter geben ihren Jungen große Bewegungsfreiheit, andere halten sie stets bei sich. Sobald das Junge mit Hilfe der Mutter stehen kann, stellt es das Weibchen neben Gegenstände, die es mit den Händen greifen kann. Sie trägt es z. B. zum Käfiggitter, zieht sich aber selbst langsam zurück und läßt das Junge in stehender Haltung zurück. In Kürze kann das Junge am Gitter in die Höhe klettern, versteht jedoch nicht herunterzukommen und beginnt zu klagen. Dann holt es die Mutter ab. Das Gehen (zuerst auf vier, dann auf zwei Extremitäten) findet immer zuerst mit Hilfe der Mutter statt. Die Mutter führt entweder das Junge an der Hand und zwingt es damit, auf drei Extremitäten zu gehen, oder aber sie hockt sich auf den Boden hin und ruft es mit Gesten und mit der Stimme zu sich. Auf die verschiedenen Laute des Kindes reagiert die Mutter sofort.

Ein Weibchen, das zum ersten Mal geboren hat, ist oft ratlos bei den Rufen des Kindes und bei den Manipulationen ungeschickt; sein Verhalten sticht deutlich vom Verhalten erfahrener Mütter ab.

Diese letztere Frage ist übrigens noch nicht vollkommen klar. Die Schimpansin Loka von der Anthropoidenforschungsstation in Teneriffa, die zum ersten Mal gebar, kreißte ungefähr 10 Stunden, wobei sie sich

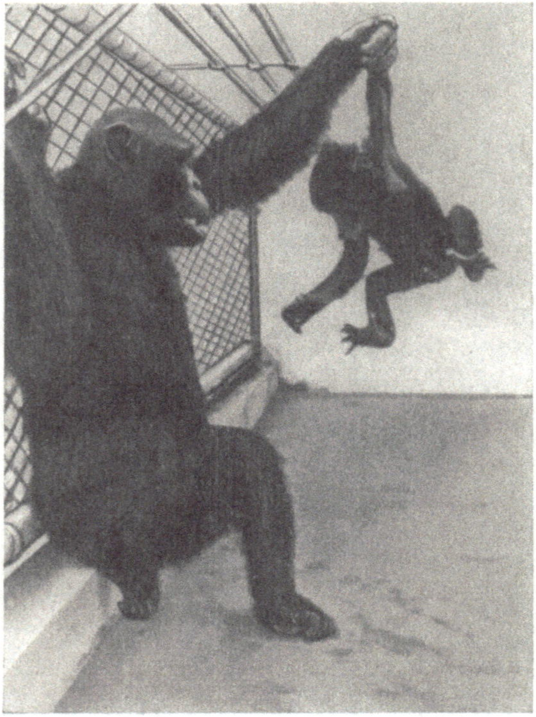

Abb. 22. Schimpansenweibchen treibt mit ihrem Sohn Gymnastik

dem Menschen sehr ähnlich verhielt. Die Geburt verläuft beim Schimpansen nicht leicht. Das Neugeborene verriet keinerlei Lebenszeichen. Die Mutter leckte und sog den Kopf des Jungen ab, schüttelte und klopfte es mit den Händen ab, wiegte es, warf es hoch und rieb es mit Stroh. Sie wiederholte diese Griffe solange, bis das Junge zu atmen anfing. Man kann mit Gewißheit behaupten, daß eine Frau, die sich an ihrer Stelle befände, d. h. die zum ersten Mal gebäre, ohne Kenntnisse davon zu haben, nicht auf den Einfall kommen würde, diese so notwendigen Handgriffe auszuführen. Die Maßnahmen, die von unseren Hebammen zur Belebung des Neugeborenen angewendet werden, sind den Tieren seit Millionen von Jahren bekannt; beim Menschen aber ist diese ursprüngliche Fähigkeit zugleich mit der Entwicklung des gesellschaftlichen Lebens und der immer größer werdenden Abhängigkeit des einzelnen von der Gesellschaft verschwunden. Auch hierin ist der Primitivismus beim Menschen sekundär; er ist das Resultat einer weiter vorgeschrittenen Entwicklung.

Dennoch kann man gewisse Zweifel hegen, ob die obige Beobachtung des Verhaltens der Schimpansin exakt ist und ob Loka tatsächlich von jemand beobachtet wurde, der kompetent war. Es ist gar nicht ausgeschlossen, daß dieser ganze Vorgang auf Grund eines Berichtes der eingeborenen Dienerschaft, die gesehen hat, wie sich Loka nach der Geburt verhielt, beschrieben wurde. Die präzise Untrüglichkeit des angeborenen Instinktes erinnert an die Anschauungen des verflossenen Jahrhunderts, die zwar auf einer tausendjährigen Tradition, jedoch nicht auf wirklichen Tatsachen beruhten. Man muß annehmen, daß die Wahrheit in der Mitte liegt. Es gibt eine Reihe nicht gelernter Zweckreaktionen, die sich jedoch in dem Maße, wie sie sich wiederholen, vervollkommnen.

Wie auch andere Anthropoiden ist der Schimpanse ein Pflanzenfresser. Nissen beobachtete essende Affen, untersuchte vom Baum herabfallende Nahrungsreste und analysierte den Kot der Schimpansen. Er fand 28 Obstarten, drei Arten von Baumtrieben, zwei Blumenarten und eine Art Blätter vor. Niemals konnte er jedoch Reste tierischer Herkunft feststellen. Ebenso waren die Schimpansin Gua, die von dem Ehepaar Kellog erzogen wurde und das Männchen Joni, ein Zögling von Frau Kohts, Pflanzenfresser, fingen manchmal Insekten, spien sie jedoch wieder aus. Es gibt Nahrung, die der Schimpanse bevorzugt frißt; er ist sehr wählerisch beim Aussuchen der Nahrung. Maslow legte zwei gleichgroße Stücke verschiedener Nahrung auf zwei verschiedene Ecken des Tisches und beobachtete, welches von ihnen der Schimpanse zuerst nehmen werde. Er verglich paarweise verschiedene Nahrungssorten und stellte die Reihenfolge der bevorzugten Nahrung fest, die übrigens nicht immer konsequent war. Das Männchen nahm die Nahrung in der Reihenfolge: Banane — Apfel — Apfelsine — Mohrrübe — Brot. Das Weibchen hatte einen etwas anderen Geschmack. Seine Reihe war folgende: Apfelsine — Banane — Apfel — Mohrrübe — Brot. Andere Affengattungen verhielten sich verschieden. Alle waren sich jedoch darin einig, das Brot an die letzte Stelle zu setzen.

Sehr verbreitet ist die Behauptung, daß Schlangen als natürliche Feinde der Affen instinktive Angst verursachen; das zeige sich schon bei jungen Exemplaren, die in dieser Hinsicht noch keine persönliche Erfahrung besitzen. Es gibt jedoch darüber nur wenig konkrete Daten, und, wie es so oft in der Tierpsychologie zu sein pflegt, weiß man nicht, ob eine so populäre Ansicht das Ergebnis von Beobachtungen ist oder aus der Erzählung Kiplings über das Volk Bandar Log und die Pythonschlange Kaa stammt. Drei Autoren, Carlyle, Jacobsen und Yoshioka, erzogen ein ganzes Jahr hindurch einen jungen Schimpansen, den sie von seiner Geburt an beobachteten, um die Entstehung seiner Verhaltungsweisen zu erforschen. Die Angstreaktion ließ sich durch verschiedene Faktoren hervorrufen. Jedoch zeigte der Schimpanse beim Anblick einer lebenden Schlange keine Angst, seine Reaktion war eher eine Mischung von Neugier und Aggression. Er erschrak sogar dann nicht, als man ihm die Schlange um den Hals legte, obwohl er sie sofort abschüttelte. Besondere Untersuchungen von R. M. und A. W. Yerkes zeigen den komplizierten Charakter dieses Problems. Diese Autoren analysierten die Angstreaktionen der Schimpansen auf mehrere Gegenstände: 1. Gummiball, umgeben von einem Federkranz, 2. orangefarbener Gummihund von 18 cm Länge, 3. weißer Gummischlauch von 1,4 m, der eine Schlange nachahmen sollte, 4. eine lebende Schildkröte von 18 cm Größe, 5. eine lebende, beinlose Eidechse von 76 cm Länge, die eine Schlange darstellen sollte. Für die Bewertung der Reaktionen diente eine festgelegte Skala:

+ 4 = Der Gegenstand wird ergriffen und auf verschiedene Weise untersucht,
+ 3 = Annähern an den Gegenstand, Berühren mit Händen und Lippen,
+ 2 = Annäherung, vorsichtiges Untersuchen mit Fingern und Lippen,
+ 1 = Vorsichtige Annäherung ohne Berührung,
0 = Fehlen jeglicher Reaktion,
— 1 = Annäherung und Zurückweichen, vorsichtige Untersuchung von weitem,
— 2 = Deutliches Meiden des Gegenstandes nach der Untersuchung,
— 3 = Meiden des Gegenstandes von Anfang an,
— 4 = Flucht, Schreien, die Haare stehen zu Berge.

Es wurde das Verhalten von Schimpansen im Alter von 1—20 Jahren untersucht. Sie wurden als Säuglinge (bis zu 2 Jahren), Kinder (2—7 Jahre) und Erwachsene (über 7 Jahre) klassifiziert. Alle Säuglinge und Kinder waren in der Gefangenschaft geboren, die anderen hatten den größten Teil ihres Lebens unter der Obhut des Menschen verbracht. Die Ergebnisse der Experimente waren verschiedenartig und nicht immer durchsichtig. In jedem Falle zeigten sich die Säuglinge deutlich als weniger empfindsam und für Angst weniger empfänglich als die Kinder und Erwachsenen. Alle drei Gruppen zeigen ein Maximum an positiven Reaktionen beim Ball mit den Federn und das Maximum an negativen Reaktionen bei der Schildkröte und der Eidechse. Die Säuglinge verhalten sich dem Gummihund gegenüber eher positiv, die Erwachsenen meiden ihn eher. Bei der Eidechse ist die negative Reaktion der Erwachsenen stärker als die der Jungen. Die Autoren folgern, daß ihre Resultate keinen Hinweis auf die Existenz einer spezifischen ererbten Reaktion geben, einen bestimmten Gegenstand zu meiden. Es handle sich hier überhaupt nicht um diese oder jene Gegenstände, sondern um den Charakter des

Reizes, um bestimmte allgemeine Merkmale im Aussehen des Objekts. Die Reaktion wird durch solche Eigenschaften des Gegenstandes wie sichtbare Bewegung, deren Intensität und den Grad der Plötzlichkeit ihres Auftretens bestimmt. Die Reaktion hängt sehr deutlich vom Alter des Tieres ab, und ein Vorhandensein einer gewissen „Arterfahrung" in Gestalt der Tradition und der Erziehung unter den Bedingungen der freien Natur, deren Spuren die älteren Exemplare bewahrt haben mochten, ist keineswegs ausgeschlossen. Die Frage ist sehr schwer zu entscheiden, denn über den Charakter der Reaktion entscheidet in bedeutendem Maße die gesamte Vergangenheit des Tieres, die sehr häufig nicht genau bekannt ist.

In ihrem umfangreichen den Anthropoiden gewidmeten Werk (1929) stellen R. M. und A. W. YERKES die charakteristischen Merkmale aller Menschenaffen zusammen. Diese Aufstellung besitzt großen Wert, denn sie hilft bei der Festlegung einer bestimmten Formen-Hierarchie, die im Zusammenhang mit der Evolution dieser Tiere steht. Diese Aufstellung gestattet eine Einordnung des Affen unter Berücksichtigung seiner psychischen Fähigkeiten.

1. Die Häufigkeit des Vorkommens der Tiere nimmt in folgender Reihenfolge zu: Gorilla — Orang-Utan — Schimpanse — Gibbon. Der Gorilla ist heute bereits eine seltene Form.

2. Der Prozeß des allmählichen Überganges vom Leben auf den Bäumen zum Leben auf der Erde, der durch die Herausbildung des ausschießlich auf der Erde lebenden Menschen beendet wurde, entspricht der Reihe: Gibbon — Orang-Utan — Schimpanse — Gorilla.

3. Die Fähigkeit, auf zwei Beinen zu gehen, nimmt in der Reihenfolge zu: Orang-Utan — Schimpanse — Gorilla — Gibbon. Der Orang-Utan und der Schimpanse klettern „menschlicher" als der Gibbon und weniger geschickt; der Gorilla steht in dieser Hinsicht auf dem Niveau eines geschickten Knaben.

4. Es bestehen große Unterschiede in der Geschicklichkeit des Manipulierens, die mit der verhältnismäßigen Entwicklung und Beweglichkeit des Daumens im Zusammenhang stehen. Die Geschicklichkeit nimmt in der Reihenfolge zu: Gibbon — Gorilla — Orang-Utan — Schimpanse.

5. Der Gibbon baut keine Nester, der Gorilla baut sie oft auf dem Erdboden, der Orang-Utan nicht hoch über dem Erdboden, der Schimpanse in erheblicher Höhe.

6. Die Neigung zu geselligem Leben wächst in der Reihe: Orang-Utan — Schimpanse — Gorilla — Gibbon. Die zahlenmäßige Stärke einer Gruppe beträgt höchstens zwei Exemplare beim Orang-Utan, 10—20 beim Schimpansen, 20—30 beim Gorilla und 30—50 beim Gibbon.

7. Das Gefühlsleben und sein äußerer Ausdruck nehmen in folgender Reihe an Intensität zu: Gorilla — Orang-Utan — Gibbon — Schimpanse. Der Orang-Utan und der Gorilla sind langsam, neigen nicht zu raschen

Stimmungsänderungen. Von allen Affen besitzt der Schimpanse die lebhafteste, beweglichste und hinsichtlich der Stimmungen veränderlichste Mentalität.

8. Der Reichtum und die Häufigkeit der abgegebenen Laute wächst in der Reihe: Gorilla — Orang-Utan — Schimpanse — Gibbon. Außer den Lauten geben die Affen noch andere Geräusche von sich, z. B. der Gorilla und der Schimpanse trommeln mit den Fäusten gegen die Bäume, der Gorilla schlägt sich gräuschvoll an die Brust oder schlägt mit den Händen auf die Wangen, wobei er den Mund offen hält und rhythmisch mit den Zähnen klappert.

9. Die Neugier und der Forschungstrieb nehmen in der Reihenfolge zu: Gibbon — Orang-Utan — Gorilla — Schimpanse.

10. Nachahmung fremder Bewegungen: Gibbon — Gorilla — Orang-Utan — Schimpanse.

11. Hinsichtlich der Lernfähigkeit bzw. der Benutzung von Werkzeugen steht der Schimpanse unzweifelhaft an erster Stelle.

Wenn wir diese Reihen durchsehen, bemerken wir sofort, daß der Schimpanse in allen Arten der Tätigkeit die in irgendeiner Beziehung mit der Intelligenz, der Beweglichkeit und Plastizität des Geistes verbunden sind, entschieden alle anderen Affen überragt; der Gibbon hingegen stets einen der letzten Plätze einnimmt. Das stimmt gut mit dem Ergebnis unserer anatomischen Erwägungen überein, die uns dazu geführt haben, den Schimpansen als den nächsten und den Gibbon als den entferntesten Verwandten des Menschen anzusehen.

Wir lassen es dabei bewenden, hier die Merkmale von nur vier Formen zusammenzustellen. Das gibt uns die Möglichkeit, den Vergleich mit größerer Genauigkeit durchzuführen, jedoch müssen notgedrungen in einer solchen Anordnung verschiedene spezielle Anpassungsmerkmale im engeren Sinne des Wortes, auftreten, die die Klarheit des Bildes verwischen können. Tatsächlich ist die Konsequenz der Reihen nicht immer gewahrt. Die Darstellung der Evolution wird klarer sein, wenn wir eine größere Skala berücksichtigen, indem wir den Vergleich im Bereich der gesamten Reihe der Primaten durchführen. R. M. und A. W. Yerkes tun das gewissermaßen in einem statistischen Querschnitt, indem sie die Merkmale vierer Formengruppen zusammenstellen; Lemuren, niedere Affen (Plattnasige und Schmalnasige einbezogen), Anthropoiden und Mensch. Wir betrachten die Evolutionsreihen nach der Tätigkeit.

Fortbewegung. In der Reihe der Primaten kann ein allmählicher Übergang vom ausschließlichen Leben auf den Bäumen wie bei den Lemuren zum ausschließlichen Leben auf der Erde wie beim Menschen beobachtet werden. Das geht konform mit dem Vorhandensein entsprechender anatomischer Anpassungsvorgänge.

Geschicklichkeit der Hände. Bei den Lemuren spielen die vier Extremitäten die Rolle von Beinen, sie dienen nur zum Laufen und Kriechen;

bei den niederen Affen üben die vorderen Extremitäten immer häufiger die Funktion von Händen aus; bei den höheren Formen werden die Hände allmählich von der Tätigkeit, den Körper zu stützen, frei und dienen ausschließlich zum Manipulieren.

Nestbau. Die Lemuren und die niederen Affen bauen niemals Nester; die Anthropoiden verfertigen sie zum einmaligen Gebrauch. Die Affen und die Lemuren schlafen in sitzender Stellung und halten sich mit den Extremitäten an den Ästen fest; die Anthropoiden (der Gibbon ausgenommen) strecken sich auf dem Rücken oder auf der Seite aus und legen oft die Hände in der Art eines Kissens unter den Kopf.

Leben in der Gefangenschaft. Die Lemuren vermehren sich am leichtesten in der Gefangenschaft; die niederen Affen bedeutend schwieriger. Der Schimpanse vermehrt sich selten; eine Vermehrung des Orang-Utan wurde nur einmal beobachtet, die des Gorillas jedoch keinmal.

Das *gesellige Leben* und die Abhängigkeit des Individuums von der Gruppe haben vom Lemuren zum Menschen eine abnehmende Tendenz. Sie machen einer festeren Verbindung, wie es die Familie ist, Platz. Jedoch sind die Verhältnisse in dieser Hinsicht sehr verschieden und schwer zu verallgemeinern. Das Vorherrschen eines Exemplars in der Gruppe tritt vom Lemuren zum Menschen immer deutlicher in Erscheinung. Der Anführer der Schar wird bei den Anthropoiden zum Familienoberhaupt. Gegenseitige Hilfeleistung nimmt in der Reihenfolge zu: Lemuren — niedere Affen — Anthropoiden — Mensch.

Verhältnis der Eltern zur Nachkommenschaft. Vom Lemuren zum Menschen fortschreitend, sehen wir, daß das neugeborene Tier immer kleiner und immer unbeholfener wird. Das bedeutet zugleich eine allmähliche Verlängerung der Kindheit. Der kleine Lemur ist fast von Geburt an selbständig, seine Sinne funktionieren sofort, einige Stunden nach seiner Geburt kann das Tier bereits gehen und kriechen. Die Verhältnisse der Entwicklung und Zeugung werden durch die Tabelle veranschaulicht, die eine Abstufung in der Reihe der Primaten nachweist (siehe Tabelle Seite 46):

Gefühlsleben. Bei den Lemuren und den niederen Affen sind sehr wenig Emotionen beschrieben worden, bei den Anthropoiden sehr viel. Der bewegliche oder mimische Ausdruck der Freude, der Freundschaft, der Sympathie, des Kummers, der Melancholie, Lächeln, Mutwillen usw. sind bei den Lemuren nicht bekannt, bei den niederen Affen schwach und bei den Anthropoiden sehr ausgeprägt. Die Schreie einer Schar von Lemuren sind sehr eintönig; die niederen Affen geben viele Laute von sich, der Schimpanse überflügelt sie darin in bedeutendem Maße.

Neugier und Nachahmung. Von Lemuren zum Menschen fortschreitend nehmen sie sehr deutlich zu.

Tier	Aussehen nach der Geburt	Periode der völligen Abhängigkeit von der Mutter	Lernt gehen	Säugeperiode	Fähigkeit zu selbständigem Leben	Periode der geschlechtlichen Reifung	Dauer der Schwangerschaft
Lemuren	Das Neugeborene ist ziemlich groß, die Sinne funktionieren	Einige Stunden oder Tage	Einige Stunden oder Tage	Einige Tage oder Wochen	Nach einigen Wochen	1 Jahr	4—5 Monate
Niedere Affen	Das Neugeborene ist ziemlich groß, die Sinne funktionieren	Einige Tage oder Wochen	1 Monat	Einige Wochen	Nach 2—4 Monaten	2—3 Jahre	6—7 Monate
Anthropoiden	Das Neugeborene ist hilflos, die Sinne funktionieren teilweise	3—6 Monate	6 Monate	Einige Monate	Nach 12—18 Monaten	8—12 Jahre	7—9 Monate
Mensch	Das Neugeborene ist hilflos, die Sinne funktionieren teilweise	Minimum 1 Jahr	12 Monate	1—2 Jahre	Nach 6—8 Jahren	10—14 Jahre	9 Monate

Die oben angeführten Reihen geben ein einheitliches und übereinstimmendes Bild der Hierarchie psychischer Fähigkeiten. Sie jedoch noch detaillierter auszubauen ist sehr schwierig. Das psychische Leben der Anthropoiden ist gewiß um vieles reicher als man es bei den niederen Affen und gar bei den Lemuren beobachten kann. Es kommen jedoch Ausnahmen vor, die schwer zu erklären sind. So gehört z. B. die Spezies *Cebus* (Kapuzineräffchen) zu den niederen plattnasigen Affen, weist aber trotzdem einen hohen Grad von Intelligenz auf und steht sogar in vieler Hinsicht nicht hinter dem Schimpansen zurück. Das ist übrigens eine in der Theorie oft vorkommende Erscheinung. Wenn bei einer Gerichtssitzung alle Zeugen gleichlautend aussagen, dann weiß der Richter sofort, daß sie falsch ausgesagt haben. Die Wahrheit ist gewöhnlich komplizierter.

Besondere Erwähnung verdient die sogenannte Sprache der Affen. Es ist seit langem bekannt, daß die Affen verschiedenartige Laute von sich geben und daß sich zumindest einige von diesen Lauten stets in den gleichen Lagen wiederholen. Es ist darin nichts Ungewöhnliches, denn es weiß jeder, daß z. B. ein Hund bellen, knurren, heulen und winseln kann, daß das Bellen eines Hundes, der einen Unbekannten angreift, anders ist als das, womit er sein Herrchen begrüßt. Ebenso geschieht es bei den Affen, mit dem Unterschied aber, daß die Skala der geäußerten Laute viel größer ist. Darüber hinaus ist es bekannt, daß bestimmte Laute der Affen in bestimmter Weise auf andere Exemplare wirken und sie zur

Flucht, zum Sammeln, zum gemeinsamen Überfall usw. animieren. Die Sprache der Affen besteht aus „Ausdrücken“, die etwas „bedeuten“.

Pionier auf diesem Gebiet war GARNER, der Autor des seinerzeit berühmten Werkes „Die Sprache der Affen“. Er arbeitete in verschiedenen zoologischen Gärten Amerikas, indem er versuchte, die Schreie der Affen auf Grammophonplatten aufzunehmen und zu untersuchen, wie diese Laute auf Exemplare derselben oder einer anderen Gattung wirken. GARNER trennte ein Affenpaar, das seit längerer Zeit in einem Käfig gewohnt hatte und nahm darauf einige Laute des Weibchens auf der Platte auf. Das Männchen reagierte darauf in völlig eindeutiger Weise. Dagegen war die Reaktion des Weibchens auf die Laute des Männchens nicht sicher. Ferner lernte GARNER, einige Laute des Kapuzineräffchens nachzuahmen, die essen und Beunruhigung bedeuteten. Ein Kapuzineräffchen, das bis dahin mit dem Autor befreundet gewesen war, hörte auf, ihn zu erkennen und fürchtete sich mehrere Wochen vor ihm, als er es durch Laute der Beunruhigung erschreckt hatte. Dasselbe Äffchen haßte einen kleinen Neger, der es gern neckte. GARNER benutzte diesen Umstand, um sich mit ihm zu versöhnen. Er gab vor, den kleinen Neger mit einem Stock zu schlagen, wobei er ihn laut schreien ließ. Diese Szene setzte den Affen in solche Begeisterung, daß er sich wieder mit dem Autor befreundete. Das Kapuzineräffchen Dodo war sehr geschwätzig und erzählte stets etwas, wenn es auf den Knien des Aufsehers saß. GARNER kann seine Herzensergüsse nicht wörtlich übersetzen, ist jedoch sicher, ihren allgemeinen Sinn zu verstehen. Die Erzählungen Dodos waren eine Anklage gegen die Käfiggenossen, die ihr Unrecht taten, sowie die Bitte an den Aufseher, sie nicht länger in diesem großen eisernen Gefängnis zu lassen. Beim Kapuzineräffchen fand GARNER neun einzelne Sprachausdrücke, die er als essen, trinken, gib, Wetter, Liebe, Unruhe usw. übersetzt. Die Sprache eines Schimpansen soll aus 25—30 Ausdrücken bestehen. Die Laute der Affen sind absichtlich, „durchdacht“ und gegliedert. Die Sprache wird mit der deutlichen Absicht an bestimmte Exemplare gerichtet, ihnen etwas mitzuteilen. Nach Äußerung eines Lautes macht der Affe eine Pause und wartet auf Antwort. Wenn diese nicht erfolgt, wiederholt er den Laut. Die Sprache der Affen drückt Gedanken aus, die ein anderer Affe verstehen kann und ist für ihr geistiges, gesellschaftliches und moralisches Niveau ausgezeichnet entwickelt.

Diese wenigen Beispiele veranschaulichen zur Genüge den Charakter der Untersuchungen und Schriften GARNERS. GARNER ist ein Amateurforscher, und es fehlt ihm die kritische wissenschaftliche Ausbildung. Aus diesem Grunde eben fand er in der wissenschaftlichen Welt keine Anerkennung, da er nicht die entsprechende Qualifikation besitzt. Tatsächlich sind seine Arbeiten eine sonderbare Mischung von treffenden Beobachtungen und Phantastereien; sie sind von einem äußerst naiven

Anthropomorphismus gefärbt, der stark aus seiner Sympathie für die Tiere und dem Willen, sie zu erhöhen, resultiert. Nichtsdestoweniger schreibt die größte wissenschaftliche Autorität auf dem Gebiet der Psychologie der Anthropoiden, Yerkes: „Ich gebe jedoch bescheiden zu, daß ich, je mehr ich mich mit den Anthropoiden und niederen Primaten durch unmittelbare Beobachtungen und nicht durch Lektüre vertraut mache, um so mehr Tatsachen und wertvolle Hinweise in den Werken Garners finde" (1925, S. 169). Die Begeisterung des Kapuzineräffchens über die Schläge, die der kleine Neger abbekommen hat und seine Erzählung von dem schrecklichen Gefängnis müssen wir zur Phantasie zählen. Aber das Vorhandensein verschiedenartiger Laute, die mit bestimmten Situationen verbunden sind, wie auch die spezifische Reaktion darauf, die beweist, daß die Affen ihre Bedeutung beurteilen können, unterliegt keinem Zweifel. Der Charakter der Affensprache bedarf jedoch einer näheren Analyse.

Boutan, der mit einem Gibbon experimentierte, stellt bei diesem Affen eine Pseudosprache fest, deren Laute angeboren und nicht angelernt sind und nicht durch Tradition oder Erziehung entstehen. Der Gibbon gibt vier Gruppen von Lauten ab, die Zufriedenheit, Unzufriedenheit oder Angst bedeuten, sowie Laute, deren Bedeutung zwischen den beiden vorhergehenden liegt, und schließlich Laute, die eine allgemeine Aufgeregtheit ausdrücken. In jeder der vier Kategorien treten besondere Modifikationen, gewissermaßen Ausdrücke, auf.

Der Orang-Utan gibt nur sehr wenige Laute von sich, was gewiß im Zusammenhang mit seiner überwiegend einzelgängerischen Lebensweise steht. Furness unternahm den interessanten Versuch, den Orang-Utan einige Ausdrücke der menschlichen Sprache zu lehren. Im Verlaufe von sechs Monaten lehrte er den Affen täglich „Papa" auszusprechen. Der Unterricht bestand in der mehrmaligen übertrieben genauen und ausdrucksvollen Wiederholung dieses Wortes durch den Lehrer; oft standen der Lehrer und der Schüler gemeinsam vor dem Spiegel, damit der Orang-Utan die Bewegungen der eigenen Lippen beobachten und sie mit den Lippenbewegungen des Lehrers vergleichen konnte. Nach sechsmonatigem Unterricht sprach der Orang-Utan von sich aus und außerhalb der Unterrichtsstunde „Papa" aus und wiederholte das auf Geheiß des Lehrers. Er wurde dafür sehr gelobt und belohnt, und sehr bald sah er den Ausdruck „Papa" als ein Symbol des Lehrers an und brachte ihn mit dessen Person in Verbindung. Wenn er gefragt wurde: „Wo ist Papa?", zeigte der Orang-Utan mit der Hand auf den Forscher oder klopfte ihm auf den Arm. Einmal wurde der Affe in ein Bassin mit Wasser, vor dem er sich sehr fürchtete, getragen. Sobald das Wasser seine Sohlen nur berührte, geriet der Orang-Utan in Panik, fiel dem Autor um den Hals und wiederholte: „Papa, Papa, Papa."

Schwieriger verhielt es sich mit dem Ausdruck „cup“ (Becher, ausgesprochen „kap“). Vermittels eines beinernen Spachtels drückte der Autor leicht auf die Zungenmitte des Affen und brachte sie in die Lage, die sie bei der Aussprache der Silbe „ka“ einnimmt. Gleichzeitig wurde dem Orang-Utan, wenn er tiefer eingeatmet hatte, die Nase mit den Fingern zugehalten, um ihn zum Ausatmen durch den Mund zu zwingen. Wenn im entsprechenden Augenblick der Spachtel schnell herausgenommen wird, so spricht der Orang-Utan zugleich beim Ausatmen „ka“ aus. Nach einigen Lektionen, die täglich 15 Minuten dauerten, zog der Orang-Utan von selbst die Zunge zurück, noch bevor ihm der Spachtel daraufgelegt wurde, aber er sagte nicht „ka“, bevor man ihm nicht den Finger auf die Nase setzte. Ein weiterer Fortschritt bestand darin, daß das Tier selbst den Finger des Autors auf seine Nase legte und „ka“ aussprach. Dann sprach es „ka“ aus, indem es den eigenen Finger auf die Nase setzte und das auf Geheiß wiederholte. Von da an war es nunmehr leicht, zu „cup“ überzugehen, indem man dem Orang-Utan einfach mit den Fingern die Lippen nach Aussprechen des „ka“ schloß. Dieses Wort beherrschte das Tier vollkommen. In der Nacht lehnte sich der Orang-Utan, der krank war, aus der Hängematte heraus und wiederholte mehreremale „cup“. Der Autor verstand das als Zeichen für Durst, was sich auch als zutreffend erwies.

Dieselbe Methode gab, beim Schimpansen angewendet, keinen Erfolg. Nach fünfjährigem Unterricht sprach der Schimpanse nur sehr unvollkommen „Mama“ aus und konnte überhaupt nicht „cup“ sagen. Das ist um so verwunderlicher, als der Kehlkopf des Schimpansen dem des Menschen viel ähnlicher ist als der irgendeines anderen Affen. Von anatomischer Seite besteht kein Grund, aus dem heraus der Schimpanse nicht hätte sprechen können. Nach Grünbaum und Sherrington ruft die Reizung bestimmter Territorien der Hirnrinde des Schimpansen und des Orang-Utans Kehlkopfbewegungen hervor, denen jedoch keine Laute folgen. Offenbar existiert bei den Affen das Brocasche Sprachzentrum nicht.

Rothmann und Teuber registrierten die Laute, die Schimpansen auf einer kanarischen Station von sich gaben und stellten fest, daß sie überaus abwechslungsreich sind. Die Vokalisierung ist jedoch mit Emotionen verbunden und ist in keinem Falle mit einer echten Sprache vergleichbar. Lachen, Weinen, Zorn, Verlangen, Enttäuschung — all das ist mit bestimmten Lauten verbunden, von deren Konstanz und Spezifik nur schwerlich die Rede sein kann. Als Verständigungsmittel scheint die Vokalisierung unbedeutender zu sein als die Körperhaltung und die Gestik.

Am gründlichsten ist auf diesem Gebiet die Arbeit von Yerkes und Learned. Die Versuche verliefen unter der allgemeinen Leitung von Yerkes, mit der Registrierung der Laute und ihrer musikalischen Transkription befaßte sich Learned, eine Musikerin von Beruf, die eine Vielzahl von Tierlauten in Noten umgesetzt hat. Diese Aufzeichnungen sind von großem dokumentarischem Wert. Sie umfassen vier Sektionen: Laute, die mit der Erwartung der Nahrung verbunden sind, Laute während der Nahrungsaufnahme, Laute, die in Gesellschaft des Menschen geäußert werden, und Laute, die im Beisein eines anderen Schimpansen abgegeben werden. Die Beobachtungen konzentrierten sich auf die beiden jungen Schimpansen, die uns bereits bekannt sind: Chim und Panzee. Die Verschiedenartigkeit der Laute, die Schwankung in der Tonhöhe, der Intensität und der Sukzession sowie ihre komplizierte Modulation sind erstaunlich. Man hat jedoch nicht den Eindruck, daß bestimmten Dingen oder Erscheinungen stets dieselben Laute folgen. Ich gebe hier als Beispiel einige Vokalisationstypen in englischer Umschrift an:

Gak, Hahk, Gah — „Ausdruck für Nahrung", der im Zusammenhang mit dem Essen, jedoch in recht verschiedenen Situationen abgegeben wird.

Ghak — Angeregtheit.

Gho — Panzee begrüßt den Freund.

Kah, kah — Chim ist traurig oder zerknirscht.

Ka, ka, ka — ein dem Bellen ähnlicher Laut, Panzee äußert ihn, wenn sie mit Chim kämpft.

Kuoh — der Schimpanse ist sehr hungrig, das Abendbrot ist unterwegs.

Kah hah kah ha ha — Lachen.

Ho oh — Unruhe, Angst.

M — Laut, mit geschlossenen Lippen bei der Nahrungsaufnahme abgegeben.

Ooh — Begrüßung, Protest, Lob.

Die angeführte Arbeit scheint nicht vielversprechend zu sein, vor allem fehlt hier jede Synthese. Das sind eher Materialien zum künftigen Kennenlernen und Entziffern der Schimpansensprache.

In derselben Arbeit beschreibt Yerkes seine Versuche, einen Schimpansen sprechen zu lehren. Im Laufe von acht Monaten versuchte er mit Chim vier verschiedene Methoden, jedoch war das Ergebnis völlig negativ. Allenfalls bewegte Chim manchmal die Lippen, als ahmte er die Mimik des Autors nach, jedoch ohne Laute. Es gelang Chim, zu lernen, nach der Nahrung zu rufen; aber das war keine Nachahmung, und schließlich kann der Hund das auch. „Ich neige auf Grund verschiedener Tatsachen zu der Annahme", schreibt Yerkes, „daß die Anthropoiden über etwas zu reden haben, jedoch nicht die Fähigkeit besitzen, Laute zur Wiedergabe von Gefühlen und nicht arteigenen, sondern individuellen Gedanken zu benutzen." (1925, S. 179.)

Ganz deutlich handelt es sich hier darum, daß die Fähigkeit zur Nachahmung fremder Laute fehlt. Möglicherweise spielt hier die mangelhafte Koordination von Muskeln und Nerven eine Rolle. Beim Menschen kommt es bisweilen vor, daß Personen mit gutem musikalischem Gehör eine falsche Stimme haben und nicht einmal die einfachste Melodie richtig singen können.

Andererseits kann der Schimpanse mit Leichtigkeit viele Worte der menschlichen Sprache verstehen lernen. GLADDEN gibt die Reaktion eines Schimpansen auf 43 verschiedene Befehle, bestehend aus 81 Worten an. FURNESS lehrte einen Schimpansen, Buchstaben des Alphabets von A bis M der Form nach zu unterscheiden, wobei er Holzfiguren verwendete. Das Unterscheiden nach dem Namen erwies sich als bedeutend schwieriger, und das Tier verwechselte oft Buchstaben von verwandtem Klang.

Das Problem der Tiersprache behandelt BIERENS DE HAAN eingehend. Diese Sprache unterscheide sich stets von der des Menschen, sei nicht gegliedert, nicht hinweisend, nicht konventionell, nicht intentional und nicht fähig, Ausdrücke mit neuem Sinn umzugruppieren. Einige von diesen Eigenschaften können bei Tieren vorkommen, jedoch nicht alle zugleich. Die Sprache der Tiere sei stets eine Sprache von Schreien oder Signalen, aber niemals eine gebundene Rede, die Zusammenhänge und Beziehungen wie die des Menschen zum Ausdruck bringt. Wahrscheinlich wäre es um vieles leichter, einen Schimpansen die Finger- oder Gestensprache zu lehren, indem man ihn wie einen Taubstummen behandelt. Über solche Versuche verfügen wir jedoch nicht.

Die Unfähigkeit der Affen, Laute nachzuahmen, stellt uns vor ein schwer zu lösendes Problem. Es ergibt sich nämlich die Frage, welches die Genesis der so vielgestaltigen Laute des Schimpansen ist. Beim Menschen ist das Register der angeborenen physiologischen Laute nicht groß und würde für die Verständigung nicht ausreichen. Ohne durch Nachahmung fremde Laute gelernt zu haben, würde das Menschenkind nur einen höchst dürftigen Vorrat an Lauten besitzen. Der Vorrat des Schimpansen ist sehr reich, es fehlt ihm aber die Fähigkeit zur Nachahmung. Ein Vergleich ist unter diesen Bedingungen sehr schwierig und vielleicht auch verfrüht. Es fehlen uns noch Tatsachen. Wir wissen nicht sicher, wie die Sprache eines Kindes aussähe, das von Geburt an in Einsamkeit erzogen worden wäre und keine Laute gehört hätte. Ebenfalls hat noch niemand den Versuch unternommen, einen Schimpansen von Geburt an unter Bedingungen aufzuziehen, in denen er keine lautlichen Beispiele zur Nachahmung haben würde. Es ist auch nicht das Lautregister eines in Gefangenschaft aufgezogenen Schimpansen mit dem eines wilden Tieres verglichen worden, das viele Jahre im Urwald in Gesellschaft seiner Artgenossen zugebracht hat.

Eins ist klar: hinsichtlich der Sprache stehen die Menschenaffen unvergleichlich niedriger als der Mensch, was seine Ursache nicht in der Mangelhaftigkeit der Stimmorgane hat, sondern in der erheblich primitiveren Gestaltung des Gehirns. Die Welt der allgemeinen Begriffe, der Abstraktionen, der Artbegriffe, der Beziehungen und Abhängigkeitsverhältnisse, worauf unsere ganze Weltanschauung fußt, ist den Tieren unzugänglich.

Dennoch müssen wir gerade bei den Affen die ersten Keime dieser spezifisch menschlichen Verhältnisse suchen. Diesen Standpunkt, der von der Mehrzahl der Tierpsychologen geteilt wird, begründet Wojtonis sehr überzeugend in seiner jüngsten umfangreichen Arbeit über die „Vorgeschichte des Intellekts" (1949). In ungezählten Situationen untersuchte der Affe mit großer Aufmerksamkeit seine Umgebung, indem er sich die geringsten Einzelheiten ansehe und mit allem ihm zugänglichen Gegenständen manipuliere. Diese anfängliche Reaktion, die oft als „Neugier" bezeichnet wird, nennt Wojtonis *Forschungsimpuls,* wobei er noch besonders dessen Aktivität unterstreicht. Dieser Impuls habe seine biologischen Quellen. Das Raubtier könne sich nach einigen Merkmalen (Bewegung, Geräusch) richten, die seine Beute unterscheiden, der Affe hingegen müsse sich im Laub Früchte oder Knospen suchen. Gewöhnlich ist der eßbare Teil der Frucht unter der Schale verborgen, die Frucht selbst ist oft unscheinbar, man muß sie erlangen und ausnutzen. Deshalb sei auch die ununterbrochene Forschungstätigkeit für die Affen sehr nützlich. Etwas Analoges kommt bei Vögeln vor, die sich von Samen und Früchten ernähren. Diese Vögel haben jedoch keine Hände und können nicht manipulieren. Sie haben dafür Flügel, die ihnen erlauben, auf einem weiten Gelände Nahrung zu suchen. Ihr Suchen ist extensiv, bei den Affen ist die Tätigkeit intensiv.

Beim Experiment sei besonders die angespannte Aufmerksamkeit der Affen und ihr hartnäckiges Hinstreben zu allen, besonders den neuen Gegenständen der Umgebung zu betonen. Zuweilen gelinge es nicht, den Affen durch schmackhafte Nahrung herbeizulocken, aber er komme sofort, wenn man ihm irgendeinen neuen Gegenstand (Stoppuhr, Bleistift) zeige. Dabei rufe ein beweglicher Gegenstand, mit dem man manipulieren kann, die größere Aufmerksamkeit des Tieres hervor.

Angesichts des Umfangs, der Konstanz und der Dauer des Forschungsimpulses, angesichts seiner verhältnismäßigen Unabhängigkeit vom Hungergefühl und der Möglichkeit, ihn auf jeden beliebigen nicht eßbaren Gegenstand zu lenken, müsse gefolgert werden, daß der Forschungsimpuls eine selbständige Bedeutung erlangt habe und unabhängig von den ursprünglichen organischen Reizen wirken könne. Der Forschungsimpuls, sagt Wojtonis, sei der Keim eines künftigen Intellekts. Die Untersuchung der verborgenen, unmittelbar nicht zugänglichen Nahrung sei zum Ausgangspunkt jeder Untersuchung eines neuen Objekts und der praktischen Analyse der Objekte geworden. Allmählich habe der Forschungsimpuls alle Gegenstände der Umgebung erfaßt, sei zum dominierenden Merkmal im Verhalten des Affen geworden. Und eben aus diesen Anfängen könne der menschliche Intellekt abgeleitet werden, der sich im Handeln, bei der Arbeit herausbildet und sich später unter dem übermächtigen Einfluß des Gruppenlebens entwickelt habe.

DRITTES KAPITEL

Die Psyche des jungen Schimpansen

Wir wollen das Studium der Psychologie der höheren Primaten beginnen, indem wir uns zunächst mit dem jungen Schimpansen bekannt machen. Es gibt auf diesem Gebiet einige grundlegende Arbeiten, deren Resultate im allgemeinen miteinander übereinstimmen und die einen guten Überblick über das Seelenleben unseres nächsten Verwandten geben. Hierher gehört die Monographie von Carlyle, Jacobsen und Yoshioka (1932), dann das interessante Buch der Eheleute Kellogg (1933), die einen kleinen Schimpansen zusammen mit einem kleinen Kinde erzogen, und schließlich die umfangreiche Arbeit der Ladygina-Kohts (1935), die eine Vielzahl wichtiger Beobachtungen, besonders aus dem Gemütsleben des Tieres, enthält und ebenfalls auf vergleichender Basis durchgeführt ist.

Am 11. September 1930 wurde auf der Versuchsstation in Orange Park, Florida, die zur Yale University gehörte, eine Schimpansin, Tochter von Pan und Dwina, geboren. Man gab ihr den Namen Alpha. Ihre Mutter starb zwei Wochen später an Kindbettfieber. Von Anfang an wollte die Mutter die Kleine nicht annehmen, die künstlich ernährt werden mußte. Die Entwicklung Alphas wurde 12 Monate hindurch beobachtet, und man kann gewiß sein, daß nur wenige Menschenkinder mit einer solchen Sorgfalt und einer so genauen Registrierung jeglicher Lebenssymptome aufgezogen worden sind. Es wurde überhaupt nicht versucht, das Tier zu „vermenschlichen“, es wurden keinerlei Dressuren vorgenommen und ihm auch keine Kleidung angelegt. Es wurde ihm hingegen jede Obhut und jeglicher notwendiger Komfort zuteil, wobei alle Gelegenheit zu spontanen Übungen und zum Spiel gegeben war. In den ersten neun Monaten hatte es Alpha ausschließlich mit Menschen zu tun, sie spielte sehr selten mit einem kleinen Hund und mit einem 13 Monate alten Kind. Später befreundete sie sich mit einer anderen Schimpansin.

Die systematische Beobachtung galt dem Körperwachstum, der Verknöcherung des Skeletts (Durchleuchten mit Röntgenstrahlen), der Entwicklung des Gebisses, der Körpertemperatur, dem Puls, dem Blutdruck, der Blutzusammensetzung u. ä. Besonders wichtig ist für uns das Resultat, daß sich der Schimpanse bedeutend schneller als der Mensch entwickelt. So hat z. B. der einjährige Schimpanse die Milchzähne des drei Jahre alten Kindes. In den ersten Lebenswochen ist der Schimpanse ein völlig hilfloses Wesen, das von seinen Beschützern abhängt. Auch die elementarsten Tätigkeiten entstehen nicht sofort, sondern müssen sich durch Übung entfalten und vervollkommnen. So traten z. B. aktive Saugbewegungen erst am zweiten Tage auf, und erst nach zwei weiteren Tagen konnte Alpha gut saugen. Berühren einer beliebigen Körperstelle ruft anfänglich allgemeine Bewegungen des Rumpfes, des Kopfes und der Extremitäten hervor. Eine Reaktion, die mehr lokalisiert und mit der Reizung genauer verbunden ist, entwickelt sich nur allmählich.

Die Autoren beschreiben ausführlich die Entwicklung der Bewegungen des Schimpansen von Woche zu Woche, wobei sie hervorheben, daß sich Alpha nicht unter völlig normalen Bedingungen entwickelte, denn es

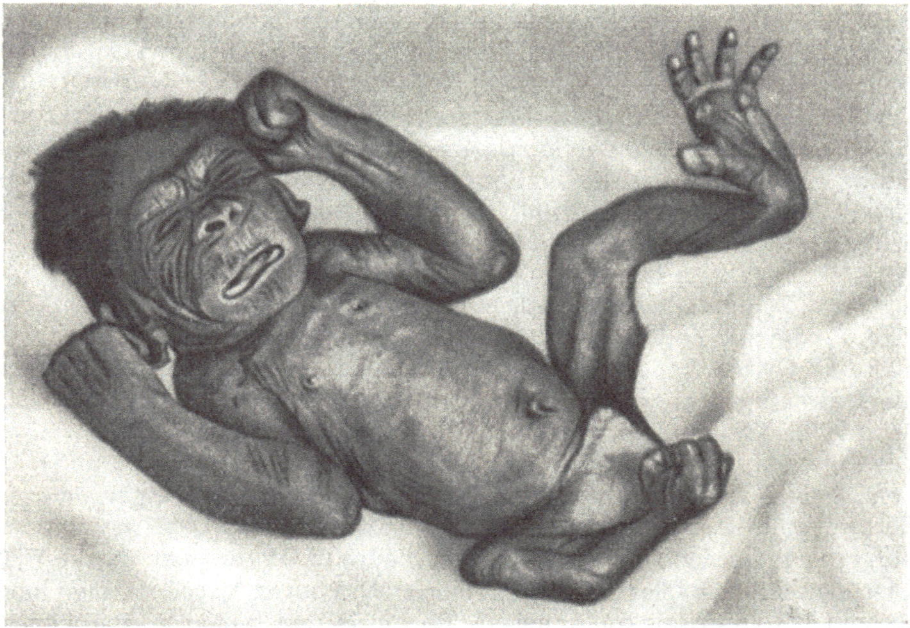

Abb. 23. Neugeborener Schimpanse

fehlte ihr Gesellschaft, und vor allem die Mutter, die dem Jungen beim Erwerben der Fähigkeit, auf zwei Beinen zu stehen und zu gehen, wirksame Hilfe leistet. Interessant ist der Vergleich der Entwicklung der Bewegungen eines Schimpansen mit der Entwicklung der Bewegungen des Menschenkindes auf der Grundlage der Arbeit von CHIRLEY, in der das motorische Verhalten von Kindern bis zu einem Alter von zwei Jahren untersucht wurde. In der folgenden, recht fragmentarischen Zusammenstellung führe ich das Alter in Wochen an, in denen die jeweilige Art der Bewegung zum ersten Mal beim Menschen und beim Schimpansen auftaucht. Die erste Zahl des Bruches betrifft den Menschen, die zweite den Schimpansen.

Kriechen. Heben des Kopfes nur in Bauchlage 3/3. Heben des Kopfes und des Rumpfes in Bauchlage 9/5. Schwimmbewegungen 25/7. Rollen 29/9.

Aufrechte Stellung. Heben des Kopfes in Rückenlage 15/5. Selbständiges Sitzen 31/13. Stehen bei Anlehnung an ein Möbel 42/15. Selbständiges Annehmen der aufrechten Haltung bei Anlehnen an ein Möbel 47/15.

Entwicklung von Gehbewegungen. Gehen mit Hilfestellung 45/17. Selbständiges Gehen 64/25.

Wie wir sehen, entwickelt sich beim Schimpansen die Motorik früher als beim Kinde, aber die Entwicklungsphasen zeigen grundsätzlich die gleiche Reihenfolge.

Ich führe diese Tatsachen an, denn sie enthalten ein für das Verständnis der Psyche des Tieres sehr wichtiges Moment. Das, was wir gewöhnlich als angeboren, instinktiv oder automatisch bezeichnen, ist in Wirklichkeit eine Folge der Entwicklung, wird nicht nur durch Wachstum und physische Entwicklung, sondern auch durch Übung und Gewöhnung erworben. Solche grundlegenden Reaktionen wie Saugen, Heben des Kopfes, koordinierte Handbewegungen, ganz zu schweigen von den komplizierteren Tätigkeiten des Sitzens, Kriechens, Stehens und Gehens, sind eine Folge des Lernens, sie sind von den Entwicklungbedingungen abhängig.

Wenn wir die Psyche des jungen Schimpansen mit der Psyche des Kindes vergleichen wollen, wie es die eingangs formulierten Grundsätze fordern, müssen wir die Beobachtungsbedingungen einander angleichen. Wenn das Kind von seinen Beschützern und Erziehern sorgsam gepflegt und belehrt wird, der Schimpanse aber in der freien Natur unter dem Schutze seiner Mutter aufwächst, so sind die Erziehungsbedingungen beider voneinander grundverschieden und müssen zur Entstehung verschiedener Reaktionen führen. Ein Vergleichen der wirklichen Fähigkeiten wird somit sehr schwierig und in gewissen Fragen ganz unmöglich.

Es drängen sich zwei mögliche Wege der Forschung auf. Der eine besteht darin, das Menschenkind von Geburt an in „tierischen“ Verhältnissen aufzuziehen und die gesellschaftlichen Einflüsse seitens der Umgebung gänzlich zu unterbinden. Natürlich läßt sich ein solches Experiment aus ethischen Gründen nicht durchführen. Wir kennen jedoch einige mehr oder weniger glaubwürdige Beispiele dafür, daß Kinder außerhalb jeglicher Zivilisation aufgewachsen sind, deren Verhalten stark von der üblichen Norm abwich. 1799 fand man in den Wäldern der Umgebung von Aveyron in Frankreich einen Knaben, der das Leben eines Tieres führte. Er war nackt, mit zahlreichen Narben bedeckt und flüchtete, als er Menschen erblickte, indem er geschickt wie ein Affe auf einen Baum kletterte. Er mochte 11—12 Jahre alt sein, konnte überhaupt nicht sprechen; seine Vorgeschichte war nicht bekannt. Man versuchte ihn in kulturellen Verhältnissen zu erziehen, jedoch ohne Wirkung: der Knabe blieb wild und lernte niemals sprechen. Ferner ist die Geschichte des Caspar Hauser bekannt, der für den Thronerben eines deutschen Fürsten gehalten wurde und den Hofintrigen ins Gefängnis brachten, wo

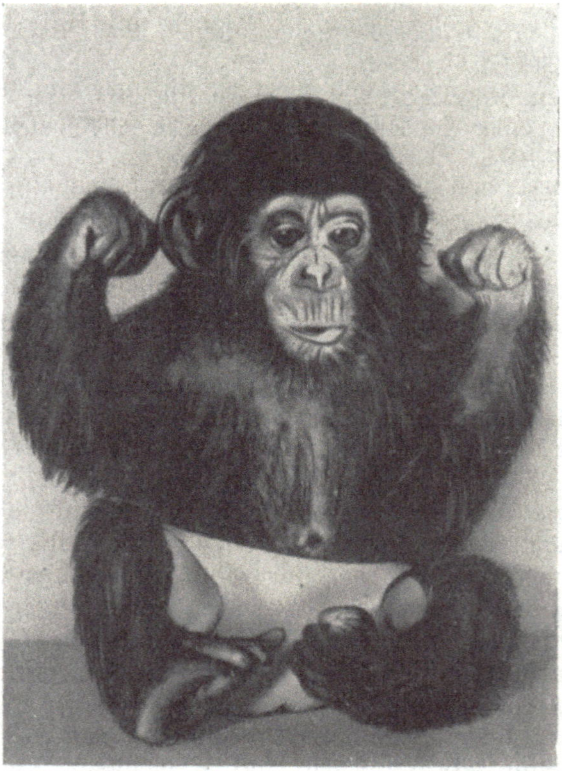

Abb. 24. Schimpanse im Alter von 4 Monaten

er von frühester Kindheit an bis zu seinem 17. Lebensjahr gehalten wurde. Er lebte in einer dunklen Zelle und sah nur den Aufseher, der nie ein Wort zu ihm sprach. 1828 wurde er freigelassen. Er konnte nur mit Mühe gehen, verstand es nicht, sich der Hände zu bedienen und konnte nur einen Satz sprechen. Spätere Erziehung zeitigte nur einen geringen Erfolg, denn Hauser wurde nie ein normaler Mensch. Und schließlich wurden 1921 in Indien zwei kleine Mädchen in einer Wolfshöhle gefunden. Als sie in eine menschliche Siedlung gebracht wurden, krochen die Mädchen noch einige Jahre auf allen Vieren und nur mit großer Mühe gelang es, sie auf Menschenart gehen zu lehren. Das jüngere lernte überhaupt nicht sprechen, das ältere wurde ungefähr sechs Jahre alt und erreichte die Entwicklungsstufe eines zweijährigen Kindes.

Man muß übrigens zugeben, daß keine von diesen Geschichten glaubwürdig ist, denn kein einziger kompetenter Forscher hat die beschriebenen Kinder gesehen, und es ist schwer, die Wahrheit von der journalistischen Phantasie und Sensation zu trennen. Wenn sie der Wirklichkeit

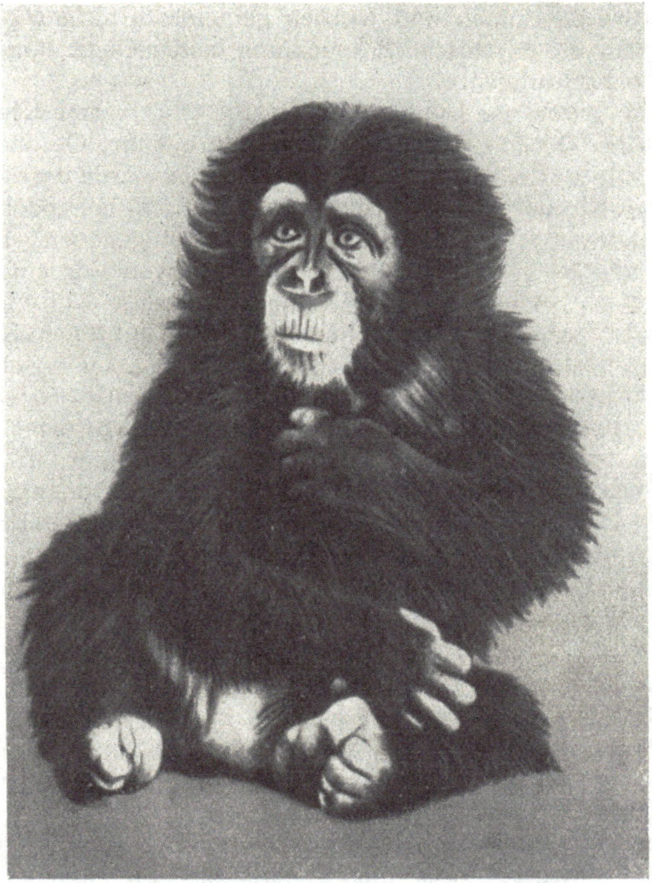

Abb. 25. Sieben Monate alter Schimpanse

entsprechen, dann bleibt noch die Frage zu lösen, ob die Unmöglichkeit einer späteren Erziehung sich nicht daraus ergab, daß man mit ihr zu spät begann oder ob es sich nicht von Anfang an um psychisch defekte Kinder handelte.

Die angeführte Methode zeitigt also nur unzuverlässige Resultate. Mehrversprechend, in jedem Falle aber einer genauen Kontrolle unterliegend ist der umgekehrte Weg: der Versuch, einen jungen Affen auf

Menschenart zu erziehen. Tatsächlich gelang es auf diese Weise, eine Reihe wertvoller Informationen zu gewinnen.

Am 26. Juni 1931 kam auf derselben Versuchsstation, auf der Alpha geboren wurde, eine Schimpansin namens Gua zur Welt. Im Alter von 7,5 Monaten wurde sie von der Mutter getrennt, und die Eheleute Kellogg nahmen sie zur Erziehung zu sich. In jener Zeit war ihr eigener Sohn Donald 10,5 Monate alt. Diese beiden Kinder lebten im Laufe von neun Monaten zusammen und wurden gemeinsam aufgezogen, und in dieser Zeit war die psychische Entwicklung beider Gegenstand sehr eingehender Beobachtungen.

Gua wurde genau wie Donald erzogen. Sie trug warme Kleidung und wurde mit einer Decke zugedeckt. Man achtete auf ihre Gesundheit, holte im Bedarfsfalle ärztlichen Rat ein, bei Schnupfen wurde ihr die Nase mit Argirol eingeschmiert, Hautverletzungen wurden behandelt und bei Magenverstimmung wurde ihr Magnesium eingegeben. Es gelang, die anfängliche Neigung zur Rachitis durch Anwendung einer entsprechenden Diät zu bekämpfen. Gua aß ungefähr ebenso viel wie ein Menschenkind von ihrem Körpergewicht. Man gab ihr auf einem Kinderstuhl am Tisch aus Löffel und Tasse zu essen, nach dem Essen wischte sie sich den Mund mit dem Handrücken ab. Anfänglich hatte sie einen Hang zum Saugen und versuchte, sich an der Brust dessen, der sie auf dem Arme hielt, festzusaugen, sie lutschte auch ziemlich oft an ihrem Daumen. Guas Speisezettel war der gleiche wie bei Donald. Sie bekam 600 g Milch am Tage, aß Gemüsepüree, Biskuit, Orangensaft mit Tranzusatz, gekochte Früchte, weichgekochte Eier, Gelees, Puddings usw. Zusätzlich aß sie auch einige Blüten, Baumrinde und Blätter. Die Kinder lehnten jedes neue Gericht ab und man konnte sie nur durch List zum Essen zwingen, indem man nicht in sie drang und ihnen Speise in gewissen Abständen anbot. Im Sommer war Guas Durst grenzenlos, obgleich ein Schimpanse nur schwach entwickelte Schweißdrüsen besitzt. Sie interessierte sich lebhaft für Wasserkräne, obgleich sie einen Kran nicht zu öffnen verstand. Donald konnte das übrigens auch nicht. In kälterer Jahreszeit verringerte sich der Durst.

Ungefähr zwei Monate nach der Zivilisierung Guas gab man ihr ein Bett mit Netz und Matratze sowie einen Schlafanzug. Sie nahm die Matratze mit großer Freude entgegen, und als man sie ihr zeitweilig wegnahm, weinte sie so sehr, daß man sie ihr wiedergeben mußte. Das Verhalten eines Schimpansen ähnelt, wenn er schläfrig ist, stark dem des Menschen. Wenn Gua schläfrig ist, reibt sie sich die Augen mit der Faust und der Kopf sinkt ihr auf die Brust. Ebenso gähnt Joni, das junge Schimpansenmännchen in den Beobachtungen der Kohts, laut, wenn er schläfrig ist, blinzelt und die Augen fallen ihm zu. Bei großer Hitze schläft der Schimpanse auf dem Rücken mit breit ausgestreckten Gliedern. Im Winter schläft er oft auf dem Bauch und legt die Hände unter sich. Bis zu einem

Alter von 9 Monaten schlief Gua länger als Donald und schlief immer nach der Mahlzeit. Nach mehrwöchigem Aufenthalt unter den Menschen begann Gua vor dem Einschlafen stets ihr Bettzeug durcheinanderzuwerfen. Die KELLOGGS sehen darin jedoch kein besonderes konstruktives Moment, das auf den angeborenen Hang, Nester zu bauen hinweisen würde, was Schimpansen ja sonst in der freien Natur tun. Vielmehr war das die allen Kindern eigene Neigung, im Bett zu spielen.

Jegliche Art Spiel ist im Leben eines jungen Schimpansen von Bedeutung. Den größten Teil ihrer Zeit widmeten Gua und Donald dem Spiel.

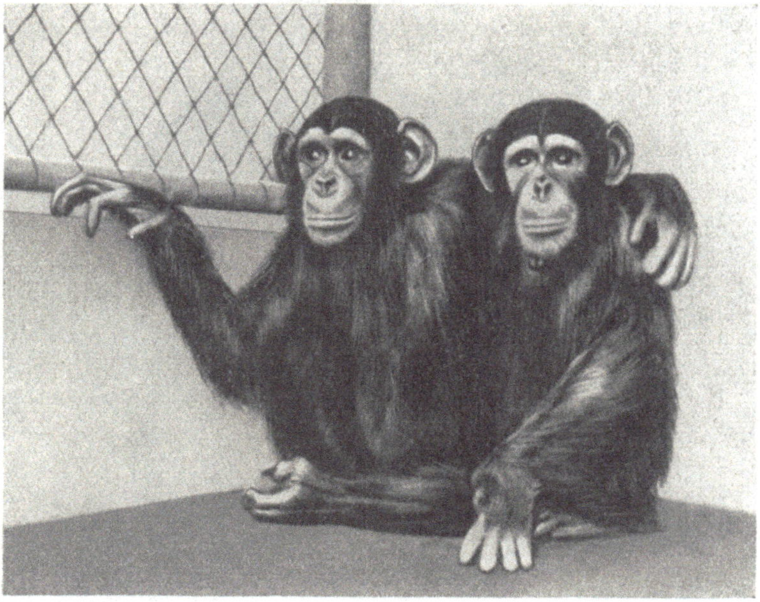

Abb. 26. Die Zwillinge Tom und Helena im Alter von 4 Jahren (vgl. Abb. 11)

Gua ließ oft auf einem hohen Stühlchen sitzend verschiedene Gegenstände fallen und neigte sich, um zu sehen, wie sie herabfielen. Wenn sie einen Gegenstand fand, der einem Kleidungsstück, einem Lappen, einer Schnur oder einer Kette glich, legte sie sich ihn um den Hals und ging damit umher. Diese Neigung des Schimpansen, sich mit allem, was herabhängt zu „schmücken", wird von allen Autoren hervorgehoben. Oft warf sich Gua eine Decke auf den Rücken, schleppte sie im Zimmer hinter sich her oder legte Baumzweige auf die Schultern und stolzierte damit breit lächelnd umher. Die Kinder versteckten sich gern in Kisten, Körben und Töpfen. Gua schaukelte auf einem Schaukelstuhl, ritt auf der Türklinke, hing an einer Leiter oder an Baumästen. Alles, was hart ist, was man beißen, werfen und schütteln kann, kann dem Schimpansen als Spielzeug dienen. Gua behauchte eine Scheibe und zeichnete darauf mit dem Finger; auf dem Erdboden sitzend ließ sie Sand aus der Hand rinnen und wühlte im Sand Gruben. Gua nahm Donald irgendein Spielzeug weg und ließ sich lächelnd verfolgen, während Donald laut lachend hinter ihr her trippelte. Die Kinder spielten oft mit einem großen Ball, wenn sie auf dem Fußboden saßen, und rollten ihn sich zu.

In der Nachahmung fremder Bewegungen steht Gua niedriger als Donald. Wenn man Donald eine Haarbürste in die Hand gab, versuchte

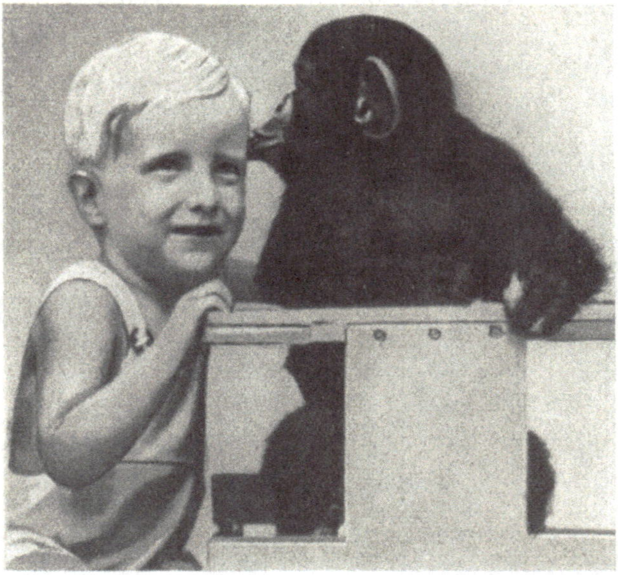

Abb. 27. Spielgefährten

er sich zu kämmen. Im Alter von 17 Monaten schloß Donald Schubladen, zog die Bürste über den Fußboden, als ob er fegen wollte und schritt mit auf dem Rücken verschränkten Händen im Zimmer umher. Derartige nachahmende Bewegungen sind dem Schimpansen fremd.

Sehr genau sind die von Kohts durchgeführten Beobachtungen der Spiele des Schimpansen. Sie werfen viel Licht auf die Natur des Tieres, die ungewöhnliche Lebhaftigkeit seines Geistes, der voller Interesse für die umgebende Welt ist, die Veränderlichkeit seiner Stimmungen, die Unbeständigkeit seiner Interessen, die unausgesetzte psychische Aktivität. Gleichzeitig kommt aber in vieler Hinsicht die schwache Seite solcher Untersuchungen, die mit einem Exemplar durchgeführt werden, zum Vorschein. Sie geben die Möglichkeit, die Beobachtung sehr detailliert durchzuführen, geben jedoch nie die Gewißheit, daß die beschriebenen Merkmale tatsächlich die Eigenschaft des Schimpansen als Gattung, und nicht eine Eigenschaft des untersuchten Exemplars sind.

KOHTS' Zögling, das Schimpansenmännchen mit Namen Joni, blieb von einem Alter von anderthalb Jahren an über zwei Jahre unter Beobachtung. Joni spielt sehr gern mit Menschen. Er versteckt sich unter Möbeln und hinter der Portiere, und wenn jemand vorübergeht, hält er ihn am Bein fest. Den kleinen Hund verfolgt er, quält, drückt und kneift ihn. Zu seinen Lieblingsspielen gehört das Wegnehmen von Gegenständen. Es genügt, z. B. einen Korken in die Hand zu nehmen, und ihm Joni zu zeigen, damit der Schimpanse seine Beschäftigung unterbricht, um auf alle nur erdenkliche Art des Korkens habhaft zu werden. Wenn ihm das gelingt, stopft er den Korken in den Mund und verteidigt ihn hartnäckig, wenn man ihn jedoch in Ruhe läßt, speit er den Korken aus und beachtet ihn nicht mehr.

Joni geht in den Käfig und bleibt an der Tür stehen. Die Autorin gibt vor, die Tür schließen zu wollen. Joni läuft augenblicklich hinaus, geht aber nach einer Weile wieder in den Käfig, sieht die Autorin an, schlägt mit der Hand auf den Fußboden, als wollte er die Aufmerksamkeit auf sich lenken. Wenn die Autorin darauf nicht reagiert, geht Joni weiter in den Käfig, jedoch die geringste Bewegung verursacht bei ihm überhastete Flucht. Wenn es gelingt, die Tür zuzuschlagen, bricht Joni in lautes Weinen aus.

Kitzeln des Bauches und der Achselhöhlen versetzt Joni in Ekstase, er kann dieses Spieles nie genug haben. Er lächelt dabei breit und stellt sich dabei so hin, als wollte er um mehr bitten.

Joni reitet gern auf jemandem oder auf einem Gegenstand. Er liebt es, wenn man ihn im Kinderwagen fährt oder auf einem Lappen, besonders aber auf einem umgedrehten Stuhl über den Fußboden zieht. Jeden runden Gegenstand rollt er über den Fußboden, er fährt Bänke, Kisten und Rechengeräte, und das mit um so größerem Eifer, je mehr Lärm er dabei macht. Er bringt Rechengeräte in Schwung und setzt sich darauf im Laufe. Er fährt darauf, wobei er mit Händen und Füßen nachhilft und lächelt. In der gleichen Weise versucht Joni auf einem Kissen, einem kleinen Teppich, einem Pantoffel, einer Holzkugel und einer Apfelsine zu fahren.

Er liebt es, durch alle möglichen Löcher zu kriechen. Durch ein kleines Loch im Stoff schiebt er zuerst den Finger, zerreißt den Stoff, schiebt die ganze Hand, dann den Kopf hinein und kriecht schließlich ganz hindurch; wenn er durchgekrochen ist, sitzt er eine Weile da und lächelt. Ähnlich kriecht er durch eine Schlinge, und wenn er mittendrin stecken bleibt, macht er verzweifelte Befreiungsversuche. Das hindert ihn nicht daran, nach der Befreiung wieder durch die Schlinge zu kriechen. Joni schafft sich gewissermaßen absichtlich unbequeme Situationen, stellt sich stets irgendwelche Fallen, Schlingen, Hindernisse, die zu überwinden sind. KOHTS äußert die interessante Hypothese, daß dieses Spiel eine gewisse

Bedeutung fürs Leben besitze: das Tier übe sich im Überwinden von Hindernissen, was unter den Naturbedingungen notwendig ist.

Beachtenswert ist die ununterbrochene psychische Aktivität des Tieres. Selbst beim Einschlafen reckt Joni die Beine in die Höhe und spielt damit oder schaukelt ein hängendes Trapez so lange, bis er völlig einschläft. Jede Art von Spiel dauert nur kurze Zeit. Als Beispiel führe ich eine der Beobachtungen über das Verhalten Jonis im Verlaufe von 15 Minuten an. Aus seinem Käfig ins Zimmer gelassen, klettert Joni auf einen Stuhl und blickt durchs Fenster auf die Straße, indem er auf der Stuhllehne sitzt und die Fensterscheibe mit seinem Gesicht berührt. Wenn er jemanden dicht vorbeigehen sieht, klopft er mit der Hand an die Scheibe und ruft „u-u". Darauf ergreift Joni die Lampenschnur, dreht sie und beißt hinein, wobei er immer wieder durchs Fenster schaut. Nach zwei Minuten springt er auf einen Sessel in der Mitte des Zimmers, ergreift ein darauf liegendes Stückchen Papier und verzieht sich auf einen benachbarten Stuhl. Nebenan stehen auf einem kleinen Tisch kleine Porzellanfiguren, die Joni nacheinander in den Mund steckt. Er legt sich unter dem Tannenbaum auf den Rücken, streckt die Extremitäten in die Luft und greift damit nach den herabhängenden Tannenzapfen, die er herunterreißt und zerbeißt. Danach nähert er sich wieder dem Fenster, kehrt nach ein paar Minuten zum Tannenbaum zurück, legt sich rücklings in den Sessel und reißt wieder Gegenstände vom Tannenbaum herunter. Das Spiel des Schimpansen ist ein Mosaik von Handlungen, die in keinem Zusammenhang miteinander stehen, unter Einschaltung aller zufälligen Gegenstände. Joni stürzt sich auf irgendein Spielzeug, findet aber unterwegs ein anderes und vergißt das erste. Auch vom lebhaftesten Spiel läßt Joni ab, wenn man ihm etwas Neues zeigt. Auf diese Weise kann man jede Regung und jeden Affekt unterbinden. Ein Pädagoge wird leicht beurteilen können, wie sehr das Verhalten des Schimpansen an das Verhalten eines Menschenkindes erinnert.

Joni sammelt Gegenstände nach gewissen Grundsätzen. Er wählt grelle Stoffetzen, insbesondere rote und gelbe, oder glänzende Seidenstücke. Oft sucht er durchsichtige Gegenstände zusammen, steckt die Finger durch die Löcher in den Spitzen und blickt durch Schleier und Wachstuch auf die Welt. Joni beschnuppert ein Stück gelben durchsichtigen Wachstuches, betastet es mit den Lippen und bedeckt die Augen schließlich damit. Er nimmt ein Ende des Wachstuches zwischen die Zähne, bedeckt damit das Gesicht, hebt den Kopf, damit das Wachstuch nicht herabfällt, blickt durch es hindurch nach oben, und schließlich schlägt er sich mit der Faust auf den Kopf. Immer noch mit dem Wachstuch über den Augen, wirft er sich gegen die Wände, schlägt mit der Faust dagegen, springt und dreht sich, gibt jedoch acht, daß das Wachstuch nicht herabfällt. Er legt sich auf den Rücken, bedeckt die Augen mit zwei abgerissenen Wachstuchstückchen und blickt durch sie hindurch nach oben.

Joni spielt auch mit Lauten. Oft klappert er mit den Zähnen bis zur völligen Ermüdung der Kiefer, klatscht rhythmisch in die Hände, schlägt mit der Hand gegen den Fußboden, klopft rhythmisch mit verschiedenen Gegenständen, rasselt mit einem Schlüsselbund, das er zwischen den Zähnen hält. Er spannt ein Stück Gummi zwischen Zähne und Zehen und spielt darauf wie auf einer Saite, bis der Gummi reißt. Dann wirft er ihn weg, ohne ihn mehr zu beachten.

Eine Reihe von Spielen klassifiziert die Autorin als experimentelles Spiel. Joni spült seinen Mund lange mit Wasser, dann speit er das Wasser auf den Fußboden, indem er es ringsum vergießt. Er hält seine Hand unter den fließenden Wasserhahn und nähert die Hand dem Munde, indem er zu trinken versucht, aber das Wasser läuft unterwegs ab. Joni wiederholt diese Handlung in schnellerem Tempo, jedoch wiederum ohne Erfolg. Er begibt sich auf die andere Seite des Waschbeckens und greift das Wasser mit der Hand, als wäre dies ein fester Gegenstand. Schließlich fängt er das Wasser direkt mit dem Mund aus dem Strahl auf. Seitdem trinkt Joni stets auf diese Weise: er dreht den Hahn auf und fängt das Wasser mit den Lippen auf.

Holzspäne finden bei ihm verschiedene Verwendungsmöglichkeit. Joni schüttet sie aus einer Hand in die andere, scharrt sie aus dem ganzen Käfig auf einen Haufen zusammen, legt diesen auf ein ausgebreitetes Stück Papier und zieht damit über den Fußboden, wobei er die auf dem Wege verstreuten Späne aufsammelt und zu den anderen legt. Plötzlich zieht er das Papier hervor, reibt die Hände ab, indem er die eine an die andere schlägt, breitet das Papier an einer anderen Stelle aus und trägt wiederum die Sägespäne darauf zusammen.

Stäbchen und Strohhalme zerbricht er mit den Fingern und schiebt die Stücke zwischen die Lippen. Scharfe Gläser, Stecknadeln und Nägel stopft er mit vollen Händen in den Mund, verletzt sich jedoch niemals.

Vorherrschend ist die Tendenz zur Vernichtung jedes Gegenstandes. Joni benagt die erhabenen Teile des Putzes, reißt die Tapeten herab und zerbeißt die Schnüre vom Trapez. Lappen zerreißt er in Stücke, bohrt Löcher in seine Decke. Trotz Verbots und Strafen zerstört der Schimpanse alles. Als die Autorin nach zweistündiger Abwesenheit nach Hause zurückkehrte, fand sie Joni auf dem Fußboden sitzend. Er hielt in der Hand einen Krug und schlug damit gegen den Fußboden. Überall war Wasser vergossen, der Wasserhahn war geöffnet, und das Wasser strömte über die Ränder des Beckens. Die Fensterscheiben hatte Joni mit Milch verschmiert, die Seife aus dem Waschbecken lag auf dem Fußboden, das Thermometer lag auf dem Koffer, das Buch war aufgeschagen und an einigen Stellen zerrissen, der Ofen geöffnet und die Asche herausgescharrt. Das kleine Spind war geöffnet, sein Inhalt durcheinandergeworfen, und aus der Sammlung verschiedenfarbiger Plättchen hatte Joni alle weißen Scheiben gruppiert. Joni thronte inmitten dieses Chaos und lächelte lustig. Es wird stets wiederholt, daß ein Schimpanse, den man sonst nur schwierig in seinen Käfig locken kann, nach Ausüben irgendeines verbotenen Streiches, gefügig von selbst in den Käfig geht und sich ohne Protest einschließen läßt.

Besondere Behandlung verdient das gesellige Leben des Schimpansen. Gua und Donald lebten von Anfang an in großer Freundschaft. Sie verkehrten nur miteinander und mit den Eltern. Als die schlafenden Kinder einmal während der Abwesenheit der Beschützer der Obhut eines neuen Dienstmädchens anvertraut wurden, wachte Gua auf, und da sie eine unbekannte Person sah, fing sie an, laut zu schreien und in den Zimmern herumzulaufen. Ihre Schreie weckten Donald, der sich auch vernehmen ließ. Sofort lief Gua zu ihm und beruhigte sich sogleich. Wenn Gua schrie, begann Donald zu weinen, und wenn man Gua zur Strafe auf einen Stuhl setzte und ihr verbot, sich zu bewegen, lief Donald zu ihr, umarmte sie, worauf Gua ebenfalls mit Umarmungen antwortete. Auf Spaziergängen verhielt sich Gua als Beschützerin. Wenn Donald zurückblieb, kehrte Gua um, faßte ihn an der Hand und half ihm überhaupt auf jede Weise. Gegenüber anderen kleinen Kindern verhielt sich Gua freundschaftlich. Sie konnte es jedoch nicht ertragen, wenn man auf sie mit dem Finger wies und lachte; sie warf sich dann vor Wut bellend hin und her, biß und schlug. Erwachsenen gegenüber war sie mißtrauisch, und es fiel nicht leicht, ihre Gunst zu gewinnen. Anfänglich reagierte Gua freundschaftlich auf andere Tiere. Als sie aber durch das Bellen eines kleinen Hundes erschreckt wurde, begann sie sich zu fürchten. Als man den Kindern einen lebenden Käfer gab, berührte Gua ihn kaum mit einem Finger, Donald hingegen nahm ihn in die Hand.

Dieses Verhalten gegenüber Kindern und Tieren ist ein individuelles Merkmal Guas. Joni verhielt sich in ähnlichen Situationen vollkommen anders. Er quälte kleine Tiere stets, und Kinder liebte er gar nicht, sondern biß und kniff sie. Eine kriechende Schabe erschlug er mit der Hand und zerdrückte sie, danach beroch er die Hand und wischte sie sorgfältig ab. Beim nächsten Mal bedeckte er eine Schabe mit einem Lappen und tötete sie mit der Faust durch den Lappen hindurch.

Der Schimpanse ist ein geselliges Tier par excellence, er muß stets einen Freund bei sich haben und ist in dieser Hinsicht um vieles abhängiger als ein Menschenkind. Wenn Joni einsam ist, sitzt er unbeweglich da, spielt nicht und benagt irgendeinen Gegenstand. Wenn jedoch jemand von den Seinen hereinkommt, verwandelt sich Joni momentan, läuft im Käfig umher, schlägt Lärm, treibt am Trapez Gymnastik und findet überall etwas zum Spielen. Wenn man Joni zur gewöhnlichen Frühstückszeit in Abwesenheit der Beschützerin Milch reichte, wandte sich der Schimpanse ab und berührte die Milch vier Stunden lang nicht. Nach der Rückkehr der Aufseherin trank Joni die Milch sofort aus. Ebenso hing Gua ungewöhnlich an ihrem Aufseher, besonders zu Beginn ihres zivilisierten Lebens. Sie fühlte sich nur dann wohl, wenn sie sich an seinen Hosen festhalten konnte. In seiner Abwesenheit nahm sie irgendeines seiner Kleidungsstücke und trug es mit sich herum. Die Begrüßung war stets stürmisch, war mit Umarmung und Küssen verbunden. Wenn KELLOGG so tat, als schlüge er seine Frau, schloß Gua sich ihm an und biß und kniff, wenn hingegen die Frau ihren Mann schlug, dann verteidigte Gua ihn. Analoge Beobachtungen liefert KOHTS. Wie wir später sehen werden, können diese Beziehungen bei anderen

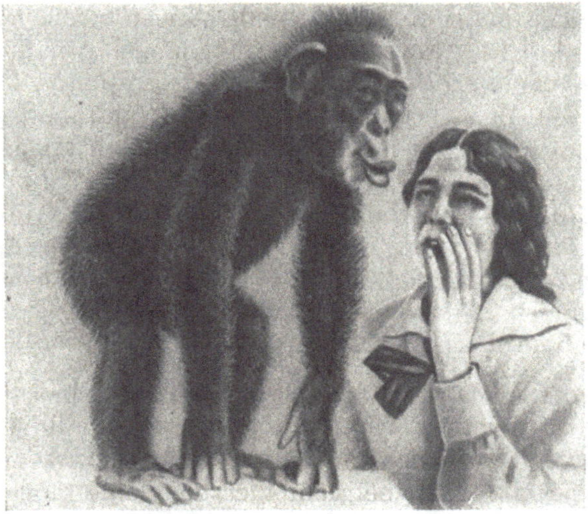

Abb. 28. Ausdruck des „Mitgefühls" bei Joni

Affen sehr kompliziert sein, und sehr oft schließt sich in einer Affenherde die Mehrheit beim Angriff auf einen einzelnen dem Angreifer an.

Joni ist voller Mitgefühl. Wenn die Autorin Weinen vortäuscht, läßt Joni sofort jedes Spiel liegen, läuft heran, faßt die Autorin am Kinn, legt ihr eine Hand auf den Kopf und berührt ihr Gesicht mit den Lippen, während seine Haare gesträubt sind (Abb. 28). Aber Joni ist ein zügelloses Geschöpf und tut alles ungestüm. Er beginnt also im Zimmer hin- und herzulaufen, indem er offenbar den „Feind" sucht, schlägt sich mit der Schnur, die er zufällig in der Nähe gefunden hat, beißt in seine eigenen Hände und Füße, wühlt das Lager auf und zieht die Tischdecke vom Tisch. Wenn in diesem Augenblick ein Fremder hereinkommt, läßt Joni seine ganze Wut an ihm aus und wird einfach gefährlich.

Sehr deutlich ist das Streben des Tieres, mit dem Menschen zusammenzuwirken. Gua läßt gern verschiedene ärztliche Eingriffe zu, hilft beim An- und Auskleiden durch entsprechende Bewegungen der Extremitäten und des Kopfes; sie hebt den Kopf, wenn man ihr eine Serviette um den Hals bindet. Donald tat dasselbe, aber ein halbes Jahr später. Interessante

Beispiele für Zusammenarbeit führt YERKES an. Einem erwachsenen Schimpansen mußte man ein Geschwür am Halse schneiden. Da eine Narkose aus gewissen Gründen nicht angewandt werden konnte, wurde beschlossen, die Operation mit Gewalt durchzuführen. Vier Menschen hielten den Schimpansen fest, dieser jedoch riß sich los und geriet in solche Wut, daß alle Fremden entfernt werden mußten. Dann nahm der Aufseher den Schimpansen auf die Knie, beruhigte ihn und — welches Wunder! — der Schimpanse hob selbst den Kopf und ließ sich operieren, ohne die geringste Bewegung zu machen. In der berühmten Affenkolonie der Frau *Abreu* auf Kuba hatte es sich als notwendig erwiesen, bei einem Schimpansen eine Bluttransfusion vorzunehmen. Auf der Suche nach einem Blutspender wurde eine Reihe von Exemplaren untersucht, die sich recht verschieden verhielten. Schließlich fand man einen starken, gesunden Schimpansen, der sich während der Operation so ruhig verhielt, daß er die Ärzte in Erstaunen versetzte.

LADYGINA-KOHTS unterscheidet eine Reihe von „Instinkten" des Schimpansen. Man kann sehr darüber streiten, ob wir es hier tatsächlich mit Instinkten zu tun haben oder ob es sich um erworbene oder erlernte Reaktionen handelt. Unabhängig davon bleiben die Tatsachen jedoch Tatsachen; sie liefern ein gutes Bild von der Mentalität des Tieres.

Der Selbsterhaltungsinstinkt. Joni ist während einer Krankheit besonders liebevoll und läßt bereitwillig jede Behandlung zu, wobei er physische Schmerzen viel besser als ein Kind erträgt. Wenn er sich einen Splitter in die Sohle reißt, betrachtet er die Sohle eingehend und berührt mit dem Finger verschiedene Stellen. Bereitwillig läßt er sich täglich waschen, abtrocknen, kämmen, die Haare schneiden und schaut den Manipulationen aufmerksam zu. Besonders gern hat er das Lausen und Auskämmen mit einem dichten Kamm; er untersucht den Kamm aufmerksam und frißt alles gefundene Ungeziefer sofort auf. Er benagt seine Fingernägel, nach dem Essen bohrt er lange mit den Fingernägeln zwischen den Zähnen. Wenn er sich mit etwas beschmutzt hat, wischt er sich mit den Händen oder einem Lappen sorgfältig ab, die Nase wischt er mit dem Handrücken, bohrt ständig in der Nase und frißt das, was er herausgebohrt hat, auf. Er achtet auf die Sauberkeit seiner Bettwäsche und läßt sich auch nicht mit Gewalt ins Bett packen, wenn das Lager nach Urin riecht.

Der Nahrungsinstinkt. Auch wenn er sehr hungrig ist, stürzt sich der Schimpanse nie auf das Essen, sondern er beschnuppert es zuerst stets und ist bei unbekannten Speisen sehr vorsichtig. Jonis Speisezettel deckt sich im allgemeinen mit Guas Diät. Jonis größter Leckerbissen war Mohrrübensaft. Joni kann ausgezeichnet Apfelsinen und Zitronen schälen, die er mit Appetit verzehrt. Er schält auch Bananen, Radieschen, Kohlrüben und Kastanien. Zuerst verzehrt er die schmackhafteren Teile, aus ihm angebotenen Kirschen wählt er die größten und reifsten und speit die Kerne aus. Joni ißt am liebsten in Gesellschaft ihm nahestehender Menschen. Wenn er auf den Knien seiner Beschützerin sitzt, ist er stets aktiv, legt die Kleiderfalten auseinander, betastet ihr Gesicht mit seinen Fingern, rückt mit dem Bein den danebenstehenden Stuhl heran.

Der Eigentumsinstinkt. Joni liebt es nicht, wenn jemand während der Mahlzeit seine Hand nach ihm ausstreckt, er packt die Hand dann fest an und beißt hinein. Lange Zeit ließ er es nicht zu, daß man ihm seine Bettwäsche zum Wechseln wegnahm, er hielt sie mit Händen und Zähnen fest. Wenn man ihm irgendeinen Gegenstand gibt und hinterher die Hand danach ausstreckt, gerät Joni mit allen Konsequenzen, die seiner hemmungslosen Natur eigen sind, in Wut. Wenn man ihm den Gegenstand wiedergibt, hört er sofort auf, sich dafür zu interessieren. Von Spaziergängen bringt er stets Glasscherben, Nägel, Steine und Stäbchen mit. In einem geschenkten Beutel, der ein Gemisch von Lappen, Bändern und Schnüren enthielt, konnte Joni stundenlang wühlen, indem er seinen Schatz betrachtete und die längsten und grellfarbigsten Gegenstände um den Hals hängte.

Der Instinkt des Nestbauens. Wenn Joni auf dem Fußboden sitzt, umgibt er sich mit verschiedenen Gegenständen, aus denen eine Art Nest entsteht. Er zerreißt ein Stück Papier in kleine Fetzen, schiebt sie unter sich und setzt sich darauf. Für die Nacht ordnet er sein Lager, macht eine Art Kissen, indem er das Bettzeug an einer Stelle zusammenhäuft und den Kopf darauflegt. Hinsichtlich der Interpretation dieser Tatsachen kann man gewisse Zweifel hegen, denn es ist nicht sicher, daß wir es hier mit dem Keim der natürlichen Neigung, ein Nest zu bauen, zu tun haben. Nach NISSEN scheinen junge Schimpansen in der freien Natur keine Nester zu bauen. Ich bin der Meinung, daß die vorsichtige Ansicht der KELLOGGS richtiger ist, daß nämlich die Manipulationen mit dem Bettzeug und anderen Gegenständen eher zur Kategorie des Spiels als zum Bauen gehören.

Der Geschlechtsinstinkt. Von den drei in diesem Abschnitt beschriebenen Schimpansen war nur Joni ein Männchen, und daraus ist sein in gewissen Dingen etwas eigenartiges Verhalten zu erklären. Aus vielen Tatsachen läßt sich auf eine überaus leichte geschlechtliche Erregbarkeit des Tieres schließen. Joni schläft gewöhnlich mit einem großen Ball zusammen; wenn sich der Ball unter ihm befindet, erfolgt eine Erektion des Gliedes, und Joni übt die Begattungsbewegungen aus. Oft spielt Joni mit dem Ball, rollt ihn über den Fußboden, holt ihn ein, stürzt sich auf ihn und übt Begattungsbewegungen aus, wobei er den Ball mit den Händen festhält. Wenn die Aufseherin aus dem Käfig geht und ihm einen Lappen zum Spiel zurückläßt, beißt und zerrt Joni an dem Lappen, wirft ihn auf den Fußboden, stürzt sich auf ihn und vergewaltigt ihn förmlich.

Der Freiheitsinstinkt. Joni läßt sich nicht zudecken, er läßt sich auch keinen Umschlag umlegen oder den Finger verbinden. Das ist wiederum ein individuelles Merkmal, denn Gua verhielt sich vollkommen anders und protestierte nicht gegen Zudecken oder Verbinden. Alles hängt von der Erziehung ab. Wenn Joni im Käfig eingeschlossen ist, setzt er alle Mühe daran, sich zu befreien, und das Eingeschlossenwerden im Käfig ist stets mit Weinen und Protesten verbunden. Er kann auch auf verschiedene Weise den Käfig öffnen, wovon noch später die Rede sein wird. Eine der Methoden, Joni in den Käfig zu locken, bestand darin, daß man ihm ein neues Spielzeug gab und, sein zeitweiliges Interesse ausnützend, die Tür verschloß. Später jedoch setzte der Schimpanse sich in einer ähnlichen Situation auf die Schwelle des Käfigs und floh beizeiten vor dem Arrest. Man pflegte ihn morgens nach dem Essen im Käfig einzuschließen. Sehr bald hatte es Joni gelernt, nach Verschlucken des letzten Bissens blitzschnell auf das Dach des Käfigs zu springen, von wo man ihn nur sehr schwer herunterbefördern konnte. Man konnte ihn aber zum Heruntergehen veranlassen, indem man ihn mit einer menschlichen Maske, einem Besen oder einem ausgestopften Wolfskopf schreckte.

Der Furchtinstinkt. Joni fürchtet viele Dinge: das Platzen eines aufgeblasenen Papiersackes, das Klopfen auf den Tisch mit einem Stock, die Trompete, einen plötzlichen Schrei, tiefe Klaviertöne, plötzliches Licht, unerwartete Berührung von hinten. Er fürchtet jeden neuen Gegenstand und jede neue Person. Unbekannte Dinge berührt Joni vorsichtig mit der Fingerspitze, wobei er in jedem Augenblick zur Flucht bereit ist. Wenn Joni etwas fürchtet, dann versucht er sich stets zu verstecken oder sich dem Schutze der Menschen anzuvertrauen. Die Angst geht oft in Aggression über. Auf dem Fußboden liegt ein Eichhörnchenfell. Jonis Haare sträuben sich, der Schimpanse ist unruhig, schlägt mit den Fäusten gegen den Fußboden, zieht einen Stuhl heran und schleudert ihn gegen das Fell, wirft das Uhrenfutteral auf das Fell, ergreift ein Taschentuch und schlägt damit darauf ein. Wenn er sein Abbild im Spiegel sieht, schaut Joni hinter den Spiegel, hämmert mit den Fäusten dagegen, gerät in Wut, und wenn man ihn wegnimmt, droht er ihm mit den Fäusten.

Wie aus der Beobachtung des Verhaltens von Alpha hervorgeht, kann des Angstgefühl mit Leichtigkeit schon fast von Geburt des Schimpansen an geweckt werden, und nur in den gleichen Situationen, in denen Angstreaktionen beim kleinen Kinde auftreten. Herausnehmen aus dem Korbe oder plötzliches Berühren rufen untrüglich Bewegungen der Furcht hervor, ebenso ein plötzliches Entfernen der Stütze oder plötzlicher Lärm. Die Reaktion besteht in einem Zusammenrollen des Tieres, im krampfhaften Festhalten an einem Gegenstand und Schreien sowie in einer charakteristischen Mimik. In einem etwas späteren Alter führt die Angst zur Flucht. Während Alpha auf dem Fußboden spielte, rollte man ihr einen Ball zu. Sobald der Ball den Affen berührt hatte, schrie das

Tier auf und floh, was sich mehrmals wiederholte. Ebenso wie beim Menschen kann erworbene Furcht durch „Umbedingung“, durch Herausbildung entgegengesetzter bedingter Reflexe beseitigt werden. Zuerst machte Alpha einen weiten Bogen um den auf dem Fußboden liegenden Ball, dann streckte sie die Hand in seiner Richtung aus. Am nächsten Tage untersuchte sie ihn vorsichtig mit Lippen und Zunge. Eine Woche später näherte sich Alpha ungezwungen dem Ball, untersuchte ihn mit

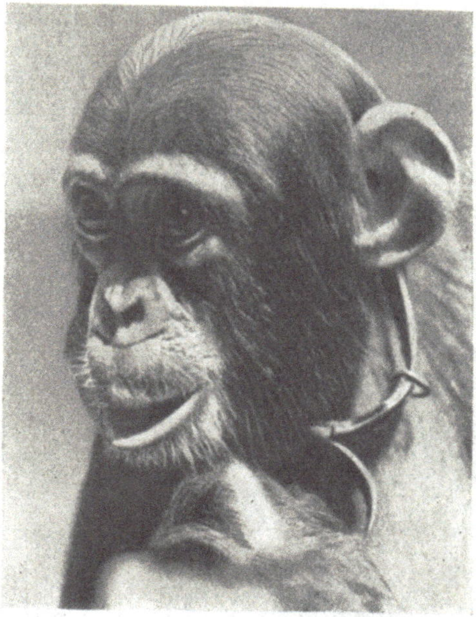

Abb. 29. Ausdruck der Ruhe bei Joni (Kohts)

den Lippen, stürzte sich auf ihn und schlug ihn mit dem Handrücken. Schließlich wich die Furcht und Alpha spielte gern mit dem Ball.

Das Gefühlsleben des Schimpansen ist reich und mannigfaltig. Gerade dieser Punkt verursacht den meisten theoretischen Streit, und deshalb ist es gut, sich die Tatsachen anzusehen. Alle Menschen drücken in gleicher Weise ihre Emotionen aus. Freude wird von Lachen, Kummer von Weinen begleitet. Wir sind in der Lage, das Lachen anatomisch und physiologisch sehr genau charakterisieren zu können, zu zeigen, welche Muskeln sich an dieser Reaktion beteiligen und welche Bewegungen der Mensch dabei ausübt. Wir wissen auch, daß Freude und Lachen die Begleitumstände ganz bestimmter Lebenslagen sind. Wir hegen gar keinen Zweifel darüber, daß ein Mensch Freude erlebt, wenn wir sehen, daß er gerade in diesen Umständen diese und keine anderen Reaktionen ausführt, und dies hängt keineswegs von einer Verständigungsmöglichkeit mit ihm ab. Wenn ein einmonatiges Kind lächelt, wissen wir, daß es ihm gut geht, und wenn es weint, zweifeln wir nicht, daß ihm etwas weh tut. Von irgendeiner Verständigung kann hier aber keine Rede sein. Warum sollen wir den Affen mit einem anderen Maß messen? Er besitzt die gleichen Muskeln und die gleichen Nerven, er vollführt genau dieselben Bewegungen in genau denselben Situationen, und eine grundsätzlich andere Interpretation ihrer Bedeutung wäre ganz und gar gekünstelt. Bei den ursprünglichen Regungen des Menschen haben wir es mit Reaktionen rein „tierischer“ Natur zu tun, die von der spezifischen Mentalität des Menschen und seiner gesellschaftlichen Erziehung unabhängig sind. Das sind primitive tierische Reaktionen, und über ihre Vergleichsmöglichkeiten kann ausschließlich der Ähnlichkeitsgrad allein entscheiden. In Anbetracht dessen wollen wir uns genauer ansehen, in welchen Situationen man Gefühlsreaktionen des Schimpansen beobachten kann und welche Bewegungen das Tier dabei ausübt.

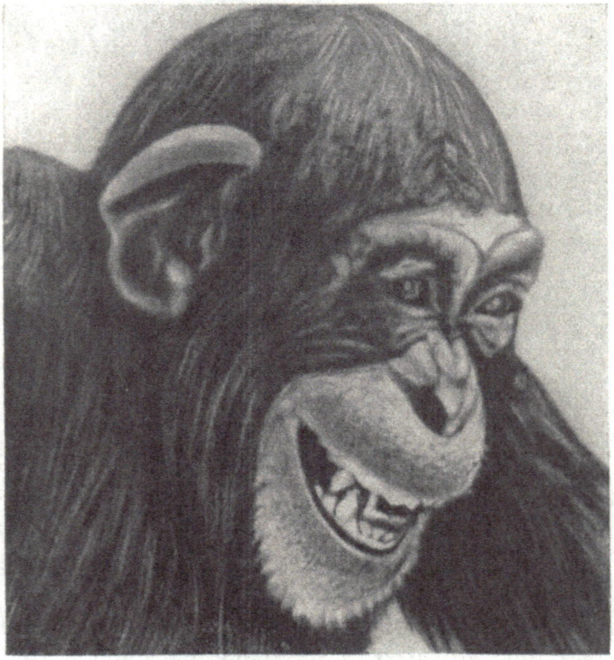

Abb. 30. Ausdruck des Zorns bei Joni

Das erste Lachen wurde bei Gua im Alter von 8 Monaten beobachtet. Die Reaktion bestand in einer Reihe kurzer Ausatmungen und in einer charakteristischen Gesichtsmimik. Anfänglich erfolgte die Reaktion beim Kitzeln. Ungefähr im 11. Lebensmonat gab Gua in verschiedenen Situationen Laute von sich, die an Kehllachen erinnerten. Wenn man sie an einer Hand haltend im Kreise drehte, fügte Gua ihre Beine zusammen, steckte die freie Hand aus und lachte die ganze Zeit hindurch. Später rief nicht nur Kitzeln, sondern auch schon allein die Drohung, gekitzelt zu werden, lautes Lachen hervor, und es war aus diesem Grunde schwierig, bei ärztlicher Untersuchung das Stethoskop an der Brust das Affen aufzusetzen. Beim Spiel liefen Donald und Gua hintereinander um einen Stuhl und lachten dabei laut.

Jedoch ist das Freudegefühl ein umfassenderer Begriff, der nicht nur das Lachen einschließt, sondern auch mit allem angenehmen Erleben verbunden ist. Das wird von Kohts gut veranschaulicht. Die Autorin bringt Joni eine Apfelsine. Als Joni die Frucht von fern erblickt, lächelt er, gibt mehrere Laute von sich, stürzt sich ihr entgegen, ergreift die Frucht, eilt mit ihr in einen Winkel, springt auf ein Regal, von dort wirft er sich auf die Schaukel, dann wieder zurück auf das Regal und stampft mit den Füßen. Schließlich beruhigt sich Joni, setzt sich neben die Autorin und schält die Apfelsine, wobei er leicht quäkende Laute von sich gibt. Beim Essen geht die Stimme in einen klingenden Husten über, dann wieder in einen Laut, der dem Bellen gleicht. Joni streckt seine Hand nach der Autorin aus, berührt sie, nähert sein Gesicht dem ihrigen, umhalst sie, drückt seinen weitgeöffneten Mund, der mit Apfelsinensaft beschmiert ist, an ihr Gesicht, drückt ihre Wange mit seinen Lippen zusammen. Dabei wird der Atem schnell, der Schimpanse zittert am ganzen Körper, und oft erfolgt eine Erektion.

Joni lächelt, wenn ihm etwas gelingt: wenn er nach vieler Mühe durch irgendein Loch kriechen konnte, wenn er etwas Schmackhaftes ißt, wenn er einen zurückkehrenden Freund sieht, wenn er spazieren geht, mit einem Wort in denselben Situationen, in denen ein Mensch Freude ausdrücken würde. Das Gefühl der Erleichterung drückte sich bei Gua in lauten Seufzern aus. Gua sitzt auf einem kleinen Stuhl, streckt die Hände aus, sie bittet ganz deutlich darum, weggenommen zu werden und weint. Wenn man sie auf den Arm nimmt, stößt sie einen Seufzer aus und beruhigt sich. Gua benagt den Putz und wird dafür gerügt. Mit dem Schrei „u-u" läuft das Tier zum Aufseher, der sich weigert, sie aufzunehmen. Hieraus ergeben sich laute Klagen und Bitten, so daß Gua schließlich auf den Arm genommen wird. Sie nähert ihr Gesicht dem Gesicht des Aufsehers, drückt ihre Lippen an seine Wange und seufzt laut. Der Kuß war anfänglich ein Akt der Exploration, der mit der Saugreaktion verbunden war. Später wurde er ein nachgeahmter Akt, das Symbol der Verzeihung. Donald verhielt sich völlig analog dazu, jedoch erst vom 18. Lebensmonat an.

Zorn trat bei Gua recht selten auf, und das vorwiegend im Zusammenhang mit dem Angstgefühl. Es muß besonders betont werden, daß Gua niemals geschlagen oder empfindlich gezüchtigt worden ist und in höchst humanitären Verhältnissen aufwuchs. Joni wurde hingegen regelmäßig im Käfig eingeschlossen, in den man ihn mit List lockte, und oft bekam er eins mit der Peitsche übergezogen. Wahrscheinlich rühren gewisse bösartige Merkmale seines Charakters daher, so sein despotisches Verhalten gegenüber Schwächeren wie auch die häufigen Wutanfälle. Weiter oben sind bereits einige Beispiele für Situationen angeführt worden, in denen der Schimpanse zornig wurde: Festhalten des Tieres, Einengung seiner Bewegungsfreiheit, Wegnehmen eines Gegenstandes oder auch nur die Drohung, ihn wegzunehmen, vorgetäuschtes Weinen des

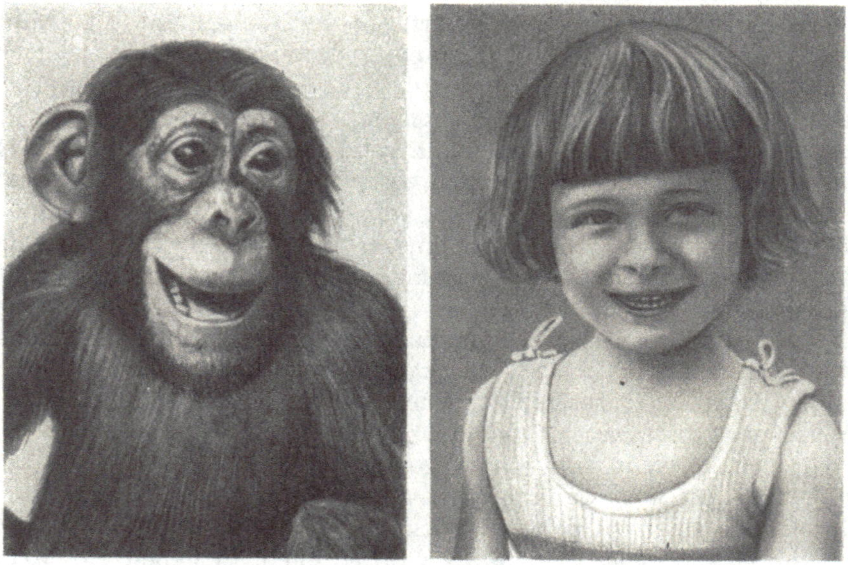

Abb. 31. Das Lächeln eines Schimpansen und eines Kindes

Aufsehers — all das ruft Zornausbrüche hervor; es kommt aber auch oft vor, daß Angst in Wut umschlägt. Wiederum sind dies Situationen, in denen sich auch das Menschenkind ärgert.

Eigenartig ist das Gefühl allgemeiner Erregung, das als Folge der Wirkung eines neuen und unerwarteten Reizes erscheint. In seiner reinen Form kommt das Gefühl in charakteristischen Veränderungen der Anordnung der Haare, in der Mimik, der Gestik, in der allgemeinen Körperhaltung, den Bewegungen und den Lauten zum Ausdruck. Im Gesicht sträuben sich die Haare nahezu senkrecht zur Hautoberfläche, nach ihnen reagieren analog die Haare an den Seiten des Kopfes und sogar am ganzen Rumpf und an den Extremitäten, die Lippen schieben sich vor, und längliche Falten erscheinen im Gesicht. Die Reaktion wird von charakteristischen Lauten begleitet. Die Autorin beschreibt sehr eingehend die Varianten dieses Gefühls der allgemeinen Erregung, das gewöhnlich ein anderes Gefühl einleitet.

Besonders erschöpfend beschreibt KOHTS die mimischen Bewegungen, die sie mit großer Sorgfalt studiert hat, indem sie geringsten Veränderungen in der Anordnung der Furchen und Falten berücksichtigte. Die Mimik verändert sich beständig bei Gefühlen allgemeiner Erregung, der Trauer, der Freude, der Wut, der Furcht, des Ekels, des Erstaunes sowie ihrer verschiedenen Kombinationen. Besser als durch Beschreibungen wird dies durch einige Abbildungen veranschaulicht (Abb. 28 bis 33), die einen gewissen Begriff über die Verschiedenartigkeit im Gefühls-

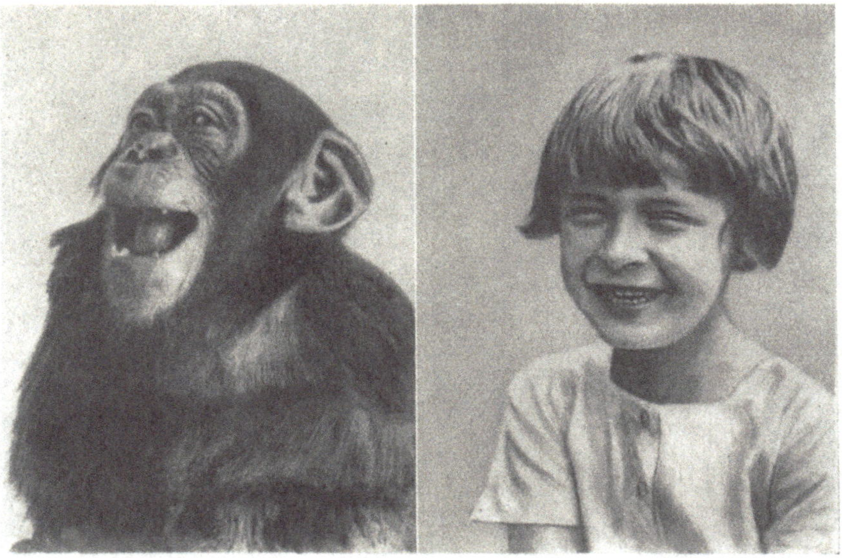

Abb. 32. Lachen

ausdruck des Tieres vermitteln. Die Beobachtungen von KOHTS haben um so größeren Wert, als sie auf vergleichender Basis durchgeführt wurden. Die Beobachtungen von Jonis Gefühlsleben beziehen sich auf die Zeit von 1913—1916. In den Jahren 1925—1929 hingegen führte die Autorin parallel Beobachtungen an ihrem Sohn von seiner Geburt bis zum vierten Lebensjahr durch. In beiden Fällen wurden dieselben Methoden und dieselben Bewertungskriterien angewandt. Zahlreiche Photographien zeigen die erstaunliche Ähnlichkeit der mimischen Bewegungen. Sowohl beim Schimpansen wie beim Kinde dehnt sich bei unerwarteter Gemütsbewegung der Mund hufeisenförmig aus. Bei Trauer erscheinen auf der Stirn senkrechte Falten, es erfolgt ein halbes Schließen der Augen, breites Öffnen des Mundes und lautes Weinen, bei Freude — Lächeln, unbeherrschte Bewegungen der Extremitäten und Lärmen mit verschiedenen Gegenständen. Bei Erstauntsein wird der Mund passiv weit geöffnet, bei der Emotion des Gespanntseins, z. B. bei einer Bewegung, die eine genaue Koordinierung der Finger erfordert, preßt sich der Mund zusammen und dehnt sich seitwärts aus u. ä. Ich nehme an, daß es dem Leser nicht schwer fallen wird, bei Betrachtung der beigefügten Abbildungen die Art der von Joni erlebten Regungen zu erkennen und zu erraten, welche Art von Situationen jede begleitet.

Im vorhergehenden Kapitel habe ich bereits die Sprache der Affen behandelt. Das Verhalten der jungen Schimpansen gestattet es, in dieser Frage einige interessante Einzelheiten hinzuzufügen. Seit Beginn ihres

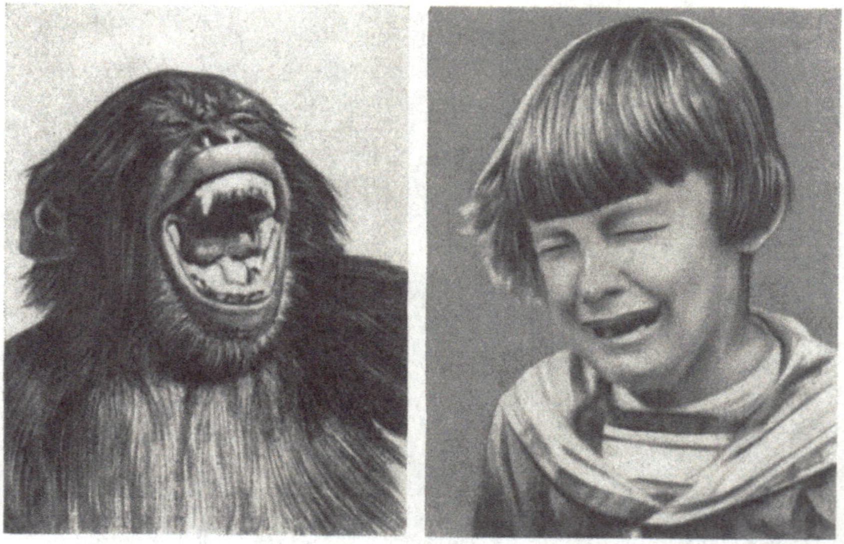

Abb. 33. Weinen

zivilisierten Lebens besaß Gua eine Art „Sprache der Tat", d. h. ein Bewegungssymbolik. Wenn sie hungrig war, benagte sie die Kleidung und die Finger des Aufsehers, wenn sie mehr Milch haben wollte, schürzte sie ihre Lippen und neigte sich über die Tasse, wenn sie genug hatte, schob sie die Tasse beiseite oder wandte den Kopf ab. Wenn Gua beim Umbinden ihrer Serviette nicht mithalf, so war dies ein untrügliches Zeichen dafür, daß sie nichts essen wollte.

Die Laute, die Gua von sich gab, waren von viererlei Art:

1. Bellen, dem des Hundes ziemlich ähnlich. Hat aggressive Bedeutung und ist oft mit einem Angriff verbunden. Das ist eine gewöhnliche Reaktion gegenüber Fremden; in milderer Form scheint es Unzufriedenheit ausdrücken zu wollen.

2. Sanftes Bellen, häufig klanglos, drückt Annehmlichkeit oder Erwartung einer solchen aus.

3. Heulen. Ein gellender Sopranschrei, dem Ruf des Papageien ähnlich, ist ein Anzeichen der Furcht, manchmal auch des Schmerzes.

4. Der Schrei „u-u“! Wird in allen Registern geäußert, vom Kontraalt bis zum hohen Sopran. Er bedeutet Unbehagen, Aufregung, Verlegenheit, Unsicherheit oder Furcht. Gua äußert ihn, wenn man sie anschreit, wenn sie allein bleibt, wenn sie die Kleidung durchnäßt usw.

Außerdem niest Gua, hustet, lacht und schnarcht in der Nacht.

Es ist interessant, daß der Sinn dieser Vokalisation sich mit der Zeit deutlich geändert hat. Das sanfte Bellen wurde ein Zeichen der Billigung, „u-u“ wurde gleichbedeutend mit nein. Die Bedeutungsänderung vollzog sich sicher unter dem Einfluß des Menschen. Wenn man dem Tier täglich eine Apfelsine reichte, stellte man ihm die Frage: „Willst du die Apfelsine?“ Zunächst reagierte Gua lautlich nur beim Anblick der Frucht, aber nach dreißig Wiederholungen bellte sie auf das Wort „Apfelsine“ hin. Das Bellen wurde zum Freudenruf, zur Reaktion auf die Wörter: Apfelsine, Apfel, Milch, Spazierengehen. „U-u“ hingegen paßte sich allen unerwünschten Situationen an. Wie beim Menschen gibt es auch beim Schimpansen eine Reihe angeborener Laute, denen die Erziehung diesen oder jenen Inhalt verleihen kann.

Alle Versuche, Gua das Aussprechen des Wortes „Papa“ zu lehren, schlugen fehl. Im äußersten Falle ahmte sie nur die Bewegung des Mundes andeutungsweise nach. Die Beobachtungen bestätigen also unsere vorherige Schlußfolgerung, daß der Schimpanse unfähig ist, Laute nachzuahmen.

Während der ersten Monate ihrer gemeinsamen Erziehung übertraf Gua Donald im Verstehen von Worten. Nach zwei Monaten reagierte Gua auf sieben Wörter richtig, Donald auf zwei; nach vier Monaten reagierte Gua auf vierzehn, Donald auf acht Wörter. Später begann Donald den Schimpansen jedoch einzuholen, reagierte am Ende des 6. Monats auf 32 Wörter, Gua auf 28, und am Ende des ganzen Unterrichts, d. h. nach 9 Monaten, beherrschte Donald 68 Ausdrücke, Gua 58. Der spätere Fortschritt bei Donald ging sehr rasch voran. Wenn die gelernten Ausdrücke ein Mittel zum Verstehen und zur Aneignung anderer Ausdrücke werden, wenn sich Sprachzusammenhänge und -assoziationen zu bilden beginnen, bleibt der Schimpanse weit zurück.

Alle Fragen, die an Gua gerichtet wurden, waren der Art: „Willst du?“ Es bleibt zu untersuchen, auf welchen Bestandteil des Reizes das Tier reagiert, auf den Satz, den Ausdruck oder auf die Intonation. Auf die Frage „Willst du die Apfelsine?“ antwortet Gua bejahend, aber ebenso reagiert sie allein auf den Ausdruck „Apfelsine“. Dieser Ausdruck wurde mit dreierlei Intonation ausgesprochen: mit gehobener, gesenkter und gleichbleibender Stimmführung. In allen drei Fällen war die Reaktion gleich. Auf sinnlose Ausdrücke, die mit verschiedener Intonation gesprochen wurden, gibt es keine Antwort. Auf den Ausdruck „kiss“ und auf den Satz: „Does the little girl think she would like to kiss me“ ist Guas Reaktion identisch. Schließlich reagieren Donald und Gua gut auf Flüstern, d. h. es ist zweifelhaft, ob die Intonation eine große Rolle spielt. Es gibt ebenfalls keinen Beweis dafür, daß ein Schimpanse auf Sätze und auf Zusammenhänge zwischen den Ausdrücken reagiert, er reagiert stets auf einfache Lautreize, was mit der Sprache der Signale oder der Schreie als einzigem Mittel der lautlichen Verständigung bei den Affen vereinbar ist.

Man zeigte den beiden Kindern einen Karton, auf dem eine Tasse, ein Hund, ein Haus und ein Schuh abgebildet waren. Der 17 Monate alte Donald wies auf die Aufforderung: Zeige mir den Wau-Wau! mit dem Finger auf den Hund, aber er kannte den Namen der übrigen Gegenstände nicht. Die 15 Monate alte Gua zeigte richtig auf den Hund und auf den Schuh, d. h. sie unterschied die Bilder besser.

Ein ähnliches Verhalten wurde bei Joni geschildert. Auf den Satz „Geh in den Käfig“ wird Joni traurig und streckt weinend die Hände aus. Auf „Komm zu mir“ springt er auf und drückt sich mit seinem ganzen Körper an die Aufseherin. Auf „Geh weg von mir“ geht er stöhnend weg. Bei „Wir gehen spazieren“ streckt er die Hand aus und macht sich zum Weggehen fertig. Bei „Heiß“ faßt er einen Gegenstand sehr vorsichtig und zögernd an.

Joni bedient sich der Gesten, um seine Wünsche auszudrücken. Allmählich bildet sich eine gemeinsame Symbolik und beiderseitiges Verstehen heraus. Wenn Joni hungrig oder durstig ist, saugt er sich an der Hand der Aufseherin fest oder lutscht an ihrem Daumen. In der freien Natur wäre Joni in seinem Alter noch ein Säugling. Das Ausstrecken einer Hand bedeutet eine Bitte, das Ausstrecken beider Hände eine inständige Bitte, das Hinweisen auf einen Gegenstand mit der Hand den Wunsch, ihn zu besitzen, Nicken mit dem Kopf und Abwenden Ablehnung der Speise usw. Ständiger Verkehr mit dem Schimpansen und eingehende Beobachtung der kleinsten Einzelheiten in seinem Verhalten führen zum gegenseitigen Verstehen: der Schimpanse lernt die Bedeutung vieler Wörter und Gesten des Menschen kennen und der Mensch ahmt in vielen Fällen die Laute und die Bewegungen des Schimpansen nach. Es ist ebenso wie bei der Erziehung des Menschenkindes. Jede Mutter lehrt ihr Kind nicht nur sprechen, sondern ahmt auch gern das Lallen des Kindes nach, solche Ausdrücke aber wie „bo-bo“, „papa“, „niu-niu“ u. ä. sind wahrscheinlich ein unzertrennlicher Bestandteil der Kinderstube bei allen Völkern.

Ein ausgedehntes Gebiet der Schimpansenerziehung bildet das Erwerben verschiedenartiger Kenntnisse und die Herausbildung der bedingten Reflexe. Nach der Lostrennung Guas von ihrer Mutter übernahm der Aufseher deren Rolle. Anfangs geschah dies ziemlich widerstrebend, und auf Liebkosungen antwortete Gua mit Beißen, das übrigens immer sanfter wurde. Allmählich gewöhnte sich Gua an ihre Aufseher, und es wurde mit ihrer systematischen Erziehung begonnen. Zunächst gewöhnte man sie daran, ein Hemd zu tragen und eine Serviette um den Hals zu bekommen. Wenn Gua in irgendeiner Sache widerstrebte, drang man niemals in sie, sondern kehrte nach einer gewissen Zeit mit demselben Ansinnen wieder, was ausgezeichnete Resultate brachte. Nach einer Woche trug Gua Kleidung und Schuhe, man verabreichte ihr die Nahrung mit einem Löffel aus einer Tasse auf einem hohen Kinderstühlchen. Ende der zweiten Woche ließ sie sich die Fingernägel beschneiden und in der vierten Woche benutzte sie täglich eine Zahnbürste. Nach 6 Wochen konnte Gua gut von der Klinke aus die Tür öffnen. Im Alter von 12 Monaten verstand sie den Zusammenhang zwischen dem Schalter und der elektrischen Lampe: wenn der Aufseher den Schalter berührte, wandte Gua ihren Blick der Lampe zu. Diese Errungenschaft war das Ergebnis ihrer persönlichen Beobachtung, denn man hatte sie das nicht gelehrt. Zwei Monate später schaltete Gua von selbst das Licht ein, indem sie den Schalterknopf drehte, was sie wiederum ohne jeden Hinweis tat. Donald versuchte das zu tun, jedoch ohne Erfolg.

Bevor ein Menschenkind ein Jahr alt wird, beginnt gewöhnlich seine Dressur, die auf die Kontrolle der Entleerungen gerichtet ist. Man setzte beide Kinder zu festgesetzten Stunden auf ein Stühlchen mit einer Öffnung, für ungefähr 45 Minuten, später nur auf Verlangen der Kinder. Im Laufe von 9 Monaten wurden etwa 6000 Entleerungen bei Gua beobachtet, davon etwa 1000 außerhalb des Stühlchens und 4700 Entleerungen bei Donald, von denen 750 außerhalb des Stühlchens stattfanden. Die Kinder wurden für gutes Verhalten gelobt, für einen „Fehler“ aber durch 10 Minuten langes Sitzen auf dem Stühlchen bestraft. Die Erziehung umfaßte drei Stufen: 1. das einführende Verständnis für den Gebrauch des Stühlchens, 2. Hinausschieben der Entleerung bis zum Augenblick der Platznahme auf dem Stuhl, 3. rechtzeitige Verständigung der Erwachsenen über eine nahende Entleerung. Im ersten Stadium hatte Gua größere Schwierigkeiten als Donald. Sie machte sich gewaltsam frei und erledigte ihr Geschäft auf dem Fußboden. Nach einem Monat war die Frage geregelt. Donald lernte dasselbe in 15 Tagen. Das zweite Stadium war schwieriger. Gua besaß ein gewisses Talent zur Enthaltung, und wenn sie eine nahende Entleerung fühlte, schrie sie und riß sich los. Jedoch war es schwer für sie, die Aufgabe zu meistern, insbesondere angesichts des unausgesetzten Durstes und der riesigen Mengen Wasser, die sie verschlang. Innerhalb der ersten 10 Tage war die Zahl der „Fehler“ bei Gua größer als bei Donald, später war sie gleich. Jedoch „irrte sich“ Donald vor allem im Bett, dagegen näßte Gua im Bett nur selten. Nach 9 Monaten überragte Donald den Schimpansen stark hinsichtlich der Ordnung, Gua hingegen übertraf ihn in der Antizipation des Bedürfnisses, das sie jedoch nicht zu beherrschen vermochte.

Man führte mit beiden Kindern einige Experimente durch. Eine Schnur mit einer Schlinge am Ende ist an einem kleinen Stab festgebunden. Die Hand des Kindes wird in die Schlinge gelegt; Ziehen am Schnurende neben der Schlinge gibt die Hand wieder frei. Beim ersten Mal befreite sich Donald nach 30 Sekunden, was aber zufällig war, denn in den 8 nachfolgenden Versuchen versagte er. Gua versagte beim ersten Mal, doch beim zweiten Mal hatte sie schon nach 35 Sekunden den Knoten mit den Zähnen gelöst. Bei 28 aufeinanderfolgenden Wiederholungen des Versuches versagte Donald zehnmal, Gua nur zweimal. Gua steht in diesem Falle deutlich höher.

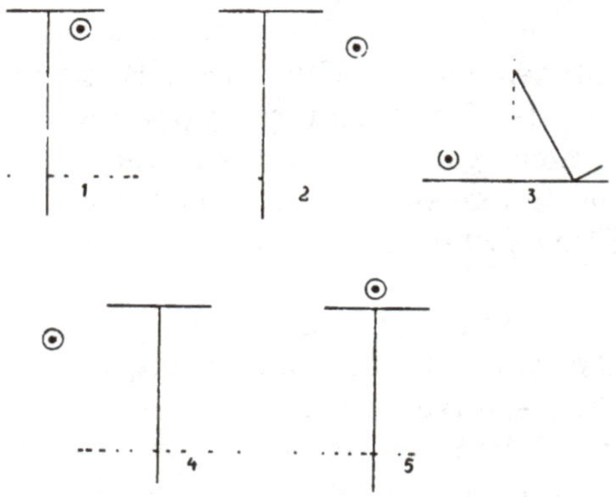

Abb. 34. Versuchsschema der Kelloggs. Die punktierte Linie — Gitter

Mehrere Versuche betreffen das Heranziehen einer Frucht mit Hilfe eines Stockes. Quer zur Tür ist einige Zentimeter über dem Fußboden ein Drahtnetz gespannt (die punktierte Linie in Abb. 34). Auf dem Fußboden liegt ein Stock in T-Form, sein längerer Arm führt unter dem Netz hindurch. Im Winkel des Stockes liegt ein Stück Apfel. In dieser Situation ziehen Donald und Gua sofort am Stock und erreichen den Apfel. Jedoch interessiert sich Donald nur für den Stock, mit dem er spielt, ohne den Apfel zu beachten, während Gua den Stock lediglich als Mittel zum Zweck ansieht. Nach Erreichen des Apfels entfernt sie sich und frißt die Belohnung auf. Die Lösung der Aufgabe bereitet beiden keinerlei Schwierigkeiten.

Das Experiment wurde bei einer etwas veränderten Stellung des Stockes wiederholt (Abb. 34/2). Jetzt ziehen beide gleichermaßen den Stock an sich, wobei sie am Apfel vorbeikommen. Dieser Versuch wurde zehnmal am Tage wiederholt. Allmählich schoben die Kinder den Stock immer weiter nach rechts. Gua löste die Aufgabe zum erstenmal beim

99. Versuch, Donald beim 120. Später versagten beide noch häufig, sie wußten sich keinen Rat. Nach 200 Versuchen hat Donald 7 Lösungen, Gua 9. Donalds Verfahren scheint jedoch zweckmäßiger zu sein, denn er schiebt den Stock nach rechts hinter den Apfel, während ihn Gua vorwiegend im Winkel stellt.

In Stellung 3 befand sich der Stock auf der Seite der Kinder und war an das Netz angelehnt. Nach 10 Versuchen konnte jedes den Stock unter dem Netz durchschieben und die Belohnung erobern.

In Stellung 4 schoben die Kinder zweimal den Stock nach rechts statt nach links, wahrscheinlich in Erinnerung an Aufgabe 2. Beim dritten Mal holte sich jedes richtig die Belohnung.

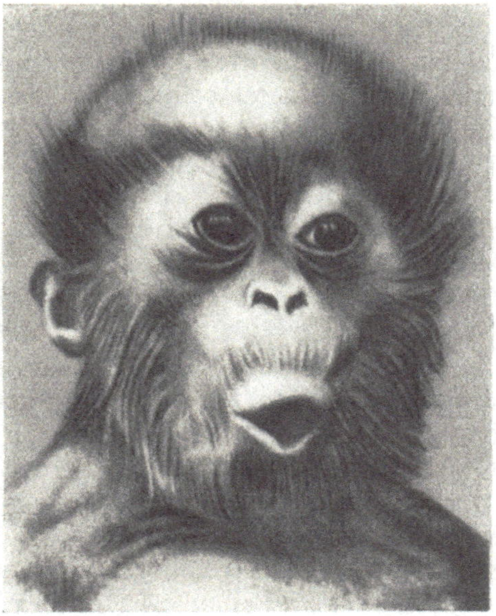

Abb. 35. Gefühlsausdruck eines jungen Orang-Utans. Erstaunen

Nach 500 Versuchen, die im Laufe von 3 Monaten ausgeführt wurden, konnte man den Apfel überall, z. B. in Stellung 5, hinlegen, es bereitete keine Schwierigkeit ihn zu erlangen. Bei der Aufstellung aller Ergebnisse stellen die Autoren fest, daß sich die Kinder bei den Aufgaben 3, 4 und 5 gleich gut aufführten, bei Aufgabe 2 lag jedoch das Übergewicht auf seiten Guas.

Seit langem ist man in der Tierpsychologie der Ansicht, daß eine plötzliche Lösung der Aufgabe nach einer Reihe erfolgloser Versuche ein Anzeichen intelligenten Handelns ist, das auf einer gewissen Einsicht in die Situation beruht. Vom Menschen sagen wir in solchen Fällen gewöhnlich, daß er „begriffen" hat, wie zu verfahren ist. Die KELLOGGS führen

Beispiele solcher plötzlichen Lösungen an. Gua trug eine Hemdhose, die mit 3 Knöpfen zuzuknöpfen war. Beim Laufen gingen die Knöpfe oft auf, die Hosen hingen herab und behinderten die Bewegungsfreiheit. In einem bestimmten Augenblick nahm Gua plötzlich das Ende dieser Schürze zwischen die Zähne und lief unbehindert weiter.

Gua nagt an einer flachen Metallplatte. Der Aufseher befiehlt ihr, sie zurückzugeben. Gua läßt die Platte auf den Fußboden fallen und versucht vergeblich, sie mit den Fingern aufzuheben. Dann bückt sie sich, erfaßt die Platte mit ihren Lippen, nimmt sie dann in die rechte Hand und reicht sie dem Aufseher. Es liegt darin zweifelsohne ein gewisser primitiver Erfindungssinn: wenn eine Methode nicht von Erfolg gekrönt ist, versucht sie eine andere.

Interessant ist folgende Beobachtung. Der Aufseher setzt Gua auf einen Hocker in einem Meter Entfernung vom Schreibtisch mit dem Befehl „Sitzenbleiben" und arbeitet selbst am Schreibtisch. Gua versucht, auf seine Knie zu klettern, und wenn man es ihr verbietet, weint sie laut. Dann beginnt sie auf den Fußboden herabzusteigen. Bei jedem ihrer Versuche ertönt jedoch der Ruf „Sitzenbleiben", und Gua kehrt auf ihren Hocker zurück, immer noch weinend. Zweimal fiel sie sogar auf den Fußboden, kletterte aber sofort gehorsam auf den Hocker zurück. Schließlich fand Gua einen Kompromiß. Sie stieg vom Hocker herab, stieß ihn bis dicht an den Schreibtisch und kroch wieder herauf, wobei sie einen Seufzer der Erleichterung ausstieß. Das ist sicher eine Art Lösung, denn Gua blieb dem Befehl treu und saß gleichzeitig so dicht neben dem Aufseher, daß sie ihn mit der Hand berühren konnte.

Daneben begeht der Schimpanse oft sinnlose Fehler. Einmal blieb Gua mit einer Hand an der Türklinke hängen, und da sie anscheinend die Hand wechseln wollte, legte sie ihre freie Hand auf die hängengebliebene. Jetzt konnte sie ihre erste Hand nicht befreien und fing laut zu schreien an. Übrigens machte Donald analoge Fehler. Mit 15 Monaten legte er seine rechte Hand unter das linke Bein, und da er sie nicht wieder freimachen konnte, brach er in Weinen aus.

In der Arbeit von Kohts finden wir sehr viele Beobachtungen über verschiedene Details aus dem Alltag des Affen. Obgleich dies Kleinigkeiten sind, charakterisieren sie alle zusammengenommen doch höchst plastisch die Züge des jungen Schimpansen.

Joni ergreift das Uhrenfutteral und beißt hinein. Auf den Ruf „Verboten!" läßt er vom Futteral ab, nimmt ein Stück Papier und beißt hinein. Nach einer Weile wirft er das Papier weg und macht sich wieder an das Futteral. Er wird erneut gerügt. Joni nimmt wieder das Papier zur Hand, drückt es zusammen, blickt die Aufseherin an, schließlich bedeckt er das Futteral mit dem Papier und beißt durch das Papier hinein. Solche kindliche Schlauheiten wiederholen sich in vielen Situationen. Oft nimmt Joni etwas Verbotenes in den Mund — Nägel, Knöpfe oder Glas.

Die Autorin nimmt ihm diese Beute weg, wobei Joni ohne Widerrede den Inhalt der Mundhöhle ausliefert. Später jedoch gibt er nur einen Teil zurück, den Rest aber versteckt er unter der Zunge oder hinter der Backe. Wenn Joni wirklich nichts mehr im Munde hat und die Auslieferung von Gegenständen immer noch verlangt wird, läßt er Speichel auf die ausgestreckte Hand der Autorin rinnen. Er hat es aber auch gelernt, auch dann Speichel von sich zu geben, wenn er noch etwas unter der Zunge versteckt hält.

In der Mehrzahl der Fälle vollzieht sich das Erwerben neuer Kenntnisse und Fähigkeiten auf dem Wege der Nachahmung, es besteht im Lernprozeß. Tatsächlich ahmt Joni viele menschliche Handlungen nach. Als die Autorin eine Halsentzündung hatte und den Hals mehrmals am Tage spülte, ging Joni tagelang umher und spie ununterbrochen auf den Fußboden. Er hat gelernt, sich eines Waschlappens zum Abreiben der Hände und des ganzen Körpers zu bedienen. Manchmal nimmt Joni die Bürste zur Hand und versucht ungeschickt zu fegen, rückt sogar Möbel beiseite, indem er ganz deutlich die Bewegungen des Dienstmädchens nachahmt. Die Krümel vom Tisch wischt Joni mit der Hand herunter. Wenn er eine Lache auf dem Fußboden sieht, wischt er sie mit einem Lappen auf. Er wischt auch den Fußboden hinter sich auf, wenn er ihn beschmutzt hat, doch tut er dies sehr ungenau wie übrigens alles. Wenn die Autorin einige Töne auf dem Klavier anschlägt, kommt Joni hinzu und schlägt in die Taste, zuerst mit einer Hand, dann trommelt er immer stärker mit beiden Händen und grinst dabei breit. Er liebt es sehr, Nägel mit einem Hammer einzuschlagen, obwohl es ihm nicht ein einziges Mal gelungen ist, einen Nagel wirklich einzuschlagen, denn er schlägt zu schwach zu, trifft mit dem Hammer nicht oder hält den Nagel schief. Stets versucht er, auf alle möglichen scharfen Gegenstände einzuschlagen, indem er sich eines schweren Gegenstandes bedient oder mit der Faust zuschlägt. Dagegen zieht Joni ganz auf Menschenart und erfolgreich Nägel mit der Zange heraus, wobei er sie mit beiden Händen hält und zu sich heranzieht.

In vielen Situationen benutzt Joni Werkzeuge, was er vollkommen von sich aus, ohne irgendwelche Hinweise, tut. Er schreckt fremde Menschen, indem er einen Lappen und einen Stock in ihrer Richtung schwenkt, wirft mit einem Stein in sein Spiegelbild, stößt die Glühbirne an der Decke mit einem schweren Stock und treibt mit Hilfe eines Strohhalmes die Schabe aus der Bodenritze. Wenn er die Wandverputzung mit den Zähnen nicht abbrechen kann, benutzt er zu diesem Zwecke ein Messer. Wenn er einen Stock zerbrechen will, tritt er mit einem Fuß darauf und zieht ein Ende nach oben, ganz wie ein Mensch.

Joni hat gelernt, den Riegel zu seinem Käfig zu öffnen, was er nach vielen chaotischen Versuchen erreichte. Nach langen Bemühungen lernte er, das Vorhängeschloß mittels des Schlüssels zu öffnen und lächelte nach

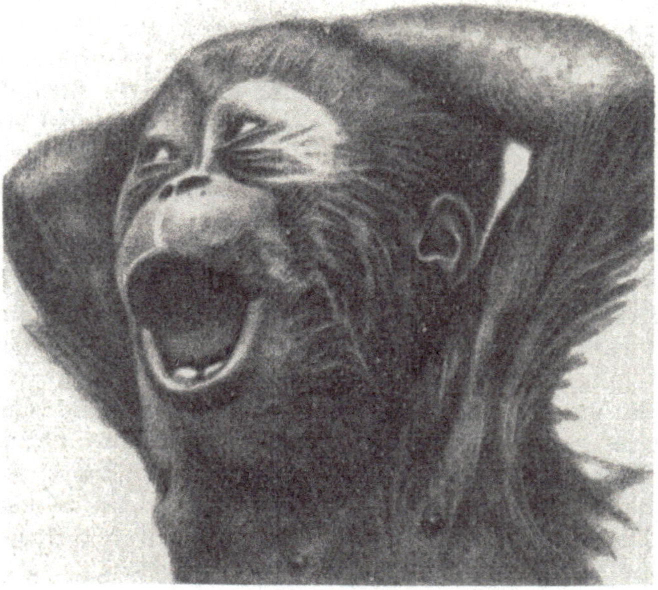

Abb. 36. Lachen

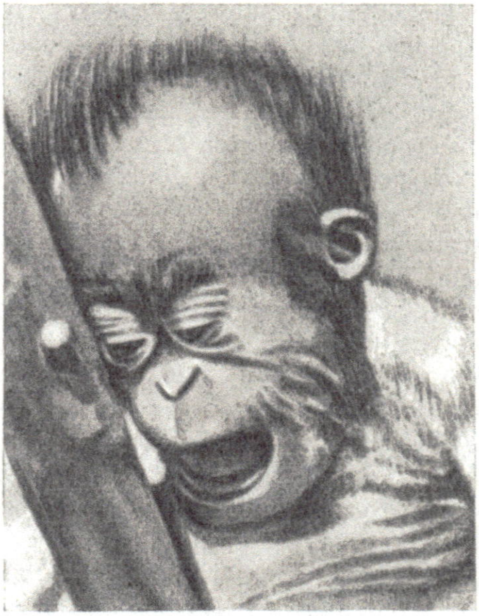

Abb. 37. Weinen

jedem Öffnen. Nachdem er diese Kunst gemeistert hat, versucht Joni jeden Schlüssel in jedes Loch zu stecken, ohne die Maße überhaupt zu berücksichtigen, er steckt z. B. seinen großen Schlüssel in ein Kofferschloß.

Wenn Joni sieht, daß die Autorin schreibt, versucht er ihren Bleistift zu bekommen. Er hält den Bleistift in der Hand wie ein Kind und zieht Linien auf dem Papier, bis er es vollkommen bekritzelt hat. Danach beschmiert er Tisch, Käfigwände und Tapeten. Beim Zeichnen lächelt er, bewegt im Takt des Zeichnens die Lippen, schürzt sie, öffnet breit den Mund und bewegt die Zunge. Er schreibt gern mit Tinte, und in Ermangelung eines Federhalters taucht er seinen Finger in die Tinte und beschmiert damit alles. Wenn keine Tinte vorhanden ist, taucht Joni seinen Finger in Milch oder Beerengelee und schreibt, häufig spuckt er auf Papier und schmiert es mit dem Finger breit.

Joni bildet mühelos eine Reihe bedingter Reflexe heraus, er verbindet den Schall der sich öffnenden Tür mit der Ankunft der Autorin, das Läuten der Signalglocke mit dem Weggehen der Arbeiter aus der benachbarten Fabrik, was für ihn stets eine Attraktion darstellt. Wenn die Autorin mit Büchern ins Zimmer tritt, so ist das für Joni ein Zeichen, daß sie länger bleiben wird. Zusammenlegen der Bücher ist dagegen ein Signal für das Verlassen des Zimmers und hat sofortiges Weinen zur Folge. Wenn Joni die Autorin ohne Bücher hereinkommen sieht, verfolgt er unruhig jede ihrer Bewegungen, aber das Vorzeigen eines hinter dem Rücken versteckt gewesenen Buches ruft eine sofortige Entspannung und lärmende Freude hervor. Wenn die Autorin nach dem Weggehen den Käfig mit dem Vorhängeschloß verschließt, lamentiert und klagt Joni; er ist aber vollkommen ruhig, wenn der Käfig nur mit dem Riegel verschlossen wurde, den er zu öffnen versteht.

Alle Autoren, die mit einem jungen Schimpansen gearbeitet haben, versuchen hinsichtlich der Intelligenz einen Vergleich zwischen dem Schimpansen und dem Menschen durchzuführen. CARLYLE, JACOBSEN und YOSHIOKA haben zu diesem Zwecke GESELLS bekannte Tests verwandt, die von diesem Autor für die Untersuchung der geistigen Entwicklung von Kindern im Vorschulalter ausgearbeitet worden sind. Es gibt eine ganze Anzahl dieser Tests; sie beruhen auf der Untersuchung der Lokomotionsmethoden eines Kindes, dem Manipulieren mit verschiedenen gewöhnlichen und ungewöhnlichen Gegenständen, dem Türmebauen aus Klötzen, dem Hineinstecken von Röllchen in passende Öffnungen, der Fähigkeit, unter Zuhilfenahme eines Löffels, einer Tasse, eines Tellers u. ä. zu essen und zu trinken. Schon im frühen Alter hatte Alpha viele Tests richtig gelöst, aber gegen Ende des ersten Jahres erreichte sie einen Punkt, nach dem sie nur geringe Fortschritte machte. In den gut gelösten Tests stimmt die Reihenfolge der Entwicklung der Fähigkeiten mit der beim Menschenkinde überein. In den Tests, die die Bewegungen und die

Haltung des Körpers betreffen, überragt der Schimpanse das Kind bedeutend.

Erschöpfendere Beobachtungen führten in dieser Richtung die Kelloggs durch, die Gua im verschiedenen Alter 90 Tests von Gesell durchlaufen ließen. Parallel dazu wurde Donald genauso untersucht. Das war eine Art Wettlauf, in dem ein Erfolg mit Punkten bewertet wurde.

Zu Beginn der Untersuchung war Gua 8 Monate und Donald 10,5 Monate alt. Donald übertrifft die kleine Schimpansin im Spiel beim Baden, in der Fähigkeit, einen kleinen Gegenstand mit den Fingern zu greifen, im Manipulieren. Gua überragt ihn in der Fähigkeit, auf allen Vieren zu gehen und zu kriechen, mit fremder Hilfe auf zwei Beinen zu gehen, in die Höhe zu klettern und zeigt mehr Interesse für ihr Spiegelbild. Im Ergebnis der vergleichenden Bewertung erhält Gua 4, Donald 3 Punkte.

Zweiter Monat im zivilisierten Leben des Schimpansen. Donald löst 9 neue Tests. Beide können selbständig auf zwei Beinen stehen, sie verstehen aber nicht den Befehl „Nicht!". Donald überragt in gewissen Manipulationen, Gua in der Kunst des Gehens und im Ausdrücken ihrer Anhänglichkeit. Donald wurden 6 Punkte angerechnet, Gua ebenfalls 6.

Dritter Monat. Donald packt ein in Papier eingewickeltes Klötzchen aus, steckt ein Röllchen in eine kleine runde Öffnung im Brett, das zwei andere Öffnungen abweichender Form hat. Gua bekommt das nicht fertig. Donald hat 9 Punkte, Gua 6.

Vierter Monat. Donald löst 5 neue Tests, Gua 7. Beide werfen den Ball auf Geheiß in die Schachtel, drücken auf eine quietschende Gummipuppe, bauen einen kleinen Turm aus Klötzen. Donald sagt zum Abschied „Ba-ba", Gua grüßt mit der Hand. Donald meldet sein Bedürfnis beim Beschützer an, Gua kommt an seine Fähigkeit, einen Klotz aus dem Papier zu wickeln und ihn unter einen Deckel zu stecken, heran, übertrifft den Knaben in der Fähigkeit, mit dem Löffel zu essen und mit der Hand auf die gewünschte Speise zu weisen. Donald hat 11 Punkte, Gua 8.

Fünfter Monat. Donald schreibt mit einem Bleistift aus eigenem Antrieb auf Papier, Gua ahmt darin Menschen nach. Donald fügt zwei Klötze an einen fertiggebauten Turm an, Gua kann das erst nach wiederholten Vorführungen. Donald gewinnt 14 Punkte, Gua 8.

Die Angelegenheit nimmt ganz deutlich den Charakter eines Sports an. Wir wollen diese Liste nicht fortführen und geben nur noch das Endresultat bekannt. Nach neunmonatiger Beobachtung wurden Donald 23 Punkte und Gua 15 Punkte zuerkannt. Die Entscheidung der Richter bedarf jedoch einer gewissen Revision, denn die Art des Vergleichens und der Bewertung ist recht primitiv. Wenn man nicht jeden Monat die Tests aussucht, die von einem gelöst, vom anderen nicht gelöst worden sind, sondern einfach die gelösten Tests jedes einzelnen zusammenrechnet, worum es doch letzten Endes geht, so ergibt es sich, daß Donald im Verlaufe der neunmonatigen Beobachtung 46 Tests richtig gelöst hat, Gua 42. Das ist ein normaler Unterschied unter gleichaltrigen Kindern. Wir müssen aber daran erinnern, daß Gua nahezu 3 Monate jünger war und daß sie die ersten 7,5 Monate ihres Lebens außerhalb der Zivilisation verbracht hat, d. h. daß sie um so viel weniger menschlichem Einfluß ausgesetzt war. Wichtig ist überdies der Unterschied in der Motivierung. Donald nahm selbständig einen Klotz unter dem Deckel hervor, Gua konnte das erst nach vielen Hinweisen tun. Aber eine Schlußfolgerung über den Intelligenzunterschied wäre in diesem Falle verfrüht, denn wenn man unter den Deckel nicht einen Klotz, für den sich Gua nicht interessiert, sondern ein Stück von einer schmackhaften Frucht legt, dann löst Gua die Aufgabe ebenso geschickt wie Donald, aber schneller. Die Kinder weigerten sich überhaupt in vielen Fällen eine Aufgabe zu lösen, obgleich sie vorher bewiesen hatten, daß sie dazu sehr gut im Stande sind. Das Fehlen einer Reaktion kann Unfähigkeit, diese auszuführen, bedeuten, ebenso gut aber auch Mangel an Interesse.

Wenn die Kelloggs das Menschenkind mit dem Schimpansen vergleichen, heben sie hervor, daß sie sich durch eine Reihe angeborener, physiologischer, von Erziehung und Milieu unabhängiger Merkmale unterscheiden. Hierher gehören: höherer Blutdruck und langsamerer Puls beim Schimpansen, gesteigerter Durst, Beweglichkeit des Mundes, schärferes Gehör, Abneigung gegen grelles Licht, mehrere emotionelle Reaktionen, ungeschickter Gebrauch der Finger und ungeschicktes Manipulieren (verhältnismäßige Unterentwicklung des Daumens), eine niedrigere Stufe in der Nachahmung. Reaktionen, die bei beiden ähnlich sind, hängen im bedeutenden Maße von der Erziehung ab. Es gibt eine Reihe Unterschiede zugunsten des Schimpansen, wie die bessere Koordinierung der Muskeln und Nerven, die Schnelligkeit unwillkürlicher Bewegungen, größere physische Kraft, bessere Lokalisierung der Laute, besseres Gedächtnis, Geschicklichkeit im Springen, besseres Zusammenarbeiten mit dem Menschen und größerer Gehorsam. Gua ist für die schwächsten Laute erstaunlich empfindlich. Der Widerhall fallender Regentropfen, ein entferntes Autogeräusch, leise Schritte, all das hat sofort einen Einfluß auf den Pulsschlag und die Atmung des Tieres. Guas Schläue entspricht dem Verhalten eines Kindes, das bedeutend älter ist als sie, ebenso ihre Kontrolle der Entleerungen, ihre Geschicklichkeit beim Essen mit dem Löffel und beim Trinken aus der Tasse.

Die physische Entwicklung des Schimpansen geht schneller vor sich als beim Menschen, deshalb lernte Gua auch viele Dinge schneller. Wir sagten schon vorher, daß das Gebiß und die Verknöcherung des Skeletts des einjährigen Schimpansen mehr oder weniger so beschaffen ist wie bei einem dreijährigen Kinde. Die Autoren betonen mit Nachdruck die „menschliche“ Erziehung Guas, die wie ein Kind gescholten und liebkost wurde. Unter diesen Bedingungen hat das Tier die Möglichkeit, solche

Merkmale seiner Natur zutage treten zu lassen, wie sie bei einem Schimpansen, der im Käfig oder auch in Freiheit in der wilden Natur aufgewachsen ist, nicht hervortreten können. Nichtsdestoweniger bedeutet für die Beobachtungen der Kelloggs der allzu späte Beginn der Erziehung sowie die allzu kurze Dauer des Experimentes einen ernsthaften Mangel.

Sehr übersichtlich stellt Frau Kohts ihre Ergebnisse zusammen, indem sie sowohl die Ähnlichkeiten zwischen dem Schimpansen und dem Kinde wie auch die Unterschiede hervorhebt.

Die Ähnlichkeiten sind zahlreich und betreffen wichtige Einzelheiten. Beiden sind folgende Instinkte gemeinsam: der Selbsterhaltungstrieb, der Instinkt der Selbstverteidigung und der Aggression. Beide sind im Grunde genommen große Feiglinge, sie fürchten sich vor allen unerwarteten Reizen, neuen Gegenständen und Menschen, großen Tieren, Lärm, Dunkelheit, beweglichen Dingen. Sehr ähnlich ist der Ausdruck des Angst- und des Zorngefühls, die im wesentlichen aus gleichen Situationen hervorgehen, bei beiden ist der Eigentumsinstinkt stark entwickelt.

Beide finden Gefallen an glänzenden, durchsichtigen, bunten, vor allem roten, blauen, gelben und weißen Gegenständen und fürchten sich vor schwarzen Dingen. Sie ziehen kleine, kugelförmige, weiche, glatte, elastische, warme, angenehm riechende, süße und süßsaure Gegenstände vor. Beide schmücken sich mit herabhängenden Gegenständen.

Beide lieben die Freiheit, lassen sich ungern anziehen und einwickeln, weinen, wenn sie im Zimmer eingeschlossen worden sind und freuen sich über die Befreiung.

Beide unterscheiden von allen anderen ihre Ernährerin, freuen sich über ihr Kommen und sind über ihr Weggehen verzweifelt. Beide drücken ihre Sympathie auf sehr ähnliche Weise aus: sie drücken sich mit dem ganzen Körper an, legen die Arme um ihren Hals, berühren ihr Gesicht zart mit Händen oder Lippen.

Beide haben eine Neigung zur Nachahmung, wiederholen die Bewegungen eines Menschen, wobei das Kind den Schimpansen übertrifft.

Beide fegen den Fußboden mit einem Besen, wischen Lachen mit einem Lappen auf, schlagen Nägel mit einem Hammer ein, öffnen Vorhängeschlösser mit einem Schlüssel, langen mit einem Stock nach einem entfernten Gegenstand, zünden elektrisches Licht an und stricheln mit einem Bleistift auf Papier. Beide bedienen sich verschiedener Gegenstände wie einer Tasse, eines Löffels, eines Messers, eines Taschentuches, einer Serviette, einer Decke, eines Stockes und eines Bleistifts. Beide ersetzen ein fehlendes Werkzeug durch einen anderen Gegenstand: in Ermangelung eines Bleistiftes zeichnen sie mit einem Nagel, einem Stäbchen oder mit dem Fingernagel; in Ermangelung von Tinte tauchen sie den Finger in

Milch, Gelee, Wasser, ausgespieenen Speichel; in Ermangelung eines Hammers schlagen sie mit einem Stein oder mit der Faust zu.

Am auffallendsten ist die Ähnlichkeit beim Spiel. Joni und das Kind betreiben mit gleicher Leidenschaft sämtliche Bewegungsspiele, beson-

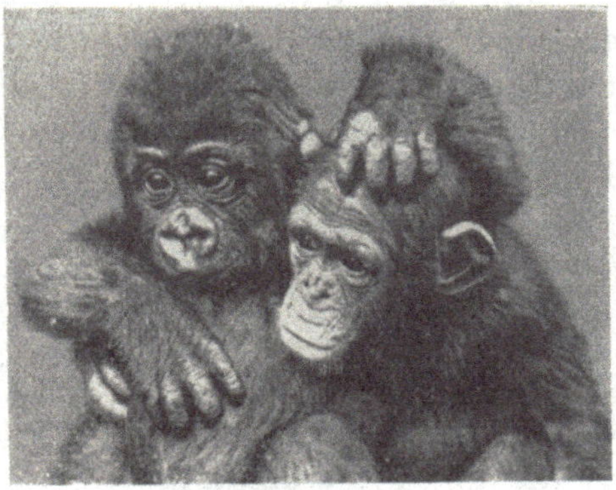

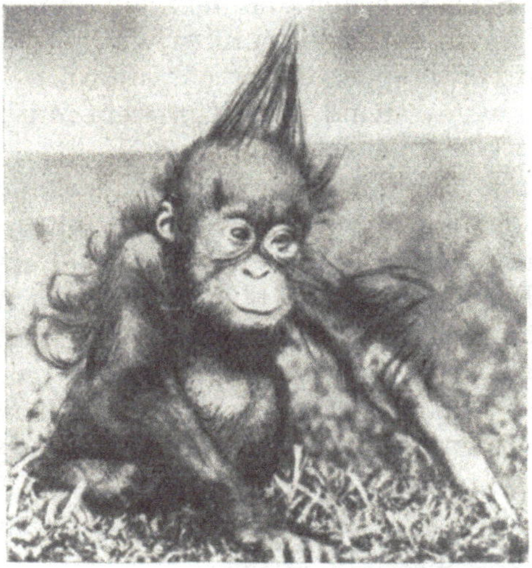

Abb. 38 und 39. Oben junger Gorilla (links) und junger Schimpanse, unten junger Orang-Utan

ders Jagen und Wegnehmen. Beide lieben es, durch Löcher zu kriechen, Bälle zu rollen und hinterherzulaufen, Fenster zu öffnen und zu schließen und durchs Fenster die Bewegung auf der Straße zu beobachten.

Gefundene Kieselsteine, Zweige, Scheite, Fläschchen, Nägel, Strohhalme, Streichhölzer werden sofort zu Spielzeug gemacht. Destruktives Spiel ist für beide gleichermaßen charakteristisch, und wenn sie etwas Verbotenes tun, versuchen beide das zu verbergen oder zu tarnen. Das

Interesse beider und ihre Neugier sind sehr unbeständig. Die Reaktion auf einen Spiegel ist in beiden Fällen ähnlich.

Beim Wahrnehmen von Gegenständen zeigen beide einen höchst subtilen Beobachtungssinn, sie nehmen jeden neuen Gegenstand wahr: ein neues Kleid, neues Schuhzeug, jede Kratzwunde oder einen Pickel, einen Tintenfleck auf der Hand, winzige Krümel auf dem Fußboden, einen kleinen Fleck auf der Tapete, eine liegende Nadel u. ä.

Beide bedienen sich einer analogen symbolischen Gestensprache. Es gibt auch eine Reihe gemeinsamer Laute.

Neben allen diesen unzweifelhaften Ähnlichkeiten, die den Schimpansen als einen nahen Verwandten des Menschen charakterisieren, gibt es eine Reihe von nicht weniger deutlichen Unterschieden.

Die Sitzhaltung ist anders. Joni sitzt mit untergeschlagenen Beinen, wobei er sich auf die Hände stützt. Er kauert sich aber niemals hin, wie das Kind es tut. Er kann auf zwei Beinen stehen, stellt aber dann die Beine breit auseinander und steht dabei recht schwankend, jederzeit bereit, sich mit den Armen zu stützen. Der Schimpanse kann in aufrechter Haltung nur einige Schritte gehen und muß dann mit den Händen balancieren. Auch wenn er an der Hand geführt wird, stützt er sich gern auf die freie Hand. Auf der Treppe geht er nur auf allen Vieren. Er klettert dagegen viel besser als das Kind, besitzt größere Muskelkraft und einen besser entwickelten Gleichgewichtssinn.

Das Kind ißt, trinkt, kleidet sich, wäscht und kämmt sich sehr nachlässig und eilig. Joni hingegen beschäftigt sich mit großer Sorgfalt mit dem Essen oder Untersuchen und Reinigen seiner Person. Er beschnuppert sogar die tägliche Nahrung, probiert mehrfach nur kleine Bissen, ißt langsam und verschluckt niemals Kerne, was das Kind oft tut. Er kann keine Butter und kein Fleisch vertragen, frißt gierig Insekten (Gua tat das niemals). Beide sind geizig, doch gibt das Kind bisweilen einen Teil seines Essens seinen Nächsten ab, während Joni das nie tut.

Joni heilt sich selbst, beleckt die kleinen Wunden, zieht die Splitter heraus, zerkratzt Verwundungen und saugt sie aus, setzt sich gern jeglicher Heilbehandlung aus und erträgt Schmerzen stoisch. Das Kind fürchtet sich vor allen Wunden und liebt es nicht, sie zu berühren, gegen Schmerzen ist es sehr empfindlich.

Das Kind äußert niemals ungezähmte Wut, hat kein böswilliges Verhältnis gegenüber kleinen Tieren, was ein Merkmal Jonis ist. Das ist aber ebenfalls ein individuelles Merkmal Jonis, denn Gua verhält sich kleinen Tieren gegenüber freundschaftlich, was die Folge einer vernünftigeren Erziehung sein konnte.

Schon das dreijährige Kind zeigt Anfänge eines Gerechtigkeitsgefühls (Verteidigung Schwacher), der Moral und des Altruismus, was dem Schimpansen völlig fremd ist. Joni ist ein Despot, das Kind unterwirft sich gern der Initiative der Erwachsenen. Wiederum ist das ein individuelles Merkmal Jonis, denn Gua war ein sehr gehorsames Tier.

Joni unterstreicht in bedeutend höherem Maße seine Gefühle durch Mimik. Das Kind weint bis zu anderthalb Lebensmonaten ohne Tränen, der Schimpanse vergießt überhaupt keine Tränen. Im Leben des Schimpansen spielt die Emotion der allgemeinen Erregung eine große Rolle; als Einführung zu anderen Affekten ist sie beim Kind selten. Man kann die groteske Ausdrucksfähigkeit der Emotionen des Schimpansen mit dem Verhalten eines seelisch kranken Menschen vergleichen. Eine geschenkte Apfelsine kann den Schimpansen in einen nahezu ekstatischen Zustand versetzen; auf das Wegnehmen eines Spielzeugs reagiert das Kind mit Weinen, der Schimpanse mit grenzenloser Verzweiflung, Wälzen auf dem Fußboden, Beißen der eigenen Hände und wilden Schreien. Eine solche Störung der Tätigkeit der Hemmungszentren kann man beim Menschen nur im Zustande der Krankheit beobachten. Beim Schimpansen ist die Skala des Gefühls der Rührung, der Angst und des Zorns weiter, beim Kinde die der Trauer, der Neugier und des Erstaunens.

Das Kind neigt weit mehr zur Nachahmung, ahmt die Mimik anderer, die Gesten, die Gespräche und die Intonation, Schnaufen, Schnarchen, Singen, Tierstimmen, das Ticken der Uhr u. ä. nach. Joni imitiert nur das Bellen von Hunden und die Laute eines Schimpansen. Ähnlich verhält es sich mit der Nachahmung von Bewegungen. Joni hat keinen einzigen Nagel eingeschlagen, das Kind tut das präzise. Das Zeichnen geht bei Joni nicht über sich kreuzende Linien hinaus.

Das Kind benutzt die Mehrzahl der gesammelten Gegenstände zum konstruktiven Spielen, worin der Schimpanse um vieles niedriger einzustufen ist. Das Kind macht aus Sand Kuchen, einen Garten, vergräbt sein Spielzeug im Sand, Joni schüttet den Sand aus einer Hand in die andere, streut ihn aus Gefäßen aus und wühlt Gruben. Aus Stäbchen macht das Kind verschiedene Figuren, der Schimpanse sammelt sie nur. Die Bewegungsnachahmungen treten beim Kinde in konstruktivem Tun am wirkungsvollsten auf, bei Joni in der Destruktion. Joni kann besser Nägel herausziehen als sie einschlagen, kann das Trapez besser aus den Angeln heben als es hineinlegen, kann das Vorhängeschloß besser öffnen als schließen, Knoten besser lösen als sie schürzen.

Der junge Schimpanse, der viele menschliche Merkmale im Keime besitzt, neigt nicht dazu, diese zu entfalten und zu vervollkommnen. Er hört stets die menschliche Sprache, reagiert richtig auf viele Wörter, benutzt seine angeborenen Laute zum Ausdrücken von Gefühlen, erwirbt komplizierte Gesten und Mimik zum Ausdrücken der Gefühle und verrät dennoch keinerlei Tendenz zum Nachahmen der menschlichen Stimme. In dieser Hinsicht bleibt der Schimpanse früh in seiner Entwicklung stehen, während das Kind zusammen mit der Sprechfähigkeit rasche Fortschritte macht.

So viel zu den Schlußfolgerungen von Frau KOHTS. Vor einer Weile haben wir an mehreren Beispielen gesehen, daß viele Reaktionsweisen zu den Eigenschaften eines gegebenen Exemplars gehören und keineswegs den Schimpansen als Gattung charakterisieren. Eine sehr wichtige Rolle spielt dabei die Erziehung. Wie wir jedoch weiter sehen werden, sind die individuellen Unterschiede der psychischen Fähigkeiten beim Schimpansen sehr groß, nicht geringer als beim Menschen. Es gibt intelligente und stumpfsinnige Schimpansen, und man kann auf der Basis einer im Grunde genommen recht flüchtigen Kenntnis dreier Exemplare unmöglich etwas Endgültiges über den Schimpansen im allgemeinen sagen. Die Frage nach dem Maximum dessen, zu dem der Schimpanse unter dem Einfluß einer rationalen Erziehung fähig ist, bleibt weiterhin offen, und es ist sehr zu bedauern, daß das zivilisierte Leben dieser wenigen Exemplare so kurz währte. Es müssen noch die zweckmäßigsten Erziehungsmethoden ausgearbeitet werden, die auf die spezifische Anatomie und Physiologie des Schimpansen, besonders aber auf das Fehlen des Sprachzentrums anzuwenden sind. Die lautliche Sprache muß durch eine andere Form der Sprache ersetzt werden, denn nicht Mangel an Intelligenz macht die Sprache für den Schimpansen unmöglich, sondern eine bestimmte anatomische Unterentwicklung. Laura Bridgman war ein normal entwickeltes Mädchen und stammte aus einer intelligenten Familie. Im Alter von zwei Jahren erkrankte sie plötzlich schwer, und man mußte sie 5 Monate lang in einem dunklen Zimmer halten. Nach ihrer Gesundung zeigte es sich, daß das Mädchen blind und taub war und fast keinen Geruchs- und Geschmacksinn besaß. Der Tastsinn war ihr einziges Verständigungsmittel gegenüber der Welt. Zum Glück fand sich ein Arzt, der genügend Einfallsreichtum und Geduld besaß, um Laura allein mit Hilfe von Tastempfindungen beizubringen, sich mit den Menschen zu verständigen, sie lesen zu lehren und sie überhaupt zu einem mehr oder weniger normalen Menschen zu erziehen. Auf eine solche Methode wartet der Schimpanse noch.

Es bleibt immer noch zu untersuchen, in welchem Grade die psychischen Unterschiede zwischen Schimpanse und Mensch von biologischen Faktoren und in welchem Grade sie von sozialen Faktoren abhängig sind. Die Ähnlichkeiten sind in jedem Falle so zahlreich und so auffallend, daß die nahe Verwandschaft beider Formen nicht angezweifelt werden kann. Gleichzeitig können wir für alle weiteren Forschungen eins voraussagen: bisher erreichte der Schimpanse höchstens die geistige Entwicklung eines zweijährigen Kindes; bessere Erziehungsmethoden werden ihn vielleicht an das Niveau eines dreijährigen Menschen heranführen, keinesfalls wird der Schimpanse aber weiter vorrücken können. Es besteht nämlich zwischen dem Menschen und dem Schimpansen ein qualitativer biologischer Unterschied, der darauf beruht, daß der Mensch ein dreimal so großes Gehirn besitzt, und diesen Unterschied wird keine Methode auszugleichen imstande sein. Die Festlegung der natürlichen Grenzen der Fähigkeiten des Affenhirns gegenüber Tätigkeiten verschiedener Art aber wird viel Licht auf die Funktion unseres eigenen Gehirns werfen.

VIERTES KAPITEL

Die Versuche Köhlers

Die mit einer Gruppe junger Schimpansen auf einer Versuchsstation durchgeführten Versuche Köhlers haben die allgemeine Aufmerksamkeit der wissenschaftlichen Welt auf sich gelenkt und besitzen tatsächlich große theoretische Bedeutung. Sie zeichnen sich in bedeutendem Maße durch Freizügigkeit der experimentellen Methode aus. Die Versuchsstation befand sich auf der Insel Teneriffa im subtropischen Klima, in dem sich die Tiere ausgezeichnet fühlten. Die Schimpansen wurden nicht besonders erzogen oder dressiert, sondern man beobachtete gewöhnlich ihr Verhalten in verschiedenartigen Versuchssituationen, die Einfachheit der angewandten Methoden gestattete aber nur die Erforschung recht primitiver Reaktionsweisen. Dennoch verdienen die Resultate Beachtung und tragen bedeutend zur genaueren Charakteristik der Züge des Schimpansen bei. Man kann sich jedoch nicht mit allen theoretischen Erwägungen des Autors einverstanden erklären, was übrigens der Leser am besten beurteilen können wird.

Die Schimpansenkolonie bestand insgesamt aus 9 Exemplaren. Davon war nur das Weibchen namens Tschego ein erwachsenes Tier, die anderen waren 4—7 Jahre alt. Das waren: Grande, Konsul, Sultan, Tercera, Rana, Chica, Nueva und Koko, im ganzen 3 Männchen und 5 Weibchen. In Übereinstimmung mit allen anderen Forschern betont Köhler die sehr großen individuellen Unterschiede, die nicht geringer sind als die von Menschenkindern eines Alters. Nueva zeichnete sich z. B. durch ungewöhnliche Sanftmut, durch Anhänglichkeit und Ruhe aus; sie konnte stundenlang allein spielen, indem sie Sand aus einer Hand in die andere rinnen ließ. Sie war sehr begabt und löste die verschiedenartigen Aufgaben viel besser als die anderen. Mag sein, daß ihr ruhiges Temperament im Zusammenhang mit der Schwindsucht stand, an der sie in frühem Alter starb; und ihre Anhänglichkeit an den Aufseher und die Beschützer könnte man einfach Empfindsamkeit nennen. Koko war in jeder Hinsicht Nuevas Gegenteil. Allein sein Äußeres hatte etwas Komisches an sich. Dieses Geschöpf befand sich gewissermaßen im Zustand chronischer Entrüstung und hatte stets etwas einzuwenden. Entweder schmeckte das Essen nicht, dann ging jemand weg, mit dem Koko gerade spielen wollte, dann geschah wieder etwas anderes. In solchen Augenblicken warf sich Koko mit lautem Schreien auf die Erde, schlug mit voller Kraft mit den Fäusten dagegen und bekam oft Erstickungsanfälle vom Schreien. Jeder der 9 Schimpansen hatte sein charakteristisches Gesicht, das man im einzelnen leicht nach dem Intelligenzgrad eingliedern konnte. Man konnte von vornherein sagen, daß Sultan fast jede Aufgabe lösen werde, Rana auch die einfachsten Dinge nicht verstehen, Grande am besten Gebäude aus Kisten errichten können und Chica sich in sämtlichen Sportarten auszeichnen werde. Die Frage nach dem Intelligenzgrad der Schimpansen allgemein hat einen ziemlich relativen Wert, denn manche Schimpansen sind intelligent und andere stumpfsinnig. Die Unterschiedsbreite ist in dieser Hinsicht gewaltig.

Wir wollen einige typische Experimente Köhlers näher untersuchen. Ein Korb mit Früchten hängt, mit einem Stein beschwert, an einer langen Schnur. Man versetzt ihn in pendelnde Bewegung, während deren der Korb in einem bestimmten Augenblick neben einem der Gerüstbalken vorbeifliegt. Der Schimpanse beobachtet diese ganze Szene. Sobald er bemerkt, daß sich der Korb dem Balken nähert, sitzt er im Nu auf dem Balken und wartet mit ausgestreckten Armen auf den Korb. Diese Aufgabe bedeutet für das Tier kein Problem, es ist jedoch zweifelhaft, ob eine so leichte Lösung ein Zeichen für die Erfindungsgabe des Tieres sein kann. Köhlers Schimpansen haben einige Jahre ihres Lebens im Urwald zugebracht, und ihre vorher erworbenen Gewohnheiten sind unbekannt. Man kann sich sehr gut vorstellen, daß der Schimpanse in seinen natürlichen Lebensbedingungen oft mit einer solchen Situation zu tun hat. Das Tier sitzt z. B. auf einem Ast, und der mit Früchten beschwerte benachbarte Ast wiegt sich im Winde, wobei er sich nähert und dann wieder entfernt.

Im Zimmer befindet sich hoch oben ein Fenster mit verschlossenen Fensterläden. Der Autor führt Sultan herein, schiebt den Fensterladen zur Seite, wirft eine Frucht zum Fenster hinaus und schiebt den Fensterladen wieder vor. Sultan läuft momentan zur Tür, öffnet sie, läuft auf den Vorhof und sucht die Frucht auf der Erde unter dem Fenster. Die beigefügte Skizze illustriert den Weg, den das Tier genommen hat (Abb. 40). Der Schimpanse stürzt sich nicht blind zum Fenster hinter der Frucht her, sondern läuft in die entgegengesetzte Richtung: sein Verhalten läßt auf ein Verständnis der Situation und die Voraussicht der Folgen schließen. Auch eine solche Situation ist unter natürlichen Bedingungen leicht zu denken. Das ist keine besonders große Leistung, denn ein Hund löst die analoge Aufgabe mühelos.

Eine Reihe von Versuchen ist dem Heranziehen einer Frucht mittels eines darangebundenen Fadens gewidmet. Der Schimpanse sitzt im Käfig, ist etwas ausgehungert, besitzt jedenfalls guten Appetit. Außerhalb des Käfigs liegt eine Banane auf dem Fußboden. Von der Frucht führen Fäden zum Käfig, von denen einige an der Frucht angebunden, andere zum Schein da sind. Die Anordnung können wir in Abb. 41 sehen. Die Fäden sind ungefähr 1 m lang. Nach kurzer Betrachtung der Lage zieht Sultan in der auf der Abbildung gezeigten Reihenfolge an den Fäden.

Obgleich die Versuche Sultans chaotisch erscheinen, liegt darin ein bestimmtes System. In den 5 verschiedenen Anordnungen zieht Sultan zuerst an dem Faden, der auf kürzestem Wege zur Frucht führt oder neben der Frucht verläuft. Das Tier begreift zweifelsohne, daß ein Zusammenhang zwischen Faden und Frucht besteht und zieht ohne Zögern. Seine Reaktion ist jedoch so schnell, daß Sultan es einfach nicht schafft, zu

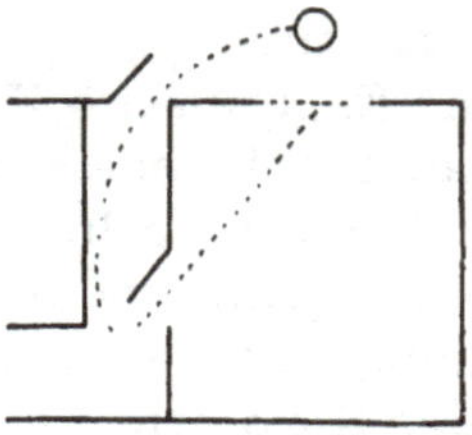

Abb. 40. Köhlers Versuch mit Umgehung. Die punktierte Linie bezeichnet den Weg des Schimpansen

bemerken, welcher Faden die Frucht berührt und welcher nicht. Das Verhalten des Schimpansen hängt sehr davon ab, wie nahe der falsche Faden an der Frucht liegt. Wenn seine geringste Entfernung von der Frucht 15 cm beträgt, dann zieht Sultan langsam und ungern, als hätte er nicht die Gewißheit, daß daraus etwas werden würde. Wenn dagegen der Faden dicht an der Frucht vorbeiläuft, dann zieht er heftig an dem

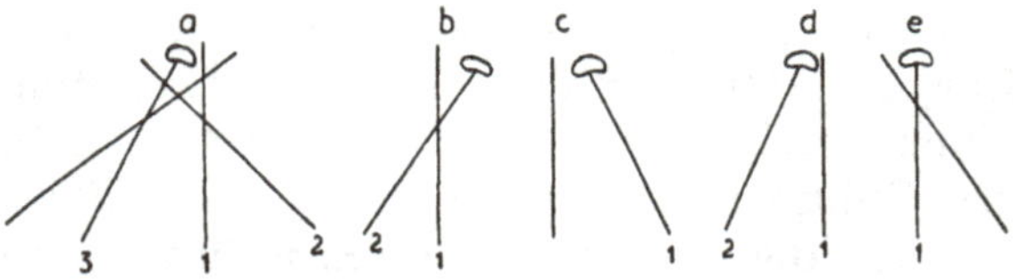

Abb. 41. Köhlers Versuch mit Heranziehung einer Banane mittels eines Fadens. Die Zahlen geben die Reihenfolge der Griffe an

Faden. Es spricht hier noch ein anderer Umstand mit. Sultan ist Rechtshänder, was in den verschiedensten Situationen zutage tritt. Auch in diesem Falle ergreift er den Faden immer mit der rechten Hand. Wir sehen auch am Schema, daß Sultan viermal zuerst den Faden ergriff, der auf der rechten Seite der ganzen Anordnung liegt.

Diese Interpretation Köhlers scheint nicht überzeugend zu sein. Es ist möglich, daß Sultan aus diesem oder jenem Grunde die Fäden nicht sehen konnte. Die Fäden waren z. B. zu dünn, das Licht zu schwach, Sultan hatte schwache Augen usw. Wie wir später sehen werden, lösten in den Versuchen Roginskis niedere Affen, die offenkundig in bezug auf Intelligenz hinter den Schimpansen zurückstehen, ähnliche Aufgaben fehlerlos. Übrigens ist es keine Situation, die dem Tiere unbekannt wäre. Im Urwald muß es öfter vorkommen, daß ein Ast mit Früchten herangeholt werden muß, wobei an einem dünnen Zweig zu ziehen ist. Das Tier muß sich orientieren, welche Zweige zum Ziel führen und welche zufällig im Dickicht verflochten sind. Rubinstein bemerkt mit Recht, daß Köhler in diesem Falle die Fähigkeiten des Schimpansen unterschätzt.

Wenn die Frucht so weit entfernt liegt, daß sie mit der Hand nicht erreicht werden kann, bedient sich der Schimpanse eines Stockes. Wenn der Stock danebenliegt, hat das Tier keine Schwierigkeiten damit nach der Frucht zu langen. Wenn der Stock aber hinten im Käfig liegt und man sich vom erstrebten Ziel abwenden muß, um den Stock zu erlangen, dann stellt sich die Lösung nicht sofort ein, sondern erst nach längerer Zeit, als ob sich das Tier überlegt und sich umgeschaut hat. In einer solchen Situation beachtet Tschego den Stock überhaupt nicht, dafür holt sie aus dem anliegenden Schlafzimmer eine Decke, schlägt damit zu und treibt die Frucht so nahe heran, daß sie mit der Hand danach greifen kann. Wenn bei diesen Versuchen die hochspringende Banane auf das Ende der Decke fällt, ändert Tschego sofort ihr Verfahren und zieht die Decke langsam und vorsichtig heran, bis die Banane in Reichweite ist. Koko benutzt zum Heranziehen der Frucht ein Stück Pappe, einen Zweig oder Ast, ein Stück Draht, eine alte Hutkrempe. In solchen Fällen haben wir es noch mit einem äußerst primitiven Gebrauch von Werkzeugen durch das Tier zu tun. Vermittels eines fremden Gegenstandes verlängert der Schimpanse seinen Arm. Auch diesmal fällt es schwer zu entscheiden, in welchem Grade das Verfahren des Tieres das Ergebnis seiner individuellen Erfindungsgabe ist und wann es sich auf Gewohnheiten, die im früheren Leben, sei es durch Nachahmung fremder Vorbilder, erworben sind, zurückführen läßt. Die größte Vielfalt im Gebrauchen verschiedener Gegenstände zum Heranziehen der Frucht zeigte Tschego, die ein erwachsenes Exemplar war und mehr Gelegenheit zum Erwerben verschiedenartiger Gewohnheiten hatte.

Eine ganze Gruppe von Versuchen betrifft das Bauen mit Kisten. Prinzip ist, daß eine Frucht hoch oben aufgehängt wird, außerhalb der unmittelbaren Reichweite des Affen, und irgendwo in der Ecke des Käfigs eine Holzkiste steht. Das Tier muß die Kiste unter die Frucht schieben, hinaufklettern und sich die Belohnung holen. In einem komplizierteren Fall können mehr Kisten — bis zu 4 — da sein, aus denen eine Pyramide gebaut werden muß, von deren Gipfel dann die Frucht erreichbar wird. In einer solchen Situation schiebt Sultan nach einigen erfolglosen Versuchen, die hoch oben hängende Banane, vom Fußboden zu erreichen, plötzlich die in geringer Entfernung stehende Kiste in Richtung der Frucht, aber nicht direkt unter sie, stellt sich auf den Rand der Kiste und holt sich die Belohnung durch Hochspringen. Dies ist eine für die Affen sehr charakteristische angenäherte, ungenaue Lösung. Wenn

Sultan die Kiste noch einen Meter weiter geschoben hätte, hätte er die Frucht mühelos, ohne springen zu müssen, pflücken können. Dennoch genügt diese Lösung vom Standpunkt des Schimpansen.

Lehrreich sind die Fehler und Mißerfolge Kokos. Er versucht es zunächst ebenfalls, durch mehrfaches Hochspringen vom Fußboden zum Ziel zu kommen, was mehrere Minuten dauert und keinen Erfolg zeitigt. Nach einer gewissen Zeit nähert sich Koko der Kiste, hält dabei seinen Blick auf die an der Decke hängende Banane gerichtet und schiebt die Kiste sehr sanft in Richtung der Frucht, so sanft, daß sich die Kiste nicht von der Stelle rührt. Koko entfernt sich, kehrt wieder zurück und, stets den Blick auf das Ziel gerichtet, rückt er die Kiste zum zweiten Male an. Das wiederholt sich noch einmal, und im Ergebnis rückt die Kiste ungefähr um 10 cm zum Ziel vor. In diesem Augenblick fügt der Beobachter ein Stück Apfelsine zur Banane hinzu, um den Schimpansen mehr anzuspornen. Sofort ist Koko bei der Kiste, schiebt sie ungefähr 3 m weiter direkt unter das Ziel, besteigt sie und holt sich die Belohnung. Der Versuch dauerte 15 Minuten. Man kann sagen, daß die Banane allein ein zu schwacher Reiz für Koko gewesen ist. Man kann jedoch das Verhalten des Affen auch anthropomorph, dafür aber sinnfälliger, ausdrücken: Koko „wußte" von Anfang an, was getan werden mußte, es „lohnte" sich aber nicht für ihn. Nach einigen Minuten wurde der Versuch wiederholt, die Frucht aber an einer anderen Stelle der Decke aufgehängt. Wiederum springt Koko vom Fußboden auf, dann schiebt er die Kiste zum Ziele hin, hält aber etwas zu früh an und steht hilflos da. Plötzlich beginnt Koko, seine Empörung an der Kiste auszulassen, schlägt mit den Fäusten dagegen und stößt sie mit den Beinen, schiebt sie aber nicht näher heran und bekommt die Banane nicht. Am folgenden Tage beachtet Koko in der gleichen Situation die Kiste fast nicht mehr, versucht dagegen, die Frucht mit Hilfe von verschiedenen Gegenständen, darunter einem alten Schuh, zu erreichen. Nach weiteren 2 Tagen versucht es Koko wieder mit verschiedenen Gegenständen, setzt sich dann auf die Kiste und beginnt darauf im Spiel hochzuhüpfen, ohne das Ziel zu beachten. Wieder nach zwei Tagen wurde ihm die Kiste fast direkt unter die Banane gestellt, so daß ein nur leichtes Stoßen genügte, um die Frucht zu erreichen. Der Schimpanse besteigt zwar die Kiste und versucht, wenngleich erfolglos, sich die Belohnung zu holen, er rückt die Kiste aber nicht näher heran. Nach den folgenden 5 Tagen blieb die Aufgabe immer noch ungelöst, Koko aber war sehr ärgerlich und suchte sich an der Kiste zu rächen. Es vergingen weitere 9 Tage. Nach verschiedenen Versuchen schob Koko plötzlich die Kiste richtig unter die Frucht und pflückte diese. Das war am 19. Tage nach der ersten Lösung. In späteren Versuchen bediente sich Koko zwar der Kiste, es gelang im jedoch nie, die Aufgabe sofort zu lösen.

Es ist nicht leicht, das Verhalten des Tieres zu interpretieren. Die erste Lösung war zu zweckmäßig und kompakt, als daß sie eine Sache des Zufalls hätte sein können, das Anschauen der Frucht aber und das gleichzeitige Stoßen der Kiste in der zweckmäßigen Richtung zeigt, daß Koko von Anfang an den Zusammenhang zwischen Kiste und Ziel erfaßt hatte. Weshalb er sein erstes Verhalten in den folgenden Versuchen so schlecht ausgenutzt hat, ist sehr schwer zu entscheiden. Es mußten irgendwelche hemmende Faktoren gewirkt haben, deren Natur aber unbekannt ist. Vielleicht hatte sich Koko beim erstenmal gestochen oder die Anstrengung war zu groß für ihn. Jedenfalls liegt eine gewisse Logik im Benehmen des Affen; die Wutausbrüche bezeugen, daß Koko das Vorhandensein eines Zusammenhangs zwischen Kiste und Banane begreift. Es muß gesagt werden, daß Sultan seine erste Erfahrung in den späteren Versuchen ausgezeichnet verwertet hat.

Diese Kistenversuche bringen etwas Neues; denn man kann schwerlich annehmen, daß unter natürlichen Lebensbedingungen des Schimpansen das Suchen nach einem Gegenstand, um ihn als Schemel zu benutzen, jemals notwendig sein könnte. Eher haben wir es hier mit einer primären Erfindungsgabe des Tieres zu tun, das mit größeren Möglichkeiten ausgestattet ist, als dies in seinem gewöhnlichen Leben notwendig ist. Wenn die Kiste direkt unter der Frucht steht, dann bereitet das Besteigen der Kiste und Abpflücken der Belohnung dem Tier keine Schwierigkeit, und die Lösung erfolgt stets augenblicklich. Wenn sich die Kiste jedoch nicht im gleichen Gesichtsfeld wie die Frucht befindet, erfolgt die Lösung nach einer bestimmten Zeit, wobei der Lösung Suchen und Umherblicken vorangehen.

Sultan lernte unerwartet, sich der Menschen als eines Mittels zum Erreichen der Frucht zu bedienen. Wenn Köhler unter einer hoch oben hängenden Banane vorbeiging, kletterte ihm Sultan rasch auf die Schulter und erreichte von dort bequem die Frucht. Später faßte er ihn an der Hand und zog ihn gewaltsam unter die Frucht und geriet in Wut, wenn er zurückgestoßen wurde. Nach einer gewissen Zeit erlernten alle Schimpansen der Kolonie die Kunst, aufeinander zu klettern, so daß sich manchmal unter der Banane ein großer Auflauf bildete und Schlägereien ausgetragen wurden. Einmal blieb der Aufseher unter der Banane stehen, und als Sultan auf seine Schulter geklettert war, kauerte er sich nieder, so daß der Schimpanse die Frucht nicht erreichen konnte. Da stieg der Schimpanse wieder klagend auf den Boden herab, faßte den Aufseher am Gesäß und begann ihn laut stöhnend in die Höhe zu drücken.

Sultan führte die Mode der Springstangen ein, was anfänglich nur Spiel war, später aber nützlichen Zwecken zu dienen begann. Das sieht etwas anders als beim menschlichen Leichtathleten aus. Der Schimpanse stellt den Stab senkrecht auf, klettert schnell an ihm hoch, wobei er mit Händen und Füßen balanciert. Meister in dieser Kunst wurde bald Chica, die überhaupt eine sehr große Vorliebe für Sport besaß. Sie konnte auf einen 4 Meter langen Bambusstab klettern, bevor dieser wieder umfiel. Das war eine der erfolgreichen Methoden, eine hochhängende Frucht zu erreichen, die Chica im Vorbeifliegen erfassen konnte. Der Sprung war manchmal so hoch, daß Chica, wenn sie auf festen Boden niederfiel,

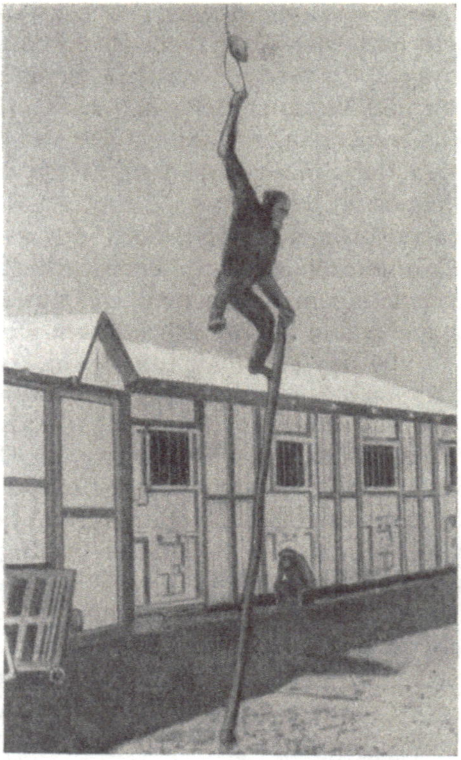

Abb. 42. Chica macht einen Stabhochsprung beim Pflücken einer Frucht

wie zerschlagen wegging. Chica gewann ihren Bambusstab sehr lieb und trennte sich nur selten von ihm (Abb. 42). Beim Essen legte sie gewöhnlich den Bambusstab neben sich und entfernte sich von Zeit zu Zeit, um einige „uneigennützige“ Sprünge zu machen und dann wieder zum Essen zurückzukehren.

Die Bewohner der Kolonie bedienten sich des Stockes zu verschiedenen Zwecken. Als einer der Schimpansen mit dem Stock durch das Gitter, das den Hof umgab, nach grünen Zweigen langte, beschädigte er dieses. Das Loch wurde sofort mit dem Stock erweitert und die Schimpansen krochen da hindurch ins Freie, um übrigens später freiwillig wieder zur

Kolonie zurückzukehren. Auf dem Spielgelände befand sich ein Kanalisationsloch, das mit einem Holzdeckel mit Griff verdeckt war. Die Schimpansen lernten, den Deckel mit einem Stock anzuheben, indem sie ihn als Hebel ganz nach Menschenart benutzten, und schleckten das schmutzige Wasser. Der Stock wird ferner zum Bohren in der Erde benutzt, was der Schimpanse mit großer Ausdauer tut. Er hält den Stock mit beiden Händen, hilft dabei noch mit den Zähnen nach, und drückt oft mit dem Fuß auf das Stockende wie auf einen Spaten. Das Wühlen mit dem Stock ist nicht nur ein Spiel, es dient auch zum Ausgraben frischer Pflanzenwurzeln, die die Schimpansen gern fressen. In dieser Kunst zeichnet sich Tschego, das erwachsene Weibchen, aus. Diese Tatsache gibt zu denken, denn es ist möglich, daß die Schimpansen auch in der freien Natur während der Trockenperiode feuchte Wurzeln mit einem Stock ausgraben. Diese Fähigkeit konnte Tschego bereits in fertiger Form in die Kolonie gebracht haben. — Der Stock dient auch zur Verteidigung und zum Angriff. Eine Eidechse oder ein Frosch, die sich auf dem Platz verirren, werden von den Schimpansen mit Stöcken totgeschlagen. Keiner berührt sie mit der Hand, und bei der geringsten Bewegung ihres Opfers springen alle zurück. — Schließlich dient der Stock zur Säuberung des Körpers. Wen ein Schimpanse in eine Schlammpfütze hineintritt, dann tritt er mit der beschmutzten Extremität so lange nicht auf, bis er sie gereinigt hat, wozu er gern einen Stock benutzt.

Zum Spiel dienen Strohhalme und Stäbchen. Der Schimpanse taucht einen Strohhalm in Wasser und leckt ihn immer wieder ab. In einen Trog mit Trinkwasser wurde Rotwein hinzugegossen. Die Schimpansen begannen auf gewohnte Art zu trinken, aber offensichtlich erschien ihnen das Getränk zu scharf. Da nahm jeder einen Strohhalm, steckte ihn in den Trog und leckte ihn ab.

Sehr interessant sind die verschiedenen Moden, die als Folge der Erfindung irgendeines Schimpansen in der Kolonie entstehen, aber stets früher oder später anderen Moden weichen. Die Erfindung eines Tieres wird von den anderen nachgeahmt. Außerhalb der Umfriedung des Platzes führte ein Ameisenweg ganz dicht am Zaunnetz entlang, auf dem die Ameisen hin- und herliefen. Einer der Schimpansen steckte einen Finger in den Weg, und offenbar hatte ihn eine Ameise gebissen. Er steckte also den Finger in den Mund und zerbiß die Ameise. Bekanntlich hat eine zerbissene Ameise einen leicht säuerlichen Geschmack, was jeder Dorfbursche weiß. Der Schimpanse nahm einen Strohhalm, setzte ihn zwischen die Ameisen, und als einige auf den Strohhalm gekrochen waren, fraß er sie auf. Der beleckte Strohhalm kehrte wieder zu den Ameisen zurück, und da er vom Speichel feucht war, setzten sich die Ameisen an seinem Ende fest. Der Schimpanse stopfte sie sich wieder in den Mund. Sehr bald interessierten sich die anderen Schimpansen dafür, und in kurzer Zeit konnte man die ganze Gesellschaft beobachten, wie sie am Zaun mit ihren Strohhalmen hingekauert saß, die Ameisen fing und sie auffraß. Diese Mode dauerte eine Zeitlang, hörte aber später auf.

Eine andere Mode war das Spielen mit Hühnern. Wenn die Schimpansen Brot am Zaun aßen, sammelten sich hinter dem Netz die Hühner des Nachbarn an und pickten die Krümmel auf. Die Affen interessierten sich für die Hühner und saßen oft an der Umfriedung. Ein Schimpanse streckte die Hand mit Brot durch das Netz aus, und wenn ein Huhn nach dem Brot picken wollte, zog er die Hand rasch zurück. Ein solches Spiel wiederholte sich bis zu fünfzigmal hintereinander. Nur Rana bildete eine Ausnahme. Sie fütterte die Hühner wirklich, ohne die Hand zurückzuziehen und sah sich die Vögel an. Das Spiel nahm sehr bald einen boshafteren Charakter an. Das Huhn wurde mit Brot gelockt, und wenn es herbeigelaufen war, stach es der Schimpanse mit einem vorher zurechtgelegten Draht in die Seite. Manchmal spielten auf diese Weise zwei Affen, indem sie sich in die Rollen teilten: der eine lockte und der andere stieß zu.

Gewisse Zeit hindurch herrschte die Gewohnheit, verschiedene Gegenstände, am häufigsten Steine, zu werfen. Anfangs war das Werfen sehr unbeholfen, doch später war Chica, die sich überhaupt durch hervorragende Koordination der Bewegungen auszeichnete, in dieser Kunst sehr geübt und zeigte eine immer größere Sparsamkeit in der Bewegung und eine immer größere Treffsicherheit des Wurfes.

Auf den Platz wurde ein Eimer mit Kalk zum Weißen der Wände gebracht. Einer der Schimpansen griff mit der Hand in den Eimer, nahm ein Stück Kalk heraus und zerbiß es. Offenbar schmeckte ihm der Kalk nicht, denn er spie ihn aus und wischte den Mund mit dem Handrücken ab. Auf den schwarzen Haaren seiner Hand blieb eine weiße Spur zurück. Das war der Anfang einer neuen Mode. Alle Schimpansen begannen, ihre Extremitäten und den ganzen Körper sowie alle Gegenstände ihrer Umgebung mit Kalk zu bemalen. Wie jede Mode mußte auch diese in Kürze weichen.

Dauernde Mode der Schimpansen ist das Sichschmücken mit verschiedenen Gegenständen. Alle Gegenstände mit langen und schwankenden Enden muß sich der Schimpanse um den Hals legen, wobei er oft den Schmuck mit den Zähnen oder dem Kinn festhält und damit in der Runde stolziert. Sultan ging mit einer Konservenbüchse zwischen den Zähnen einher, und die Athletin Chica schleppte einen Stein von mehreren Kilo Gewicht auf dem Rücken! Ein so geschmücktes Tier „paradiert" offensichtlich, es schreitet umher und stampft dabei rhythmisch, während die anderen ihm dabei zusehen.

Die geschilderten Moden sind besonders im Hinblick darauf interessant, daß die einen Exemplare die „Erfindung" der anderen nachahmen. Die Frage der Nachahmung bei den Affen war seit Erscheinen der Arbeiten THORNDIKES, der den Affen die Nachahmungsfähigkeit absprach, Gegenstand vieler Diskussionen. Die Beobachtungen Köhlers weisen jedoch in Übereinstimmung mit vielen anderen Autoren das Bestehen eines ausgesprochenen Nachahmungstriebes nach. Wir werden auf diese Frage noch später zurückkommen.

Weiter oben wurde bereits mehrfach vom Gebrauch von Werkzeugen durch die Schimpansen gesprochen, die sich mit fremden Gegenständen beim Erreichen erstrebter Objekte aushelfen. Das Tier vermag jedoch noch einiges mehr. Es kann sich manchmal das fehlende Werkzeug selbst anfertigen. Wenn eine Frucht auf dem Fußboden liegt, die vom Affen durch das Gitter getrennt und unmittelbar nicht erreichbar ist, so sucht Sultan umher, findet das Gerät zum Reinigen der Füße, das aus einigen durch Hölzchen verbundenen Stahlruten besteht, reißt eine der Ruten mit großer Mühe ab und holt damit die Frucht. Das Verfahren des Tieres ist erst in seiner Gesamtheit zweckmäßig, in seine Teile zerlegt erscheint es chaotisch, denn Sultan läuft in die der Frucht entgegengesetzte Richtung, wobei er sich 10 Meter vom Ziel entfernt.

Interessant ist folgende Beobachtung: Außerhalb des Käfigs liegt auf dem Fußboden eine Frucht, im Käfig befindet sich ein trockenes Bäumchen. Sultan bricht sofort einen Ast davon ab und zieht die Frucht damit heran. Grande schafft das nicht beim ersten Mal. Beim zweiten Mal versucht sie, die Frucht mit einem Lappen, einem Eisenstab und einem Stein heranzuholen. Nachdem dies jedoch zu keinem Erfolg geführt hat, bricht sie einen Ast vom Bäumchen ab und holt sich die Belohnung. Tschego versucht in derselben Situation, das ganze Bäumchen zu benutzen, das sie jedoch nicht durch die Gitterstäbe hindurchbekommt. Da löst Tschego das Problem auf völlig unerwartete Weise. Sie versucht sich die Frucht mittels eines Strohbündels zu holen, das zu diesem Zweck vollkommen ungeeignet ist, denn es biegt sich nach allen Seiten. Das Tier faßt jedoch das Bündel mit seinen Zähnen in der Mitte, legt es zweifach zusammen, so daß der Steifegrad erheblich erhöht wird, und mit diesem so angefertigten Werkzeug holt sie die Frucht heran. Ein andermal legt Tschego das Bündel sogar vierfach zusammen, dadurch wird aber das Bündel zu kurz. Schließlich bricht Tschego wie auch die anderen Affen einen Zweig vom Bäumchen ab und holt sich die Banane.

Man reicht Sultan ein Stück Draht, der oval gebogen und zu kurz war, als daß man die Frucht damit hätte erreichen können. Sultan zog mit Händen und Zähnen an dem Draht, bog ihn teilweise gerade und holte sich mit dem so verlängerten Werkzeug die Belohnung. Wie gewöhnlich ist es nur eine angenäherte Lösung, denn das Tier biegt den Draht nur teilweise gerade. Dennoch erreicht es sein Ziel.

In der Literatur ist die Epopöe der Stockverlängerung berühmt. Chica ist dabei, mittels eines Stockes eine außerhalb des Käfigs liegende Frucht heranzuziehen, der Stock ist jedoch zu kurz. Da greift sie einen anderen, der kürzer als der erste ist, setzt beide, den einen als Verlängerung des anderen gedacht, zusammen, wobei sie beide mit der Hand an der Bruchstelle festhält und versucht, damit die Frucht zu erreichen. Die Lösung ist unsinnig, denn tatsächlich ist der Stock überhaupt nicht verlängert worden. Jedoch liegt in dieser Verfahrensweise ein bestimmter Keim zur Lösung, was aus dem Verhalten der anderen Exemplare hervorgeht. Rana verfährt analog. Sie übt sich seit gewisser Zeit im Springen mit einem Stock und erreicht auf diese Weise hochhängende Früchte, sie kann aber nicht lernen, mit dem Stock nach dem Ziel zu langen. Sie bleibt ihrer einmal gewählten Methode treu und versucht auf jeden Stab zu klettern. Sie stellt sogar einen Stock von 30 cm Länge mit dem Schaft auf den Fußboden und hebt das Bein, wobei sie auf seine Spitze zu klettern versucht. Dann nimmt sie einen zweiten kurzen Stock, stellt diesen senkrecht auf den anderen, so daß beide wie ein Stock von doppelter Länge aussehen, hält die Verbindungsstelle mit der Hand fest und versucht wieder, darauf zu klettern. Daß diese unbeholfenen Versuche jedoch der Anfang einer möglichen Lösung sein können, beweist das Verhalten Sultans. Sultan bekommt zwei kurze Bambusstäbe, ziemlich weit vom Käfig entfernt liegt eine Frucht auf dem Fußboden. Nach vergeblichen Bemühungen, sie mit dem zu kurzen Stock zu erreichen, begeht Sultan eine sinnlose Handlung: er zieht die in der Nähe stehende Kiste an das Käfiggitter der Frucht gegenüber heran und erschwert sich seine Aufgabe dadurch noch mehr. Das Tier scheint nach dem Grundsatz zu handeln, daß „etwas getan werden müsse“. Seine Absicht, die Frucht zu erreichen, ist jedenfalls nicht zu bezweifeln. Einen Augenblick später schiebt Sultan den einen Stock möglichst weit hinter das Gitter, und zwar senkrecht zu diesem, legt ihn auf den Boden und schiebt ihn mit dem anderen Stock sachte zur Frucht hin, wobei er sehr sorgfältig vorgeht, bis der erste Stock die Frucht berührt hat. Das Tier kann den ersten Stock mit der Hand nicht mehr erreichen. Man gibt ihm den Stock wieder zurück. Nach einer Weile steckt der Beobachter seine Fingerspitze in die Bambusöffnung. Sultan reagiert nicht darauf und schiebt wie vorher den einen Stock mit dem anderen. Nach einer Stunde sitzt Sultan auf der Kiste und spielt mit den Bambusstäben, wobei er in jeder Hand einen hält (Abb. 43). Plötzlich schiebt er während des Spiels das Ende des dünneren Stabes in die Öffnung des dickeren, springt von der Kiste und läuft, um das verlängerte Werkzeug auszuprobieren. Jedoch fallen die unachtsam zusammengesetzten Stäbe auseinander. Der Schimpanse schiebt noch einmal den einen Stock in den anderen, tut dies aber sorgfältiger und gewinnt schließlich die Frucht. Es ist interessant, daß Sultan jetzt einige Früchte mit dem verlängerten Stock heranzieht, sie aber nicht frißt, sondern noch vorher einige gleichgültige Gegenstände heranzieht. Seine „Erfindung“ gefällt ihm anscheinend.

Wir haben ein klassisches Beispiel der Lösung eines Problems durch das Tier vor uns. Schon das Schieben des einen Stockes durch einen anderen war ein gewisser Einfall, der zwar mechanisch unsinnig ist und nicht zum Ziel führt, aber optisch richtig ist, denn Sultan schuf ein gewisses Bindeglied zwischen sich und der Frucht, konnte in gewissem Maße die Frucht in seine Hand bekommen, sie berühren und sie leicht bewegen. Ich erinnere daran, das Chica und Rana die Aufgabe des Stockverlängerns ebenfalls optisch richtig, jedoch mechanisch widersinnig gelöst haben. Es ist möglich, daß sich Sultan an die ihm gezeigte Öffnung im Bambusstock erinnert hatte, vielleicht hat er aber beide Bambusstücke zufällig verbunden. Wichtig ist etwas anderes: sobald beide

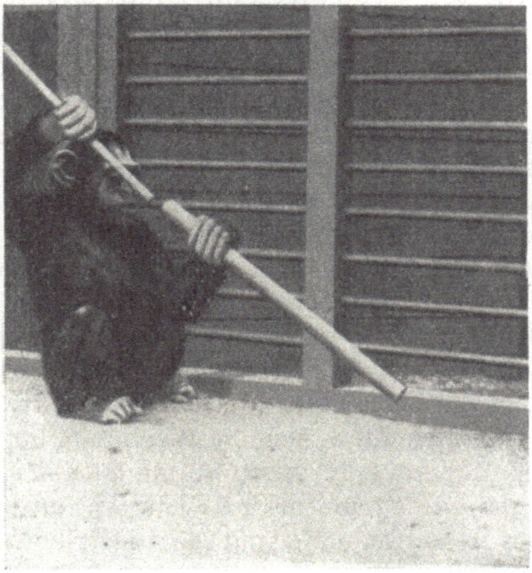

Abb. 43. Sultan fügt zwei Bambusstäbe zusammen

Bambusstäbe verbunden worden waren, lief Sultan fort, um sein neues Werkzeug auszuprobieren, d. h. er hatte begriffen, daß eine gewisse Vervollkommnung stattgefunden hatte. Dennoch scheint Köhler die Fähigkeiten des Schimpansen etwas zu überschätzen. Das Verfahren des Tieres ist tatsächlich primitiver als es Köhler annimmt, obgleich das Vorhandensein einer erheblichen Dosis an Erfindungssinn beim Schimpansen nicht abgeleugnet werden kann. Es ist auch kein Zufall, daß gerade Sultan die Aufgabe gelöst hat, Rana und Chica das jedoch nicht tun konnten. In allen Aufgaben steht Sultan an erster Stelle und hinsichtlich seiner Orientierungsfähigkeit unbestritten über den anderen Schimpansen der Kolonie. In weiteren Versuchen gab man Sultan drei Bambusstäbe, die ineinander paßten. Nach einigen Versuchen setzte der Schimpanse die drei Stäbe zusammen und erreichte die weit entfernt liegende Frucht. Beim Heranziehen der Banane wurde der so lange Stock unbequem, so daß Sultan ihn auf dem Rückweg wieder in seine einzelnen Bestandteile zerlegte. Einmal wurden Sultan 2 Bambusstäbe gereicht. Das Tier nahm eine von ihnen in die eine Hand, den anderen in die andere und hob sie beide, um sie zusammenzusetzen. Jedoch fügte Sultan die Stäbe nicht zusammen, sondern drehte den dickeren Stab um, sah sich sein anderes Ende an und warf schließlich beide Stöcke auf den Fußboden. Es hatte sich erwiesen, daß der dickere Bambusstab an beiden Enden verschlossene Knoten hatte. Als man ein Ende abgesägt hatte, setzte Sultan beide Stöcke richtig zusammen.

Somit liefern die Experimente mit dem Anfertigen von Werkzeugen trotz gewisser Vorbehalte hinsichtlich ihrer Interpretation einen sicheren Beweis für den Erfindungsgeist des Tieres. Man kann sich unmöglich vorstellen, daß in den natürlichen Lebensbedingungen des Schimpansen das Zusammensetzen von Stäben jemals notwendig oder möglich sein könnte. Im Versuch zeigt das Tier eine größere Skala seiner Fähigkeiten, als es in der freien Natur möglich ist.

Weitere Versuche wurden der Beseitigung von Hindernissen gewidmet. Das Ziel hängt hoch oben, in einer gewissen Entfernung steht eine Kiste, die mit drei großen Steinen beschwert ist. Sultan versucht erfolglos, die Kiste unter die Frucht zu schieben, seine Kräfte lassen ihn im Stich. Er nimmt einen Stein heraus und versucht wieder mit ganzer Kraft zu ziehen. Als auch diesmal der Erfolg ausbleibt, wirft er den zweiten Stein heraus und schleppt die Kiste, ohne auf den dritten Stein zu achten, mit Mühe unter die Frucht, womit er sich die Belohnung holt. Bei der vierten Wiederholung des Experiments wirft Sultan alle drei Steine aus der Kiste heraus. Liegen vier Steine in der Kiste, entfernt Sultan alle. Das Handeln des Tieres ist konsequent, und die angenäherte Lösung geht in eine vollkommene über.

Chica enttäuscht in derselben Situation völlig. Sie zieht mit ganzer Kraft und versucht sogar nicht einmal, die Steine zu entfernen. Grande nimmt einen Stein aus der Kiste heraus, jedoch nicht, um diese leichter zu machen, sondern um ihn als Podest unter der hängenden Frucht zu benutzen. Der Stein ist hierfür zu niedrig, und Grande versucht nicht einmal, ihn zu besteigen. Sie kehrt wieder zur Kiste zurück, und nur dank ihrer großen physischen Kraft (Grande war die stärkste von allen jungen Exemplaren) gelingt es ihr schließlich, sie unter die Frucht zu rücken. Den Zusammenhang zwischen den in der Kiste liegenden Steinen und der Schwierigkeit, die Kiste zu bewegen, hatte Grande nicht erfaßt. Man kann ihr in diesem Versuch wenigstens zugutehalten, daß sie den allzu niedrigen Stein erst nicht zu besteigen versuchte. Darin liegt eine gewisse Fähigkeit, eine Situation richtig einzuschätzen.

Wenn die Belohnung sehr hoch hängt und der Schimpanse eine Pyramide aus mehreren Kisten bauen muß, um sie zu erreichen, kann der Bauprozeß sehr verschieden verlaufen. Am besten kann Grande bauen, die von allen Affen der Kolonie die geduldigste ist und sich durch das Einstürzen des Baus nicht abschrecken läßt (Abb. 44). Konsul, der jüngste der ganzen Gesellschaft, baute überhaupt nicht, Tercera und Tschego bauten recht ungeschickt. Sultan, der zwei Kisten zum Zusammenstellen hatte, zog beim ersten Mal die größere von ihnen unter die Frucht, ergriff nach einer Weile die kleinere und lief dabei umher, wobei er mit der Kiste gegen alles mögliche stieß und an ihr seine Wut ausließ. Ebenso wie Koko „ahnte" Sultan gewissermaßen in einem seiner vorherigen Experimente den Zusammenhang zwischen der kleineren Kiste und dem Problem, zeigte jedoch nicht, daß er die Situation verstanden hatte. Wie gewöhnlich kam die Lösung ganz plötzlich. In einem gewissen Augenblick blieb Sultan stehen, setzte die kleine Kiste auf die größere, kletterte hinauf und riß die Frucht herab. Beim zweiten Mal baute er die Pyramide sofort, doch hing das Ziel zu hoch, was ihn für gewisse Zeit unlustig stimmte. Um dies zu überwinden, wurde die Frucht niedriger gehängt, die beiden Kisten zusammengestellt und Sultan gestattet, die Frucht abzureißen. Beim nächsten Mal baute Sultan sofort richtig, jedoch nicht unter der Frucht, sondern an der Stelle, wo die Frucht beim letzten Mal gehangen hatte! Man muß im Verhalten des Tieres stets mit Überraschungen rechnen. Sultan machte noch einige Tage hindurch Fehler, baute unachtsam, so daß ihm der Bau einstürzte. Schließlich erlangte das Tier darin jedoch Vollkommenheit und baute sofort fehlerlos.

Das Gefühl für die Statik des Baus ist beim Schimpansen sehr schwach, die Kisten werden oft so unachtsam zusammengestellt, daß sich ein Mensch niemals entschließen würde, ein solches schwankendes Gerüst zu besteigen. Doch wird die mangelhafte Statik des Baus vom Tier durch die vortreffliche Statik des eigenen Körpers, durch einen ausgezeichnet funktionierenden Gleichgewichtssinn, der bei einem Tier, das auf Bäumen lebt, notwendig und verständlich ist, wettgemacht. Dazu muß noch die unwahrscheinliche Geduld gerechnet werden (Grande), die es gestattet, stabile Anlagen gewissermaßen zu selektionieren und auszuprobieren. Chica stellt eine leere Kiste mit der Wand nach oben, stellt einen Stab an ihrer Kante senkrecht auf und versucht daran hochzuklimmen. Die Aufgabe scheint statisch unmöglich zu sein. Doch ist Chica ein so vortrefflicher Akrobat, daß sie die Frucht auch auf diese Weise sicher holen würde, wenn man ihr Gelegenheit für ein entsprechendes Training gäbe. Der Schimpanse stellt auch die Leiter für unsere menschlichen Begriffe viel zu steil an die Wand. Dennoch kann er auf ihr klettern, ohne herunterzufallen. Diese Eigenschaft des Tieres muß natürlich beachtet werden, wenn man die Vollkommenheit der vom Schimpansen errichteten Bauten richtig bewerten will.

Oft konnte man beobachten, wie mehrere Schimpansen gemeinschaftlich bauten. Jeder brachte sein Material mit sich, eine Kiste, einen Stab, ein Brett u. ä., jeder beteiligte sich an der Arbeit, jedoch gab es dabei keine Zusammenarbeit, vielmehr arbeitete jeder für sich, ohne Koordination mit den anderen. Wenn Grande baut, sitzt Sultan daneben, man hat ihm jedoch verboten, sich einzumischen. Sultan sieht der Arbeit mit lebhaftem Interesse zu, hält manchmal eine schwankende Kiste fest,

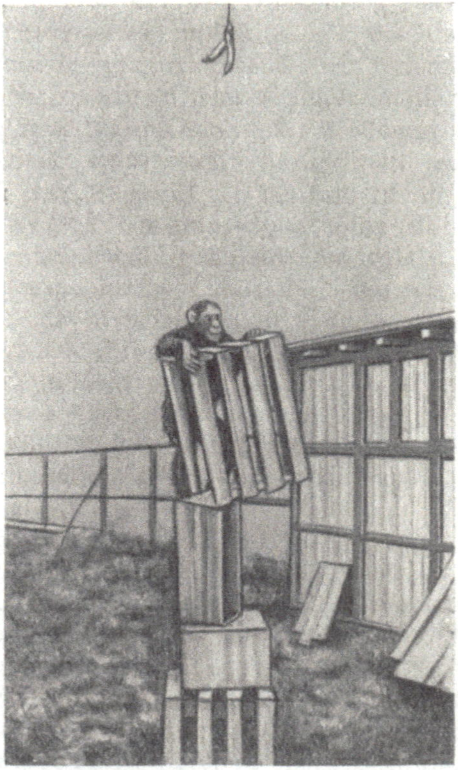

Abb. 44. Grande baut eine Kistenpyramide

bringt manchmal eine Kiste herbei und stellt sie daneben hin. Er erlebt den Bauvorgang ganz deutlich mit und beteiligt sich „innerlich" daran (Abb. 45). Wenn Grande etwas schlecht macht, kann Sultan es kaum aushalten, man sieht sofort, daß er sich mit ganzer Seele an der Arbeit beteiligen möchte, und das keineswegs aus Sympathie für Grande, sondern weil er ja zu bauen versteht und nie einen solchen Fehler machen würde. Sultan erlebt seinen eigenen Bauprozeß innerlich, der mit dem, was er sieht, nicht übereinstimmt, woraus sich dann eine Kollision ergeben muß.

Häufiger als das Helfen ist die Behinderung, die zuweilen boshaft ist und worin sich besonders Tercera und Konsul auszeichnen. Sie sitzen geduldig neben dem Bauenden, und wenn der Bau fertig ist und sein Urheber ihn besteigt, um sich die schwer erarbeitete Belohnung zu holen, stürzen sie sich auf den Bau und kehren das Unterste zuoberst. Köhler schreibt, daß er Menschen gesehen habe, denen vor Lachen die Tränen kamen, wenn sie diese Lausbubenstreiche beobachteten.

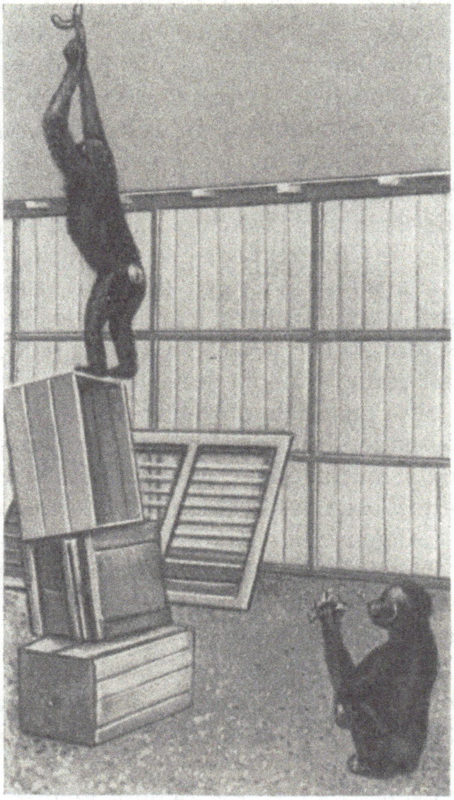

Abb. 45. Sultan — auf dem Fußboden sitzend — beobachtet die Arbeit Grandes

Eine Reihe von Versuchen waren der Lösung von Aufgaben mit indirektem Ziel gewidmet. Hinter dem Gitter liegt eine Frucht und seitwärts — ebenfalls hinter dem Gitter — ein langer Stock. Im Käfig liegt ein kurzer Stock. Die Aufgabe besteht darin, mit dem kurzen Stock den langen Stock heranzuziehen (indirektes Ziel) und mit diesem letzteren die Frucht zu gewinnen. Sultan löst die Aufgabe nach längerer Zeit voller Ratlosigkeit und unzweckmäßiger Bewegungen ganz plötzlich. Grande löst die Aufgabe ebenfalls, aber nach einer gewissen Zeit, und auch beim zweiten Mal geht die Lösung nicht schneller vonstatten.

Tschego ist überhaupt nicht fähig, das Problem zu meistern, Rana löst es ebenfalls nicht. In allen Fällen ist die Reihenfolge der Affen hinsichtlich der Fähigkeit, Aufgaben zu lösen, die gleiche: Sultan steht an erster, Rana an letzter Stelle.

In einem anderen Versuch hängt der Stock hoch oben, die Kiste steht in der Ecke, und die Frucht liegt hinter dem Gitter. Die Kiste muß unter den Stock gezogen werden, der Stock heruntergeholt und die Frucht damit herangezogen werden. Der Stock ist hier ein indirektes Ziel. Sultan beginnt mit einer „Dummheit", bewegt die Kiste und stellt sie gegenüber der Frucht auf. Dann fährt er mit der Kiste im Käfig herum. Darin liegt ein sehr unklares Verständnis des Zusammenhanges zwischen Kiste und Frucht, das von einer Lösung jedoch sehr weit entfernt ist. Sultan schaut sich um, und sein Blick fällt auf den Stock. Von diesem Augenblick an wird sein Handeln ganz zweckmäßig, die Aufgabe wird im Handumdrehen fehlerlos gelöst, die Zeit der Lösung beträgt eine halbe Minute. Die Aufgabe wurde noch schwieriger gemacht, indem die Kiste mit 4 Steinen beschwert wurde. Sultan macht viele Fehler, er sucht die Frucht mit einem Stein zu erreichen, er nimmt jedoch schließlich zwei Steine aus der Kiste heraus, schiebt die Kiste unter den Stock, holt diesen herunter und zieht die Banane damit heran.

Köhler betont besonders die Bedeutung von Pausen bei der Lösung von Aufgaben. Nichts macht einen solchen Eindruck wie der Anblick Sultans, wenn er beim Lösen des Problems unbeweglich da sitzt, sich den Kopf kratzt und die Augen in die Runde schweifen läßt, bis er plötzlich, wie von einer Feder hochgeschnellt, aufspringt und die Aufgabe im Nu löst. Der Kontrast zwischen dem ratlosen Verhalten — ohne Zusammenhang mit dem Wesen der Situation — und den raschen, zielstrebigen Bewegungen ist so kraß, daß er keinerlei Zweifel hinsichtlich der Interpretation übrig läßt. Sultan „denkt nach", was er tun soll. Im nächsten Kapitel werden wir diese Frage eingehend behandeln.

Wenn hinter dem Gitter eine schwere Kiste steht, von der aus eine Schnur schräg zum Käfig führt, an der Schnur aber eine Frucht befestigt ist wie in Abb. 47, so findet der Schimpanse die Lösung mühelos: er reicht sich das Schnurende von Hand zu Hand zwischen den Gitterstäben hindurch, bis die Schnur senkrecht zum Gitter steht und sich die Frucht so weit genähert hat, daß man sie mit der Hand erreichen kann. Nur Tschego und Konsul finden keinen Ausweg aus dieser Situation, alle anderen Affen lösen die Aufgabe ohne besondere Schwierigkeiten.

Einige Versuche wurden der Frage des sogenannten Umwegs gewidmet. Es handelt sich darum, daß eine Bewegung ausgeführt werden muß, die das Tier scheinbar vom Ziel entfernt, die aber allein die Handlungsweise in zweckmäßige Bahnen leiten kann. So steht z. B. hinter dem Käfiggitter eine flache Kiste von kaum 6 cm Höhe, die vom Gitter am weitesten entfernte Kistenwand ist beseitigt worden, in der Kiste liegt eine Banane. Die Frucht soll mit dem Stock aus der Kiste gestoßen werden, d. h. man muß sie von sich stoßen und erst dann, wenn man an der Kiste vorbei ist, die Frucht zu sich heranziehen. Nueva, das intelligenteste Exemplar der ganzen Kolonie, zieht zuerst die Frucht zu sich, bis diese an die nächste Kistenwand stößt und nicht weiter kann. Nueva überblickt also nicht die gesamte Situation, sie sieht nicht voraus, daß

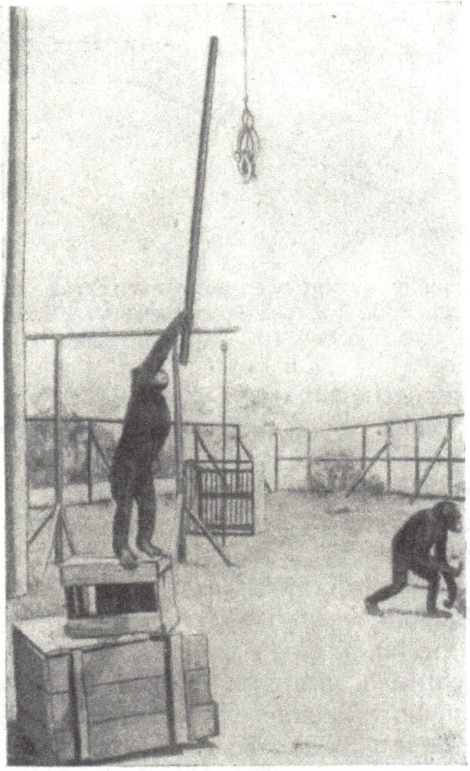

Abb. 46. Chica langt mit einem Stock nach einer Frucht von der Spitze der Pyramide

das unmittelbare Zusichheranziehen der Banane auf ein Hindernis stoßen muß. Das Tier weint und streckt die Hände nach dem Beobachter aus, womit es ihn um Hilfe bittet. Ihren eigenen Einfällen überlassen errichtet sie nach einigen mißglückten Versuchen das Stockende nicht wie vorher hinter, sondern vor die Frucht und stößt sie vorsichtig aus der Kiste. Jetzt ändert sie die Methode, setzt das Stockende hinter die Frucht an und holt sich mit richtigen Bewegungen die Belohnung. Die Wiederholung der Beobachtung nach einigen Minuten führt zu einer glatten, fehlerlosen Lösung. Sultan löst die Aufgabe anders. Er schiebt die Banane an die seitliche Kistenwand, wirft sie mit dem Stock über die Wand heraus und zieht sie zu sich heran. In den nachfolgenden Versuchen meistert Sultan ebenfalls die Aufgabe, die Frucht aus der Kiste zu schieben. Das erfolgt jedoch erst nach einer längeren Serie chaotischer unzweckmäßiger Bewegungen. Bereits beim drittenmal löst Sultan die Aufgabe glatt und kann das auch sofort nach einer zweimonatigen Pause wieder. Die anderen Exemplare verhielten sich ganz verschieden. Man konnte sie wie immer in ein und dieselbe Reihe einordnen. An erster Stelle steht stets

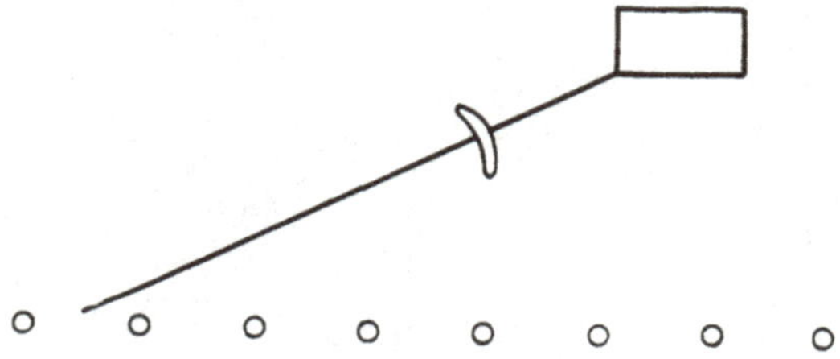

Abb. 47. Schema des Versuchs mit einer schräg verlaufenden Schnur, deren Ende sich der Schimpanse von Hand zu Hand zwischen den Gittern hindurchreicht

Nueva (aus Krankheitsgründen wurde sie nur selten bei Versuchen verwendet), nach ihr folgen Sultan, Chica, Grande, Tercera, Tschego und Rana.

Die verschiedenen Modifizierungen der Versuche dieses Typs bringen wenig Neues, so daß wir nicht weiter auf sie eingehen wollen. Interessant sind dagegen einige Fehler des Schimpansen. Eine große Kiste hat eine vergitterte Seite (die punktierte Linie in Abb. 48). In der gegenüberliegenden Seite befindet sich ein horizontaler Spalt, liegt jedoch so hoch, daß das Tier durch ihn hindurch die in der Kiste an der Wand unter dem Spalt liegende Frucht nicht greifen kann. Auf der Seite, an der sich der Spalt befindet, liegt ein mit einer Schnur an einen Baum gebundener Stock. Nur eine Lösung der Aufgabe ist möglich: der Schimpanse muß den Stock nehmen, ihn durch den Spalt in die Kiste stecken, mit ihm die Frucht von sich weg in Richtung des Gitters schieben, um die Kiste herumgehen und die Frucht mit der Hand durch das Gitter holen. Sultan versucht zunächst, die Frucht zu sich heranzuziehen, was natürlich nicht zum Ziel führt, denn der Spalt ist zu eng, als daß man die Frucht von dieser Seite mit der Hand erreichen könnte. Er kehrt zum Stock zurück und handelt ziemlich chaotisch. Die hin- und hergeschobene Banane aber irrt auf dem Boden der Kiste in verschiedener Richtung. Wenn sich die Banane jedoch infolge dieser zufälligen Anstrengungen schließlich in der Mitte der Kiste befindet, wirft Sultan den Stock hin, läuft auf die andere Seite, schiebt die Hand durch das Gitter und holt die Belohnung. Beim nächsten Mal handelt Sultan viel richtiger. Er schiebt die Frucht sofort von sich weg zum Gitter hin, irrt sich jedoch unterwegs einige Male, indem er die Frucht wieder zu sich heranzieht, statt sie konsequent von sich wegzuschieben. Er berichtigt jeden dieser Fehler sofort. Sultan berücksichtigt die Länge seines Armes nicht und schiebt die Banane bis an das Gitter heran, obgleich es genügte, sie bis in die Mitte der Kiste zu schieben. Beim dritten Mal ist die Lösung einwandfrei, und Sultan hört sofort auf zu schieben, wenn sich die Frucht genügend dem Gitter genähert hat. Das ist bereits ein hoher Grad von Voraussicht.

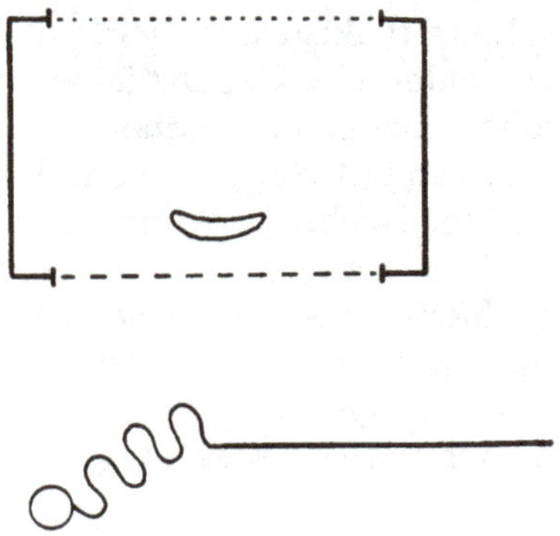

Abb. 48. Schema eines Versuchs mit Hinausstoßen der Frucht mittels eines Stockes

Sehr interessant ist das Verhalten Chicas. Beim zweiten Mal schiebt sie die Frucht richtig, doch wird sie plötzlich durch den Straßenlärm erschreckt. Nach einer Weile kehrt Chica zur Arbeit zurück, zieht die Frucht jedoch jetzt zu sich an die Wand unter dem Spalt. Als die Frucht die Wand berührt hat, wirft Chica den Stock plötzlich weg, läuft um die Kiste herum und versucht, mit der Hand durch das Gitter zu greifen, obgleich die Frucht jetzt von ihr maximal entfernt ist! Das Tier ist bestürzt und längere Zeit hindurch ratlos. Es greift schließlich auf den Stock zurück und schiebt die Frucht richtig hinaus. Beim nächsten Mal ist die Lösung sofort fehlerfrei, jedoch schätzt Chica die Situation allzu optimistisch ein, hört mit dem Schieben zu früh auf, denn die Frucht hat sich noch nicht genügend dem Gitter genähert. Sie berichtigt übrigens diesen Fehler sofort. Die anderen Schimpansen arbeiteten in der gegebenen Situation mit wechselndem Erfolg, und Rana blieb sich treu und konnte die Frucht nur zu sich heranziehen, ohne sie ein einziges Mal zu gewinnen.

Annähernd so ist das Tatsachenmaterial in den Beobachtungen Köhlers. Bei der Besprechung seiner Experimente betont der Autor mehrfach nachdrücklich, daß vom Gestaltprinzip her das Handeln des Schimpansen erklärbar sei. Das Tier erfasse gewisse Totalitäten, nehme die Struktur einer Situation wahr und handle danach. Es wiederhole sich stets, daß ein Schimpanse sofort diese Aufgaben löst, in denen sich alle

Bestandteile einer Situation gleichzeitig in seinem Gesichtsfeld befinden, wenn er sie mit seinem Blick als ein Ganzes erfassen kann. Überhaupt sind alle Versuche Köhlers unter diesem Gesichtswinkel gedacht. Für uns besitzt das Gestaltproblem jedoch eine sekundäre Bedeutung, und wir wollen uns damit nicht befassen. Meines Erachtens enthält das Gestaltprinzip viele wichtige und wertvolle Momente, erklärt vieles im Verhalten eines Tieres, es kann jedoch nicht als ein universales tierpsychologisches Prinzip betrachtet werden. In sehr vielen Fällen läßt sich das Tier nicht von der Ganzheitsstruktur und nicht von Beziehungen, sondern von den absoluten Merkmalen der Gegenstände und Phänomene leiten. Aus den sehr zahlreichen Dressurversuchen an verschiedenen Tieren ergibt sich, daß ein Reagieren auf Beziehungen, d. h. gestaltetes Handeln, im allgemeinen für das Tier leichter ist und nach einer geringeren Anzahl von Versuchen erreicht wird; man kann das Tier jedoch stets zum Reagieren auf absolute Merkmale von Gegenständen bringen. Die Besprechung dieser Frage gehört nicht zum Thema dieses Buches. In der „Tierpsychologie" ist diese Frage umfassender behandelt worden.

Wichtiger ist für uns der von Köhler eingeführte und allgemein angenommene Begriff der „Einsicht" des Tieres in das Wesen einer Situation. Sie bezeichnet die plötzliche Lösung eines Problems nach mehr oder weniger zufälligen Versuchen, was wir in den Termini der menschlichen Psyche Verständnis der Situation oder Erahnen nennen würden. In der Arbeit des Schimpansen liegt viel Chaos und Sinnlosigkeit, selbst bei den fähigsten Exemplaren. Sultan macht häufig sogenannte „Fehler". Das ist offensichtlich ein anthropomorpher Begriff, er bedeutet lediglich so viel, daß das Tier anders handelt als wir unter den gegebenen Bedingungen handeln würden. Wenn Sultan einen Stock auf die Erde legt und sein Ende mit einem zweiten Stock schiebt, bis der erste Stock die auf dem Boden liegende Frucht berührt hat, so ist sein Handeln von unserem Gesichtspunkt sinnlos, denn es führt nicht zum Gewinnen der Frucht und bringt das Tier in keiner Weise dem Ziel näher. Jedoch ist dies, wie sich Köhler ausdrückt, ein „guter" Fehler, ein Fehler, in dem man einen gewissen Sinn finden kann, das Handeln des Affen ist nicht vollkommen gedankenlos. Die Frucht ist unerreichbar, die Stöcke sind zu kurz, und trotzdem hat Sultan eine Methode gefunden, ein gewisses Bindeglied zwischen sich und der Frucht zu schaffen. Das ist eine Art Ersatzlösung. Wenn Sultan eine Kistenpyramide nicht unter der an der Decke hängenden Frucht, sondern an der Stelle baut, über der die Frucht im vorhergehenden Versuch gehangen hatte, so liegt auch darin eine gewisse Logik. Vielleicht hat das Tier diesmal überhaupt nicht auf die Frucht geschaut, sondern einfach im Gedächtnis behalten, daß das Erbauen einer Pyramide an dieser oder jener Stelle zum Erlangen der Frucht führt. Wir kennen analoge Fehler aus unserer eigenen Praxis. Chica zieht die in der Kiste liegende Frucht zu sich heran und läuft dann um die Kiste herum, um sich die Belohnung zu holen, obgleich sie diese gerade jetzt nicht erreichen kann. Die Hälfte ihres Handelns ist sinnlos, die andere Hälfte aber zweckmäßig und führt unter normalen Bedingungen zum Erlangen der Belohnung. Es ist schwer, dieses Verhalten als gestaltet zu qualifizieren, denn eine Reihe von Handlungen des Tieres stellt nicht mehr ein kompaktes Ganzes dar, es besitzt nicht mehr einen einheitlichen „Stil", sondern wird in zwei Teile zerlegt. Chica änderte ihr anfänglich zweckmäßiges Handeln unter dem Einfluß von Furcht, danach begann sie automatisch zu handeln, und erst nach einer längeren Zeit konnte sich das sinnvolle Verhalten wieder einschalten.

Man kann freilich viele Beispiele für ein vollkommen sinnloses Vorgehen anführen, es ist aber nicht immer klar, ob wir es tatsächlich zur Kategorie der „Fehler" rechnen können. Der Beobachter hat eine bestimmte Einstellung: er bringt das Tier in eine gegebene Versuchssituation und erwartet, daß das Tier seine ganze Aufmerksamkeit gerade auf die Lösung der ihm gestellten Aufgabe konzentrieren wird, daß die Motive seines Handelns so sein müssen, wie sie bei einem Schimpansen, der an die Lösung des Problems herantritt, sein müßten. Das Tier kann sich aber von irgendwelchen ganz anderen Motiven leiten lassen. In jeder, auch der einfachsten Aufgabe kann die Lösung nicht sofort, sondern auch nach einer kürzeren oder längeren Serie chaotischer Bewegungen erfolgen. Der Schimpanse wirft sich hin und her im Käfig, ergreift verschiedene Gegenstände, die nicht im geringsten Zusammenhang mit dem Problem stehen, sitzt zuweilen ratlos da, schaut sich um und kratzt sich am Kopf. Wenn der Grund für das Verhalten des Tieres in solchen Augenblicken der Wunsch ist, aus dem Käfig hinauszugelangen, oder wenn es sich über seine Einsperrung oder auch darüber, daß ihm das Erlangen der Speise erschwert wird, ärgert, so ist das Fehlen eines Zusammenhanges zwischen den Bewegungen und der Aufgabe, die Frucht zu erlangen, verständlich und stellt keinen Fehler dar. Die Lösung stellt sich gewöhnlich plötzlich ein. Jene „Aha-Reaktionen" des Tieres, wie sie treffend benannt worden sind, sind höchst charakteristisch. Das ist kein Mechanismus und auch kein automatischer Reflex, es ist ein Tier, das eine Situation meistert, das aus der ungezählten Vielfalt möglicher Bewegungen aktiv diejenigen auswählt, die unter den gegebenen Bedingungen die zweckmäßigsten sind. Das Vorgehen des Schimpansen ist oft nachlässig, die Lösungen sind nicht die besten, man könnte die Frucht mit weit geringerer Mühe gewinnen, dennoch ist es das Verhalten eines Tieres, das die Gesamtheit der Situation beherrscht, ein deutliches leitendes Handlungsmotiv besitzt, auswählt, sich kontrolliert und entscheidet. Hüten wir uns vor der Scylla des Mechanismus und der Charybdis des Anthropomorphismus! Mag uns stets der biologische Kompaß ein Führer sein.

Die Versuche einer mechanistischen Deutung des tierischen Verhaltens in Anwendung auf den Schimpansen halten keiner Kritik stand. JENNINGS machte die Theorie des sogenannten „Versuch und Irrtum" (trial and error) geltend. Dieser Theorie zufolge vollführt das Tier eine Reihe zufälliger Bewegungen, die in keinem unmittelbarem Zusammenhang mit der jeweiligen Situation stehen und unter denen sich zufällig Bewegungen finden können, die zur Lösung einer Aufgabe führen. Je beweglicher das Tier ist, desto größer ist die Wahrscheinlichkeit, daß es schließlich auf die notwendige Bewegung verfallen wird. Da diese Bewegung zur Erlangung einer Belohnung führt, wird sie von den anderen unterschieden und im Gedächtnis behalten, weshalb das Tier auch beim nächsten Mal leichter auf sie zurückgreift. Wir sehen sogleich, wie sehr die Theorie das Problem vereinfacht. Kann man denn alle möglichen Bewegungen des Schimpansen zählen? Eine Frucht hängt hoch oben, in einer Ecke des Käfigs steht eine Kiste, in der anderen steht ein Stock. Die Aufgabe besteht darin, diese drei Gegenstände zu einem kompakten Handeln zu verbinden, die Kiste unter die Frucht zu ziehen, den Stock zu ergreifen, zusammen mit ihm die Kiste zu besteigen und mit dem Stock die Belohnung zu holen. In Übereinstimmung mit der Annahme von Jennings wäre jetzt Schlagen mit den Fäusten gegen den Fußboden gleichermaßen wahrscheinlich wie Purzelbäume schießen, Umdrehen der Kiste, Hineinwerfen des Stockes in die Kiste, Unterschieben des Stockes unter die Kiste usw. Der Schimpanse macht jedoch nichts davon. Jede seiner Bewegungen steht in irgendeinem Zusammenhang mit der Situation. Das Tier betrachtet die Frucht, versucht sie im Sprung vom Fußboden aus zu erfassen, langt mit einem alten Schuh nach der Frucht, zieht die Kiste in Richtung der Frucht, jedoch zu wenig, besteigt sie und versucht zu springen, ergreift den Stock und versucht damit die Frucht vom Fußboden her zu erreichen, steigt mit dem Stock auf die Kiste, rückt schließlich die Kiste direkt unter die Frucht und holt von ihrem Boden die Belohnung. Die letzte Bewegung ausgenommen, sind das alles Fehler, die auf einer unrichtigen Einschätzung der eigenen Möglichkeiten beruhen. Es sind jedoch keineswegs irgendwelche beliebigen Bewegungen, jede von ihnen ist ein gewisser Versuch zur Lösung, ist im Prinzip richtig, obgleich er quantitativ ungenügend ist. Das ist kein „Versuch und Irrtum", keine Handlung eines blinden Mechanismus, sondern die Einsicht des Tieres in das Wesen der Situation und die Suche nach den Methoden ihrer Lösung. Auch in der freien Natur hat es der Schimpanse stets mit verschiedenartigen Problemen zu tun. Am Ende eines dünnen Astes hängen Früchte, die man erlangen kann, wenn man auf den benachbarten Ast klettert, den Ansatz des Astes mit den Händen ergreift, ihn zu sich heranzieht, indem man die Hände immer näher an seine Spitze rückt, bis sich der Ast so gebogen hat, daß man die Früchte ergreifen kann. Eine schmackhafte Frucht ist in irgendeine Spalte gefallen. Man kann sie mit der Hand nicht erreichen, denn die Spalte ist dafür zu schmal, der Schimpanse bricht also einen Ast vom nächsten Strauch ab und holt die Frucht damit heraus. Von einem Baumwipfel sieht ein Schimpanse mehrere Früchte, die am benachbarten Baum hängen. Für einen Sprung ist die Entfernung zu groß. Das Tier klettert auf den Erdboden herunter, steigt auf den benachbarten Baum und holt sich die Früchte. Es muß also zuerst eine Bewegung in einer Richtung ausführen, die vom Ziel, das es aus den Augen verliert, wegführt. Es muß im Gedächtnis behalten, an welcher Stelle des Baumes die Früchte hängen und inmitten des Dickichts von Ästen und Blättern zu ihnen gelangen. Das sind alles Fragen des täglichen Lebens, die nicht dadurch gelöst werden können, daß alle möglichen Bewegungen so lange blind ausprobiert werden, bis sich darunter auch eine zweckmäßige Bewegung findet. Das ist um so unmöglicher, als eine zweckmäßige Reaktion nicht auf einer Bewegung, sondern auf einer langen Reihe eng miteinander verbundener und koordinierter Bewegungen beruht, d. h. auf der Folge eines bestimmten Handelns, das auf weite Sicht berechnet ist. Das Tier würde vor Hunger umkommen, wenn es nach dem Prinzip „Versuch und Irrtum" handeln würde.

In einem etwas anderen Bereich als das JENNINGSsche Prinzip versucht die klassische Theorie des starren automatischen Instinkts jedoch wesentlich denselben Gedanken als angeborenes und genau an bestimmte Situationen angepaßtes Handeln durchzuführen. Auch diese Ansicht läßt sich nicht halten, denn sie wird durch ihre eigene Spezifität hinfällig. Die Theorie setzt voraus, daß das Tier eine gewisse Anzahl fertiger Reaktionsmechanismen in seinem Nervensystem besitzt, die jedem Bedürfnis angepaßt sind, und daß sein wirkliches Handeln stets aus einer bestimmten Kombination dieser unveränderlichen starren Einheiten besteht. Wie viele Situationen sind es, an die das Tier angepaßt ist? Die Kiste kann in unserem Beispiel an einer beliebigen Stelle des Käfigs stehen, der Stock kann irgendwo liegen, die Frucht kann an jeder Stelle der Decke und in beliebiger Höhe hängen. Der Schimpanse holt sich letztlich immer die Belohnung und muß das in jeder Raumkombination durch andere Bewegungen, durch Kontraktion anderer Muskeln tun. Der Fehler der Theorie besteht darin, daß das Tier nicht an die Ausübung bestimmter Bewegungen oder Muskelkontraktionen angepaßt ist, sondern an die Lösung bestimmter Aufgaben und daß es die jedesmaligen Bewegungen der augenblicklichen veränderlichen Situation anpaßt. Wenn man einen Schimpansen in den Käfig setzt, dessen Tür mit einem Riegel verschlossen ist, so kann sich das Tier dadurch helfen, daß es den Riegel zurückschiebt. Er kann das jedoch mit der rechten oder der linken Hand, mit dem rechten oder mit dem linken Bein, mit den Zähnen oder mit dem Kopf tun. Die Bewegung ist jedesmal anders, die Aufgabe bleibt aber dieselbe. Ganz anders macht sich Sultan ans Werk, und anders Rana. Sultan hält bereits nach einigen Minuten die Frucht in der Hand. Rana ist aber nach einigen Stunden und nach den größten Kraftanstrengungen ebenso weit vom Ziel entfernt wie am Anfang. Das alles läßt sich mit dem Begriff des starren Instinkts, der nur in einer genau bestimmten Situation zweckmäßig sein soll, nicht in Einklang bringen. Die Verschiedenartigkeit und die Plastizität des tierischen Verhaltens ist unbegrenzt, es kann sich fast allen zufälligen Umständen anpassen. Das Tier kann sich irren, seine Handlungen pflegen nur selten genau zu sein, doch führen sie letztlich trotz allen nur denkbaren Situationsveränderungen immer zum Ziel. Ein Instinkt, der sich in jeder Situation verändert und modifiziert, indem er sich plastisch den veränderlichen Umständen anpaßt, ist eine Negation des Instinktbegriffes. Es kann nämlich keine „automatische Fähigkeit zur Ausübung nichtautomatischer Handlungen" geben.

Dürfen wir das Verhalten des Schimpansen auf menschliche Art interpretieren? Sicher nicht. Köhler schätzt die psychische Leistungsfähigkeit des Schimpansen sehr hoch ein, vielleicht sogar zu hoch, er kommt jedoch zu dem Schluß, daß ein unüberbrückbarer Abgrund den Schimpansen sogar vom primitivsten Menschen trennt. Man darf nicht vergessen, daß das Hirn des Schimpansen nur ein Drittel des menschlichen Gehirns wiegt und daß sein Gewicht bedeutend geringer ist als das niedrigste Gewicht, welches den Menschen eine noch normale psychische Entwicklung erreichen läßt. Schimpanse und Mensch — das sind zwei verschiedene zoologische Arten, und wir dürfen hier in keinem Falle etwas identifizieren.

Jedoch verdient jener berühmte „Abgrund", der schon von Platon und Aristoteles geschaffen worden ist, behandelt zu werden. Wir haben bereits im vorhergehenden Kapitel gesehen, daß der Vergleich der psychischen Entwicklung des jungen Schimpansen mit dem Menschenkinde wiederum nicht so sehr zu Ungunsten des Schimpansen ausfällt. Brainard unternahm den lehrreichen Versuch, das Vorgehen des Schimpansen in den Situationen Köhlers mit dem Verhalten seiner eigenen Tochter, die zwei Jahre und 7 Monate alt war, zu vergleichen. Ich stelle nacheinander die Versuche zusammen:

1. Der Gegenstand, den sich das Mädchen wünschte, wurde aus dem Fenster geworfen. Das Mädchen geht zur Tür, verläßt das Zimmer, geht zum Fenster und hebt den Gegenstand auf. Das alles dauert 17 Sekunden. Sultan machte dasselbe in einigen Sekunden. Beide gingen auf kürzestem Wege zum Ziel.

2. Zum Objekt führt ein Faden, einige andere Fäden laufen daran vorbei, ohne jedoch an ihm befestigt zu sein. Das Kind zieht ebenso wie der Schimpanse zuerst am falschen Faden, dann wählt es den Faden, der das Objekt berührt. Die Zeit der Lösung betrug beim Mädchen 3 Minuten, bei Sultan 2 Minuten.

3. Das Objekt hängt hoch oben. Seitwärts steht eine Truhe. Das Mädchen schiebt die kleine Truhe unter den Gegenstand und erlangt ihn nach

2 Minuten. Sultan zieht die Kiste in Richtung des Ziels, besteigt sie etwas verfrüht und holt sich die Frucht im Sprunge. Dauer: 5 Minuten.

4. Das Objekt kann mit Hilfe eines Stockes erreicht werden. Das Mädchen versucht das Ziel mit der Hand zu ergreifen, dann setzt es den Stock hinter dem Objekt an und zieht es nach einer halben Minute zu sich heran. Sultan verfährt vollkommen analog, gewinnt jedoch die Frucht nach 30 Minuten.

5. Um den Gegenstand zu erreichen, muß eine Pyramide aus zwei Kisten gebaut werden. Das Mädchen ist zuerst ratlos, erhält dann aber eine gewisse Hilfe. Sie stellt die Kisten zusammen, es geht ihr jedoch schlecht von der Hand. Nach 25 Minuten gewinnt sie schließlich den Gegenstand. Sultan versucht die Frucht von einer Kiste aus zu erreichen, zieht dann verärgert die andere Kiste umher und baut schließlich eine Pyramide aus 3—4 Kisten. Dauer: einige Stunden.

6. Das Objekt hängt hoch oben, seitwärts steht eine Kiste, die mit Steinen angefüllt ist. Das Mädchen nimmt die Steine sofort heraus und löst die Aufgabe richtig. Dauer: 1,5 Minuten. Sultan versucht, die Kiste mit den Steinen zu ziehen, darauf nimmt er einige Steine heraus, schließlich nimmt er alle heraus und löst die Aufgabe. Dauer: einige Minuten.

7. Zusammenfügen zweier Stöcke. Das Mädchen versucht das Objekt mit den einzelnen Stöcken zu erreichen; nachdem man sie auf die Öffnung im Bambusstab aufmerksam gemacht hat, fügt sie die beiden Bambusstäbe zusammen und gewinnt das Objekt nach einigen Stunden. Sultan macht dasselbe in einer Stunde.

8. Eine Schnur verläuft schräg zum Gitter. An die Schnur ist ein Gegenstand gebunden. Das Mädchen zieht zuerst an der Schnur, dann zieht sie sie systematisch zwischen den Gitterstäben hindurch, wobei sie das Ende von einer Hand in die andere reicht, bis die Schnur senkrecht zum Gitter steht und das Objekt genügend nahe ist. Dauer: 1 Minute, Sultan tut dasselbe auch in der gleichen Zeit.

9. Der Gegenstand ist mit einem Stock aus einer Kiste mit geöffneter Seite zu schieben und dann heranzuziehen. Das Mädchen versucht zuerst, den Gegenstand heranzuziehen, schiebt ihn dann heraus und löst die Aufgabe richtig in 25 Minuten. Sultan löst die Aufgabe in ähnlicher Weise nach einigen Minuten.

10. Ein Stock hängt an einer Schnur, ein Ring am Schnurende hängt an einem Nagel. Das Mädchen zieht an der Schnur, nimmt dann den Ring vom Nagel und holt sich das Objekt nach 10 Minuten. Sultan zieht am Stock, zerbricht ihn und erlangt die Frucht. Beim zweiten Mal nimmt er den Ring vom Nagel und löst die Aufgabe nach 10 Minuten.

11. Ein Stock hängt am Ring, man kann ihn mit einem anderen Stock herunternehmen. Das Mädchen und Sultan lösen die Aufgabe ähnlich nach einigen Minuten.

12. Ein Korb, der an einer langen Schnur festgebunden ist, kann von einem Podest aus im Fluge erfaßt werden. Das Mädchen steigt auf das Podest und ergreift den Korb. Dauer: 7 Minuten. Sultan macht dasselbe in einer Minute.

Andere Kinder im gleichen Alter wiesen eine mehr oder weniger ähnliche Leistungsfähigkeit auf. Im allgemeinen löst ein dreijähriges Kind die Aufgaben in ähnlicher Weise wie die Schimpansen KÖHLERS. Auf der Seite des Kindes ist das Übergewicht der Sprache und des Verstehens wörtlicher Hinweise, der Schimpanse überragt durch die Länge seiner Arme, seine physische Kraft und größere Geschicklichkeit im Klettern und Manipulieren. Das emotionale Verhalten ist ähnlich: sowohl die Kinder wie die Affen weisen ein starkes Streben zum erwünschten Objekt, Verwirrung bei Mißerfolg, Zorn oder Weinen, Wiederkehr des Interesses nach Änderung der Handlungsmethode auf. In beiden Fällen führen nach der Unterbrechung der Arbeit rasche Bewegungen zur Lösung. In 14 Experimenten machte das Kind zweimal mehr mißlungene Versuche als der Schimpanse, zweimal weniger und zehnmal ebensoviel. 5 Lösungen erfolgten beim Kinde in kürzerer Zeit, 3 in längerer und 6 in der gleichen Zeit.

Die Psyche des Schimpansen ist mit der Psyche eines dreijährigen Kindes vergleichbar, das noch nicht seine volle anatomische Entwicklung erreicht hat und noch nicht in genügendem Maße gesellschaftlichen Einflüssen ausgesetzt war. Niemand wird aber behaupten wollen, daß ein unüberbrückbarer Abgrund das Kind vom erwachsenen Menschen trennt. Das sind qualitativ verschiedene Zustände des Organismus, doch wird der „Abgrund“ durch dessen allmähliche Entwicklung überbrückt. Niemand zweifelt daran, daß der Schimpanse niemals das geistige Niveau eines Menschen erreichen wird. Daraus resultiert jedoch keineswegs, daß er keine Fähigkeit der Wahrnehmung und Überlegung und keine elementare Intelligenz besitzt. Wir gehören mit ihm einer Tierfamilie an, in deren Bereiche sämtlich bestehenden Unterschiede die grundsätzliche Familienähnlichkeit nicht verwischen können.

WOJTONIS schenkt dem Problem der Benutzung von Werkzeugen durch Affen viel Beachtung. Seiner Ansicht nach ist das Kriterium dieser Tätigkeit die Fähigkeit des Tieres, seine Aufmerksamkeit auf die räumlichen Beziehungen zwischen den Dingen zu richten. Wenn die Veränderung oder Fixierung des Typs dieser Beziehungen Objekt des Manipulierens werden kann, so gebe es ebenfalls ein Benutzen der Werkzeuge. Hauptfunktion des Intellekts sei nicht Erkenntnis der Dinge selbst, wozu auch Tiere imstande seien, sondern aktive Fixierung und Veränderung von Zusammenhängen zwischen Gegenständen oder Erscheinungen. Grundsätzlich haben die Affen dieses Niveau in ihrem Evolutionsprozeß noch nicht erreicht. Nichtsdestoweniger kann man unter günstigen Bedingungen bei ihnen ein Vorhandensein der ersten Anfänge eines so verstandenen Intellekts nachweisen.

Gewöhnlich erklärt man die Tatsache, daß das Tier Werkzeuge benutzt, dadurch, daß es bedingte Reflexe erwirbt: eine der chaotischen Bewegungen führt zufällig zur Lösung einer Aufgabe und wird gefestigt, nach einigen Wiederholungen wird sie dann fixiert. Wojtonis ist der Ansicht, daß das Verhalten der Affen komplizierter sei und auch das erste Reaktionsmoment anders verlaufe. In seinen Experimenten, in denen er die Methode der individuellen Ernährung der in Gruppen gezüchteten Affen ausarbeiten wollte, wurde ein Exemplar daran gewöhnt, nur mit der Hand durch ein rundes Fensterchen in der Wand zu langen, ein anderes durfte nur durch ein rechteckiges Fenster langen. Die Aufgabe wurde mühelos gelöst, es wurden über 90 % richtiger Lösungen erreicht, niemals jedoch erreichte die Anzahl der Lösungen 100 %. Es ist nicht leicht zu verstehen, wovon sich das Tier eigentlich leiten läßt. Wenn die Lage der „richtigen Öffnung" gegenüber der „unrichtigen" verändert wird, irrt sich der Affe nach jeder Änderung, d. h., daß der Stellungs- (kinästhetische) Faktor eine bedeutende Rolle spielt. In anderen Fällen kann man einen Fehler beobachten, wenn die schmackhafte Belohnung durch eine schlechtere ersetzt wird. Wenn der Affe in seinem Fensterchen Brot sieht, nimmt er es nicht, sondern schaut in das andere Fenster, als suchte er etwas Besseres. Auch wenn die „richtige" Öffnung immer an ihrer Stelle bleibt, steckt das Tier von Zeit zu Zeit seine Hand in die benachbarte Öffnung. Manchmal hängt dieser Fehler davon ab, daß die Aufmerksamkeit des Affen durch ein unerwartetes Ereignis abgelenkt worden ist, manchmal jedoch vergleicht der Affe beide Öffnungen ganz deutlich miteinander und wählt die „unrichtige". Das ist nicht einfach eine Inkonstanz der Gewohnheit, denn die Gewohnheiten sind im allgemeinen sehr konstant und bleiben auch nach einer Unterbrechung von 100 Tagen und mehr erhalten. Sie sind jedoch plastisch, schwach automatisiert.

Der Makak Pat wurde daran gewöhnt, mit Sand zu spielen, der in eine Kiste geschüttet worden war. Die Kiste wurde mit einer Art hohem, kleinem Brunnen zugedeckt, dem Affen wurde ein Eimer gegeben, der an einer Metallrute befestigt war. Das Tier lernte sehr rasch, den Sand mit Hilfe des in den Brunnen hineingelassenen Eimers herauszuholen. Die Beobachtung seines Verhaltens zeigt, daß die im Prozeß der Herausbildung der Gewohnheit zufällig erworbenen zeitlich (bedingten) Zusammenhänge ihre Rolle spielten. Jedoch gab es unter den zufälligen Handlungen, die zum Ziele führten, keine so komplizierten Verhaltungsweisen wie z. B. Ergreifen des Eimers vom Fußboden aus, Hinaufspringen auf den Brunnen, Ergreifen des Eimers mit beiden Händen und Hineinlassen des Eimers in den Brunnen. Man kann das alles unmöglich für einen zufälligen Versuch halten, wir haben es hier vielmehr mit einer ausgesprochenen zielstrebigen Handlung zu tun, obgleich sie zum erstenmal ausgeführt worden ist.

Man gab Pat einen Eimer an der Kette. Beim Herunterlassen des Eimers in die Öffnung des Brunnens blieb die Kette an einer Ecke hängen. Pat sprang vom Brunnen herunter, machte die Kette frei, sprang wieder auf den Brunnen und holte den Sand herauf. Später wurde stets der mittlere Teil der Kette um einen Nagel gelegt, und jedesmal machte Pat sie frei. Das ist ein gutes Beispiel für die Aufmerksamkeit des Affen hinsichtlich der räumlichen Verhältnisse der Beziehungen und ein Beispiel für eine Manipulation, die auf eine Änderung dieser Verhältnisse gerichtet ist. WOJTONIS betont besonders, daß es sich beim Erwerben von Gewohnheiten um die Fixierung einer bestimmten Einstellung des Organismus, nicht aber um die Fixierung bestimmter Bewegungen handele. Die Bewegungen sind nur das letzte Kettenglied, das äußere Symptom der allgemeinen Einstellung. Sie können sich ändern oder sogar wegfallen, ohne dadurch der Konstanz der Einstellung zu schaden, man kann die Existenz einer Fixierung von Bewegungen nicht ableugnen, die sich zufällig als zweckmäßig erwiesen haben, die aber in einer veränderten Situation vollkommen sinnlos sein können. Als jedoch die Öffnung des Brunnens an seiner Seitenwand angebracht wurde, als man den Brunnen waagerecht hinlegte, den Sand durch Wasser ersetzte, dann einen Apfel in den Brunnen legte und dem Affen eine Gabel an einem Stab gab, löste Pat die Aufgabe jedesmal. Es ist zweifelhaft, ob er den Automatismus der erworbenen Bewegungen zu überwinden imstande gewesen wäre, wenn er nicht eine allgemeine Einstellung gehabt hätte, wenn er sein Handeln nicht auf die Festigung eines bestimmten Verhältnisses zwischen der Öffnung des kleinen Brunnens und der Gabel richten würde.

So zieht also WOJTONIS eine doppelte Schlußfolgerung aus seinen Tatsachen: 1. Voraussetzung für die Möglichkeit, Dinge als Werkzeuge zu benutzen, ist eine stark entwickelte Orientierungs- und Untersuchungstätigkeit, die in einer hohen Beobachtungsgabe des Tieres und seinem Streben, mit jedem zugänglichen Gegenstand zu manipulieren, ihren Ausdruck findet. 2. Die zweite Etappe ist die weitere Entwicklung dieser Tätigkeit, die darauf beruht, daß das Tier seine Aufmerksamkeit nicht auf isolierte Gegenstände, sondern auf ihre räumlichen Beziehungen richtet, was in eine Tätigkeit übergeht, die auf die Änderung dieser Beziehungen gerichtet ist. Bei den Affen ist diese zweite Tätigkeit schwach angedeutet und tritt hauptsächlich unter künstlich geschaffenen Bedingungen auf. Doch ist sie vorhanden, und gerade sie stellt die grundlegende Bedingung für die Fähigkeit, Werkzeuge zu benutzen, dar.

FÜNFTES KAPITEL

Die Untersuchungen Wazuros über die höhere Nerventätigkeit des Schimpansen

Die in dem vorhergehenden Kapitel gekürzt wiedergegebenen Experimente KÖHLERS stellen eine unzweifelhaft wichtige Etappe in der Erforschung der Psyche der Anthropoiden dar. Die von ihm festgestellten Tatsachen, die vielfach von anderen Autoren überprüft wurden, werden allgemein in der wissenschaftlichen Literatur angeführt. Zugleich aber fällt es schwer, sich ganz mit der Interpretation einverstanden zu erklären, die KÖHLER seinen Ergebnissen gibt. Bekanntlich ist er ein Mitautor der Gestalttheorie, die in ihrer extremen Fassung Züge annimmt, die durchaus nicht als naturwissenschaftlich bezeichnet werden können. Die Gestaltetheit ist für KÖHLER eine grundlegende Naturerscheinung, alles auf der Welt ist gestaltet: Gestaltet sind die physischen und chemischen Erscheinungen, Gestalthergänge folgen Naturgesetzen, sie sind schließlich auch in mathematischen Formeln ausdrückbar. Wir können hier nicht die philosophischen Konsequenzen einer derartigen Anschauung erörtern, denn unsere Aufgabe ist es, die Psychologie der Affen zu untersuchen. Nach Meinung KÖHLERS ist das Verhalten des Schimpansen gestalthaft und läßt sich darauf zurückführen, daß das Tier Einblick in die Ganzheit einer aktuellen Situation nimmt. In allen Fällen wurde der Schimpanse in eine Lage gebracht, die das Tier mit seinem Blick umfassen konnte, was eine unbedingte Voraussetzung für die Lösung einer Aufgabe ist. Im Prinzip war der gerade Weg, der zur Belohnung in Form von Nahrung führte, nicht zugänglich, und der Schimpanse mußte seine Zuflucht zu Umwegen nehmen. Stets bestimmte die geometrische Struktur seines Blickfeldes als Ganzes den Charakter des Verhaltens des Tieres. So verengt KÖHLER einseitig das Problem, indem er das Verhalten des Schimpansen vor allem auf seine optischen Eindrücke und auf die Gleichzeitigkeit der wirkenden Reize zurückführt.

Im Jahre 1948 erschien eine umfangreiche Arbeit des hervorragenden Mitarbeiters PAWLOWS, E. WAZURO, in der der Autor die Tatsachen des Verhaltens des Schimpansen auf eine komplizierte Verflechtung unbedingter und bedingter Reflexe zurückführt und so der ganzen Frage eine streng materialistische Form gibt. Wie zu erwarten ist, führt die Zerlegung des Verhaltens des Tieres in eine Reihe von Reflexen oftmals zu verwickelten Formulierungen, dennoch sind diese aber immer konkrete Formeln, die auch mit den im Laufe vieler Jahre von der Schule PAWLOWS ausgearbeiteten Prinzipien übereinstimmen. Wir haben gewissermaßen einen Versuch vor uns, die komplizierten Verhältnisse des tierischen Verhaltens in die Sprache der Physiologie zu übersetzen.

Wazuro beginnt mit der Theorie und weist bei der Analyse der Arbeiten Köhlers auf die verschiedenen Aspekte der Ganzheitsidee in der Geschichte der Naturwissenschaft hin. Nach Renan durchläuft jede Erkenntnis drei aufeinander folgende Phasen: die synkretische, analytische und synthetische Phase. In der synkretischen Phase erhalten wir ein etwas nebelhaftes Bild von der Gesamtheit der Erscheinung oder der Situation. In der analytischen Phase zerlegen wir die Erscheinung in einzelne Teile und untersuchen die Eigenschaften der Elemente. In der synthetischen Phase untersuchen wir das Zusammenwirken der einzelnen Teile und das Entstehen einer Ganzheit aus diesen. „Ohne großes Abweichen von der Wahrheit kann man feststellen", sagt Wazuro, „daß die Geschichte der Erkenntnis der objektiven Welt von einer nicht differenzierten Vorstellung der Welt als einer einheitlichen Ganzheit über ihre Zerlegung zu einem Begreifen ihrer Einheit führte, einer Einheit, die sich aber schon auf eine Berücksichtigung und Assimilierung der Anschauungen der vorhergehenden Periode stützt" (Seite 9).

Dieses Problem der Ganzheit wurde in der Regel vom idealistischen Standpunkt aus behandelt. Man berief sich auf immaterielle vereinigende Kräfte, die für das Entstehen einer Ganzheit verantwortlich seien, wie der „archeus" Stahls, der „nisus formativus" Blumenbachs, das „principe vital" Barthez', die „Lebenseigentümlichkeiten" Bichats, die „organische Kraft" Johannes Müllers oder die „Entelechie" Drieschs. Auf dem Gebiete der Morphologie besitzen wir in dieser Hinsicht das berühmte Korrelationsprinzip, das von dem großen Cuvier ausgesprochen wurde. „Da", so schreibt Cuvier, „nichts ohne die Erfüllung von Bedingungen existieren kann, die diese Existenz ermöglichen, müssen die verschiedenartigen Teile jedes Lebewesens in der Weise koordiniert werden, daß die Existenz des gegebenen Lebewesens als Ganzheit nicht nur aus sich selbst, sondern auch in seinem Verhältnis zu den anderen Wesen möglich wird." „Da alle Organe des Tieres ein einheitliches System bilden, dessen Teile gegenseitig voneinander abhängen und miteinander oder gegeneinander wirken, kann nicht in einem Teile eine Änderung vor sich gehen ohne auch in allen übrigen Teilen eine entsprechende Veränderung hervorzurufen". Dieses Prinzip stellt die Grundlage für die vergleichende Anatomie und die Paläontologie dar und spielt eine sehr große Rolle beim Evolutionismus.

„Auf dem Gebiete der Neurophysiologie ist die Entwicklung der Ganzheitsidee charakterisiert durch einen allmählichen Übergang von Anschauungen streng anatomischer Determination der Reaktionen zu Auffassungen, daß deren Charakter vom funktionellen Stand des Nervensystems als einer einheitlichen Ganzheit abhängt." (Wazuro, Seite 15). „Die Unsinnigkeit der Auffassung von der streng morphologischen Determination in der allgemeinen ganzheitlichen Tätigkeit des Organismus wurde in der letzten Zeit völlig augenscheinlich" (ebendort, Seite 19).

Das Ganzheitsproblem kann man unter drei sehr verschiedenen Aspekten betrachten:

1. Für das Gestaltprinzip ist die Ganzheit des Organismus eine primäre Erscheinung, die unmittelbar im Experiment erkennbar ist. Nach Coghill erfolgt die Entwicklung des Verhaltens auf dem Wege der Differenzierung des Ganzheitstyps, nicht aber auf dem Wege einer stufenweise erfolgenden Integration von anfänglich unabhängig voneinander entstehenden Teilen. Es geschieht nicht derart, das zuerst Elemente bestehen, später aber diese Elemente zusammenarbeiten. Die Elemente sind vielmehr von Anfang an nur Bestandteile der Ganzheit und dieser untergeordnet. Eine so verstandene Ganzheitlichkeit ist nicht ein Prinzip, das die Erscheinungen erklärt, sondern sie stellt eine rein phänomenologische Auffassung des Problems dar, in der die Ganzheit nicht das Objekt der Untersuchung darstellt, sondern grundlegende Voraussetzung, gleichsam apriorische Kategorie ist.

2. Man kann jedoch behaupten, daß die Ganzheit ihre Geschichte hat, daß sie auf dem Wege ihrer Entwicklung entsteht, die einen bestimmten Verlauf hat und in bestimmter Weise von Bedingungen abhängig ist. Dies ist der Standpunkt der Materialisten mechanistischer Prägung, zum Beispiel der von Loeb, für den die Ganzheit eine reale und erkennbare Erscheinung ist. Sie ist die einfache Summe der einzelnen Teile oder Teilprozesse, und wir bemühen uns, sie, ausgehend von der Analyse der Elemente, zu erklären.

3. Vom Standpunkte des dialektischen Materialisten aus, wie ihn Wazuro verkörpert, ist die Ganzheit eine neue Qualität und einer konkreten Untersuchung zugänglich. Bei der Analyse der Teilprozesse faßt der Dialektiker die Ganzheit nicht als eine Summe derselben auf, sondern er geht von deren Zusammenwirken in der weitesten Bedeutung des Wortes aus. Die Konstatierung der Tatsache des Zusammenwirkens und der gegenseitigen Abhängigkeit selbst führt zur Erkenntnis der Ursachen des Zusammenwirkens, was die kausale Seite des ganzen Problems darstellt.

Wazuro stellte sich die Aufgabe, das Verhalten des Tieres in experimentellen Situationen auf der Basis der Theorie der bedingten Reflexe zu erklären. Es besteht die ziemlich verbreitete Meinung, daß Pawlow ein extremer Mechanist und daß er geneigt war, das Verhalten des Menschen auf eine Summe von bedingten Reflexen zurückzuführen. Ein genaueres Studium seiner Werke zeigt jedoch, daß Pawlow keineswegs den Begriff der Gestalt oder den Begriff der Ganzheit ablehnt, nur war für ihn die Gestalt eine neue Qualität, entstanden im Ergebnis des Zusammenwirkens bestimmter elementarer Erscheinungen. Im Jahre

1932 schrieb Pawlow: „Die Theorie der Reflextätigkeit stützt sich auf drei Prinzipien der exakten wissenschaftlichen Forschung: erstens auf das Prinzip des Determinismus, das heißt Anstoß, Anlaß und Ursache einer jeden Handlung oder Wirkung; zweitens auf das Prinzip der Analyse und Synthese, das heißt die primäre Zerlegung in Teile, Elemente, und die darauffolgende erneute allmähliche Zusammensetzung der Ganzheit aus ihren Einheiten und Elementen; und schließlich drittens auf das Strukturprinzip, das heißt auf die Zerlegung der Wirkung der Kräfte im Raum, die Abhängigkeit der Dynamik von der Struktur" (ich zitiere nach Wazuro, Seite 36). Es muß noch einmal betont werden, daß diese „Zusammensetzung der Ganzheit aus den einzelnen Einheiten" nicht als einfache Summierung, sondern als wirkliche Erschließung der Ganzheit unter Einbeziehung der Kategorie des Zusammenwirkens verstanden werden muß.

Wazuro nimmt folgende Grundsätze an, die mit der Theorie der bedingten Reflexe im Einklang stehen.

1. Das Verhalten des Tieres ist eine ganzheitliche Tätigkeit, die sowohl die analytische als auch die integrativ-synthetische Funktion des Zentralnervensystems zum Ausdruck bringt.

2. Das Verhalten ist die Resultante eines ungewöhnlich komplizierten Zusammenwirkens von bedingten und unbedingten Reflexen, was zur Entstehung von ganzheitlichen Strukturen führt, die qualitativ verschieden sind von den sie hervorrufenden elementaren Prozessen.

3. Der einzelne Verhaltensakt ist eine Reaktion, die von einem gegebenen Reiz hervorgerufen wird, aber abhängig ist von dem aktuellen qualitativ-funktionellen Hintergrund des Zentralnervensystems, von den Spuren der früheren Reizungen sowie von bedingt-reflektorischen Zusammenhängen, die von dem Tier in seiner individuellen Erfahrung erworben wurden.

4. Der bedingte Reflex stellt keine streng isolierte Reaktion dar, er ist in gewissem Maße Ausdruck der synthetischen Tätigkeit der Gehirnhälften als einer ganzheitlichen, organischen Einheit.

Die Untersuchungsmethodik wurde eben unter diesen Gesichtspunkten ausgearbeitet. Wie zahlreiche Arbeiten der Pawlowschen Schule ergeben haben, ist es möglich, positive bedingte Reflexe auf einen Komplexreiz zu erhalten, der aus der Kettenwirkung einzelner einfacher Reize besteht. Ein derartig zusammengesetzter Reiz läßt sich von einem Reiz unterscheiden, der sich aus denselben Elementen zusammensetzt, die aber in anderer Reihenfolge angewandt werden. Jeder Gegenstand der Außenwelt besitzt eine Reihe von physischen Merkmalen wie Farbe, Form, Gewicht, Elastizität usw., die auf die einzelnen Sinne (Analysatoren) des Organismus einwirken. Mit anderen Worten, das Objekt ist gleichsam ein Komplex einzelner Reize, die gleichzeitig auf die Analysatoren einwirken. Wenn sich hierbei ein zeitlicher Zusammenhang des Objektes mit irgendeiner unbedingten Tätigkeit des Organismus herausbildet, so wirkt das Objekt vor allem mit Hilfe dieser seiner Merkmale, die stärker ausgeprägt sind oder die mehr den rezeptiven Fähigkeiten des gegebenen Tieres entsprechen. Dies gibt uns die Möglichkeit, die relative Bedeutung der verschiedenen Analysatoren zu vergleichen.

Wazuro führte alle seine Experimente mit einem männlichen Schimpansen namens Rafael aus. Dieser Affe wurde seinem Institut im Jahre 1933 zur Verfügung gestellt und diente 4 Jahre lang zu verschiedenen behavioristischen Experimenten. Der Autor begann seine Arbeit im Jahre 1937, also schon nach dem Tode Pawlows. Der Affe wurde mit großer Sorgfalt aufgezogen, hatte eine dreizimmerige Wohnung, bestehend aus einem Schlafzimmer, einem Eßzimmer sowie aus einer großen, verglasten Voliere. Im Sommer verbrachte er regelmäßig viele Stunden im Freien. Trotz aller Sorgfalt und streng beachteter Vorschriften erkrankte Rafael zweimal an Lungenentzündung, mehrmals an Grippe und einmal an Dysenterie. Bei Beginn der Experimente zählte Rafael 12 Jahre und wog 64 kg, das heißt, er war ein erwachsenes Schimpansenmännchen, Dies bereitete besondere Schwierigkeiten, denn der Schimpanse zeichnete sich durch ein überaus lebhaftes Temperament und ungeheure physische Kräfte aus und terrorisierte des öfteren seine Wärter. Der Autor unterstrich gleichzeitig gewisse „edle“ Züge in seinem Charakter. So überfiel Rafael zum Beispiel nie das Bedienungspersonal ohne Warnung. Wenn sich Rafael auf einen Aggressionsakt vorbereitete, stellte er sich senkrecht auf und ging in einem Kreis herum, leicht mit dem Handrücken an die Wände schlagend. Im ersten Moment der Annäherung an den Gegner stieß ihn der Schimpanse nur leicht mit der Hand, was den Charakter einer symbolischen „Herausforderung“ hatte. Einen Augenblick später warf sich Rafael auf den Gegner, warf ihn zu Boden und griff mit seinen starken Zähnen nach ihm. Diese Attacken wurden sehr gefährlich, und es ergab sich die Notwendigkeit, nach Verteidigungsmitteln zu suchen. Der bisher zu diesem Zweck gebrauchte Knüppel war gefährlicher für den sich Verteidigenden als für den Affen, denn Rafael entwaffnete sofort seinen Gegner, und in seiner Hand wurde der Knüppel zu einer bedrohlichen Waffe. Schließlich wurde ein Knüppel mit zahlreich eingeschlagenen Nägeln verwendet. Dieser „Weihnachtsbaum“ wurde im Falle eines Angriffes dem Affen entgegengestreckt, was ausreichte, Rafael von Angriffsversuchen abzuhalten.

In dem Maße, in dem Rafael wuchs, wurde es nötig, seine Aufzuchtbedingungen zu verändern. Der Schimpanse lernte es nämlich, die Fensterscheiben zu zerschlagen und davonzulaufen. Es war nötig, große Metallkäfige zu bauen und ihn von einem Käfig zum anderen in einem verschlossenen Wagen zu transportieren. Bisweilen fuhr man den Affen in ein benachbartes Wäldchen und ließ ihn dort frei. Es ist interessant, daß Rafael in den Fällen, in denen er selbst durch Gewalt die Freiheit errang, indem er die Fensterscheiben zertrümmerte und entfloh, sehr ungehorsam wurde. Zu seiner Ergreifung mußte man eine etwas drastische Methode anwenden. Man lud die in der Nähe wohnenden Jäger ein, die dann um den Affen herum eine Höllenkanonade mit Platzpatronen veranstalteten. Rafael geriet dann in eine Panikstimmung, stürzte dem Autor entgegen und ließ sich ohne Widerspruch mitnehmen. Wenn man aber Rafael ins Freie ließ, zeigte er keinerlei Hang zur Flucht, blieb ständig in der Nähe des Wächters und wurde unruhig, wenn dieser sich entfernte.

In einer bestimmten Periode veränderte Rafael sein Verhältnis zu dem Bett, das ihm in seinem Schlafzimmer zur Verfügung stand. Anstatt sich auf die Matratze zu legen und sich mit der Decke zuzudecken, zerfetzte Rafael die Matratze und bereitete sich aus dem Füllmaterial auf dem Fußboden ein primitives Lager. Man mußte auf die „anthropomorphistischen“ Einrichtungen verzichten und dem Affen ganz einfach frisches Heu oder Stroh geben. Rafael scharrte täglich vor dem Schlafengehen systematisch das Heu auseinander, umgab seinen Körper mit einem Wall aus Heu und kümmerte sich nicht im geringsten um die Unterlage innerhalb seines Nestes, das heißt, sein Körper lag auf den bloßen Brettern und nur seine Füße und sein Kopf ruhten auf dem Heu.

Rafael wurde dreimal am Tage gefüttert. Man gab ihm frische und konservierte Früchte sowie ein Brötchen und Kakao mit Milch und Zucker. Der Appetit des Tieres war imponierend und entsprach dem großen Bau und der großen Aktivität seines Organismus. Im Laufe eines Tages fraß Rafael ungefähr 4,5 kg der verschiedensten Produkte und trank 3 l Kakao.

Der Schimpanse ist für katarrhalische Erkrankungen sehr anfällig, ein Umstand, der größte Sorgfalt angezeigt sein läßt. In Rafael's Wohnung wurde die Temperatur automatisch reguliert (die günstigste Temperatur beträgt 25—30°); zur Feuchthaltung der Luft diente ein Aquarium mit einem Springbrunnen; der Mangel an ultraviolettem Licht wurde dadurch ausgeglichen, daß man das Tier periodisch mit einer Quarzlampe bestrahlte. Rafael verhielt sich allen physiotherapeutischen Maßnahmen gegenüber positiv und unterwarf sich gern der Untersuchung durch den Arzt, doch liebte er keine Medizin; Wärmflaschen, Kompressen, Spülungen, Bestrahlungen und besonders Wannenbäder riefen aber große Freude hervor. Der Anblick des Wärters mit aufgekrempelten Ärmeln oder das Geräusch des in die Wanne fließenden Wassers versetzten Rafael in Ekstase. Übrigens trug hierzu noch ein anderer Umstand bei, denn während des Badens fraß der Schimpanse mit großem Appetit den Seifenschaum auf, den er besonders liebte.

Um den Affen vor einer zufälligen Infektion zu schützen, mußten sich alle Wärter, im ganzen fünf Personen, täglich einer ärztlichen Untersuchung unterziehen. Fremde Personen wurden in der Regel nicht in das Laboratorium gelassen. Alle diese Vorsichtsmaßnahmen ermöglichten es, das Tier in dem ungesunden Klima Leningrads neun Jahre hindurch in gutem gesundheitlichen Zustand zu erhalten.

Gehen wir nun an die Beschreibung der durchgeführten Experimente.

Die erste Versuchsserie war der Erforschung der Schnelligkeit gewidmet, mit der sich optisch und kinästhetisch zeitweilige Verbindungen bilden. Vor dem Käfig wurde innerhalb des Bereichs der Arme des Affen eine hölzerne Kiste mit den Maßen $35 \times 35 \times 40$ cm aufgestellt, deren Türchen dem Tier zugewendet war. Vor der Kiste lagen auf dem Boden zwei Stöcke, die sich bei den ersten Experimenten untereinander nur durch ihre Farbe (weiß und schwarz), bei den späteren Versuchen nur durch ihr Gewicht unterschieden. Bei der optischen Serie war der schwarze Stock der „richtige". Der Affe mußte den Stock in eine Öffnung im Dach der Kiste stecken, dann öffnete sich die Tür, und die in der Kiste befindliche Nahrungsbelohnung wurde ihm zugänglich.

In den Fällen, in denen sich die Stöcke nur durch ihre Farbe unterschieden, erwies sich die Erwerbung der Gewohnheit durch den Schimpansen als sehr schwierig. Längere Zeit hindurch führte das Tier ziemlich zufällige Reaktionen aus, und wenn die gegenseitige Lage der Stöcke verändert wurde, ließ sich das Tier mehr von der Lage als von der Farbe leiten. Erst nach 161 Versuchen wurde die Aufgabe völlig beherrscht, und von nun an machte Rafael keinen Fehler mehr.

Bei den weiteren Experimenten unterschieden sich die Stöcke nur durch ihr Gewicht, der eine wog 1600 g, der andere 900 g, beide waren von gleicher Größe und hatten dieselbe dunkelgelbe Farbe. In diesem Falle war die Erwerbung der Gewohnheit um vieles leichter; die Unterscheidung war schon ziemlich deutlich nach dem 16. Versuch, und nach fünf Tagen wurden keine Fehler mehr gemacht. Die Unterscheidung nach dem Gewicht, das heißt auf Grund kinästhetischer Verbindungen, ist also viel leichter als die Unterscheidung nach optischen Merkmalen.

Nach dem Erwerb der Gewohnheit erfolgten beide Arten der Unterscheidung fehlerlos, und es fiel schwer zu entscheiden, welche von ihnen größere Bedeutung für das Tier hatte. Zur Klärung dieser Frage diente eine dritte Serie von Versuchen, in der eine Mischung beider Unterscheidungssysteme vorgenommen wurde. In diesem Falle wurde das positive Merkmal, die schwarze Farbe, mit dem negativen Merkmal in Form des schwereren Stockes verbunden (bei der vorhergehenden Serie war der leichtere Stock der „richtige" gewesen), das heißt, dem Affen wurde ein schwarzer, schwerer und ein weißer, leichter Stock zur Auswahl gegeben. Rafael ergreift hierbei den schwarzen Stock (optische Wahl), hält ihn eine Weile hoch, dann legt er ihn auf die Erde, nimmt ihn wieder in die Hand, legt ihn nochmals beiseite, ohne einen Versuch zu machen, die Kiste zu öffnen. Schließlich ergreift er den weißen, leichten Stock, steckt ihn in die Öffnung der Kiste und holt sich auf diese Weise seine Belohnung. Beim nächsten Mal ergreift der Schimpanse beide Stöcke, hält sie eine Weile in der Hand (Vergleich ihres Gewichtes), dann steckt er den weißen Stock in die Öffnung.

Wie es scheint, entspricht der Mechanismus dieses ganzen Prozesses dem Mechanismus der sogenannten ultraparadoxen Phase beim Erwerb eines bedingten Reflexes, wenn die positiven Reize negative Reaktionen hervorrufen und umgekehrt. In unserem Falle wurden in dem schwarzen Stock zwei einander entgegengesetzt wirkende Merkmale vereinigt: ein positives — die schwarze Farbe — und ein negatives — das größere Gewicht. Die hemmende Wirkung des größeren Gewichtes war beträchtlich, sie hemmte den positiven Einfluß der schwarzen Farbe, aber infolge einer positiven Induktion erhielt die antagonistische weiße Farbe die Merkmale eines positiven Reizes. Dies entspricht ganz genau den Ergebnissen, die regelmäßig bei den Experimenten mit Hunden erzielt wurden und der bedingt-reflektorischen Gesetzmäßigkeit unterliegen. Wichtig ist für uns die Tatsache, daß die kinästhetischen Merkmale eines Gegenstandes (im gegebenen Falle das Gewicht), für das Tier eine größere Bedeutung haben als dessen optische Merkmale. Zu dieser Schlußfolgerung werden wir noch oft gelangen; im Vergleich mit den Schlußfolgerungen KÖHLERS jedoch bedeutet sie eine andere Auffassung von der höheren Nerventätigkeit der Tiere.

Mit Hilfe derselben Methode, nämlich Öffnung einer Kiste durch Hineinstecken eines Stockes in ein Loch mit folgender Belohnung untersuchte WAZURO das Zusammenwirken der einzelnen Komponenten des Komplexreizes. Jetzt unterschieden sich die beiden, dem Affen vorgelegten Stöcke durch eine Reihe von Merkmalen voneinander. Es handelte sich um zwei Metallröhren von gleichen Maßen, die eine von ihnen war mit Wasser von einer Temperatur von 17° gefüllt, die Temperatur der zweiten betrug 50°. Der warme Metallstab war blau, der kältere Stab war rot, der warme Stab war schwer und man legte ihn ständig links neben den roten. Mit einem Wort, Rafael mußte einen roten — leichten — kalten — rechten Stab von einem blauen — schweren — warmen — links liegenden Stab unterscheiden, der erstere Stab war der negative, der zweite Stab der positive, was dadurch verstärkt wurde, daß der Schimpanse mit ihm die Belohnung errang. Die ganze Angelegenheit wurde etwas kompliziert dadurch, daß zwei bis drei Monate vorher bei den Experimenten die Merkmale: größeres Gewicht und höhere Temperatur als die negativen Merkmale angewandt worden waren, was jetzt berücksichtigt werden mußte. Wenn Rafael keine besonders große Freßlust an den Tag legte, verwandte man als „Belohnung" eine lebende Katze, die in der Kiste eingeschlossen war und nach deren Öffnung aus ihr heraussprang. Dies wirkte auf den Schimpansen als sehr starker Reiz.

In einer Reihe aufeinander folgender Versuche nahm Rafael den blauen Stab in die Hand, legte ihn aber sofort wieder weg und steckte den roten Stab in das Loch der Kiste. Wenn dies nicht zu der beabsichtigten Wirkung, nämlich der Öffnung der Kiste, führte, öffnete Rafael die Tür mit dem blauen Stab. In weiteren Experimenten wählte der Affe zu Anfang stets den roten (negativen) Stab. Diese Nichtbeachtung des blauen Stabes erklärt sich sicherlich durch seine Verknüpfung mit der höheren Temperatur, die in den vorhergehenden Experimenten den negativen Reiz darstellte. Erst nach 71 Versuchen reagierte der Affe fehlerlos auf den blauen Stab. Es unterliegt keinem Zweifel, daß das Tier im Verlaufe der Herausarbeitung der Gewohnheit sich nicht vom Blick, sondern von dem unmittelbaren Kontakt mit dem Stab leiten ließ; erst danach erfolgte die Auswahl. Demnach stützte sich die Auswahl auf bedingt-reflektorische Verbindungen, die sich auf Grund des kinästhetischen und vermutlich auch des Wärmeanalysators herausbildeten. Erst danach lernte es der Affe, optisch zu unterscheiden.

Jetzt ging der Autor an eine systematische Analyse der Bedeutung der einzelnen Analysatoren, wobei er mit dem Faktor der gegenseitigen Lage der beiden Stäbe begann. Hier spielt sowohl der optische als auch der kinästhetische Analysator eine Rolle. Dreimal hintereinander wurden Rafael zwei Stäbe in der vorherigen Anordnung vorgelegt, und jedesmal erfolgte eine glatte Lösung: der Affe griff sofort nach dem blauen Stab. Als jedoch die gegenseitige Lage der Stäbe verändert worden war, begann Rafael sich zu irren und griff anfänglich in überwiegendem Maße nach dem roten Stab. Das Dominieren des Raumfaktors bei der Unterscheidung ist ganz offenbar, obwohl er keineswegs die Rolle der anderen Analysatoren ausschaltet. Nach einer gewissen Zeit beherrschte der Schimpanse die Aufgabe, machte keine Fehler mehr und ließ sich bei der Auswahl ganz deutlich von der Farbe leiten.

Um den Schwerefaktor zu untersuchen, wurden alle übrigen Faktoren ausgeschaltet, das heißt, man legte dem Affen zwei blaue Stäbe von gleicher Temperatur vor, von denen aber der eine 5350 g, der andere 3650 g wog. Die gegenseitige Lage der beiden Stäbe wurde ständig verändert. Auf der Grundlage des bloßen Gewichtsunterschiedes kam es zu einer völlig klaren Unterscheidung, das heißt, es existieren in diesem Falle nicht nur bedingt — reflektorische Verbindungen, sondern man muß auch ihre beträchtliche Beständigkeit anerkennen.

Ähnliche Experimente hatten das Ziel, den Einfluß der optischen Merkmale der Stäbe zu analysieren. Dieser Einfluß erwies sich als bedeutend, obwohl sporadische, vom Affen begangene Fehler vermuten lassen, daß die optischen Verbindungen weniger beständig sind als die kinästhetischen.

Ebenso wurde schließlich der Einfluß des thermischen Analysators untersucht. Seine Bedeutung ist sehr gering, die Zahl der richtigen Reaktionen betrug nicht mehr als 60 %, was sich noch in den Grenzen des Zufalls bewegt.

In einer Reihe von Experimenten wurde die Methode der Mischung mehrerer Analysatoren angewandt, das heißt, es wurde in einem Stab ein positives Merkmal mit einem negativen verknüpft; zum Beispiel verband man die blaue Farbe mit der niedrigeren Temperatur. Es ist interessant, daß, wenn man von zwei Signalmerkmalen ständig das Merkmal des größeren Gewichtes verstärkte, der kinästhetische Faktor überwog: Rafael wählte ständig den schwereren (positives Merkmal), roten (negatives Merkmal) Stab. Wenn man jedoch den kinästhetischen Faktor eliminierte, wenn man also zwei Stäbe von gleichem Gewicht verwandte, so wählte Rafael ständig den blauen Stab (positives Merkmal). Also erfolgte die ganze Zeit hindurch, in der der kinästhetische Faktor wirkte, eine Hemmung des optischen Faktors, und diese Hemmung hatte gewissermaßen schützenden Einfluß. In der Tat wurde die Bedeutung der blauen Farbe bei der Unterscheidung nicht beseitigt, obwohl man faktisch das negative Merkmal verstärkte (die rote Farbe, die an das größere Gewicht gebunden war).

Eine Reihe von Experimenten widmet WAZURO der Erklärung des Mechanismus der sogenannten „Aha-Reaktion". Wir verstehen hierunter die plötzliche Lösung irgendeines Problems, gleichsam ein „einsichtiges Erfassen" der Lösung durch das Tier. Charakteristisch für diesen Typ der Tätigkeit ist es, daß das Tier nach einer Reihe erfolgloser Versuche jegliche Bewegungstätigkeit einstellt, um nach einer gewissen Zeit plötzlich auf die Lösung zu kommen. Dieser Typ der Lösung wird zu Recht der „Versuchs- und Irrtum-Methode" gegenübergestellt, bei der die Lösung zufälligen Charakter trägt. WAZURO erklärt sich mit dieser Interpretation einverstanden, soweit sie den Menschen betrifft, empfiehlt jedoch Vorsicht im Falle des Tieres. Diese ganze Erscheinung verläuft in drei Phasen: 1. Die Phase der ungeordneten Tätigkeit. 2. Die Phase der äußeren Ruhe. 3. Die Phase der adäquaten Reaktion. Es besteht die Möglichkeit, diese Erscheinungen physiologisch zu erklären. In der ersten Phase erfolgt unter Einfluß der Orientierungsreaktion des Tieres (sogenannter Untersuchungsreflex) in erster Linie eine Reizung des kinästhetischen Analysators, was ein ungeordnetes Manipulieren nach sich zieht. Da Manipulationen mit einer Lösung nichts gemein haben, werden sie auch nicht durch eine Belohnung verstärkt. Infolgedessen erlischt die Reaktion, es erfolgt eine Hemmung derselben, verbunden mit einem Ruhezustand des Tieres. Die sekundäre Reizung des kinästhetischen Analysators erfolgt schon unter dem Einfluß entfernter Reize, wahrscheinlich hauptsächlich optischer Natur, denn das Tier bleibt in der zweiten Phase unbeweglich. Die dritte Phase besteht darin, daß das Tier entfernte bedingt-reflektorische Verbindungen auswertet. Es handelt sich darum, daß wir es in keinem Falle einer Lösung des „Aha"-Typs mit einer für das Tier völlig neuen Reaktion zu tun haben; es handelte sich immer um die Reproduktion bestehender und vom Tier in der Vergangenheit angeeigneter Verbindungen und Verknüpfungen.

Zur Analyse dieses Problems wandte man eine ziemlich komplizierte Methode an. Vor dem Affen wurden zwei Kisten aufgestellt, von denen eine auf der anderen stand. In der Vorderwand der unteren Kiste befand sich eine Metallkurbel, die man leicht drehen konnte. Durch ein Türchen in der Vorderwand der oberen Kiste wurde eine Belohnung in Form von Nahrung hineingebracht. In der ersten Phase der Experimente mußte Rafael zweimal die Kurbel entgegen dem Uhrzeigersinn drehen, am Ende der zweiten Umdrehung wurde der Knopf einer elektrischen Klingel gedrückt und nach weiteren zwei bis drei Sekunden öffnete sich das Türchen und der Affe erhielt seine Belohnung. Schon nach 12 Wiederholungen beherrschte Rafael das Drehen der Kurbel in der richtigen Richtung, wobei er sich hauptsächlich seiner linken Hand bediente. Nach 28 Malen war diese Verbindung so fest geworden, daß der Affe nach Vollendung der Umdrehungen selbst das Türchen zu öffnen versuchte, ohne erst das Klingelzeichen zu erwarten. Dennoch wurde ihm die Belohnung vor dem Klingelzeichen nicht gegeben. Daß das Klingelzeichen als solches noch nicht zum Signal für das Futter geworden war, geht aus dem Verlauf des 46. Versuches hervor, bei dem sofort, nachdem die Nahrung in die Kiste gelegt worden war, das Klingelzeichen gegeben wurde, ohne daß man das Drehen der Kurbel abwartete, Rafael jedoch nicht den Versuch machte, die Tür zu öffnen, sondern an der Kurbel drehte. Dasselbe Ergebnis erhielt man selbst nach 223 Versuchen.

Nach einer unbedeutenden Modifizierung der Methode (beide Kisten wurden in einer gewissen Entfernung voneinander aufgestellt, die eine enthielt die Nahrung, in der anderen war die Kurbel) zeigte Rafael beim 285. Versuch, daß das Klingelzeichen für ihn Signalbedeutung hatte: Nach dem Klingelzeichen stand er auf, ging an die Kiste mit der Kurbel, drehte die Kurbel zweimal herum und ging danach an die Kiste mit der Nahrung. Aber auch weiterhin war die Wirkung des Klingelzeichens schwach und unsicher. Dies kommt daher, daß der kinästhetische Analysator ein größeres Gewicht hat als der Gehöranalysator, denn die Verbindung des Kurbeldrehens mit dem Fressen bildete sich sehr früh heraus, viel leichter als die Verbindung von Klingelzeichen und Belohnung. Augenscheinlich bewirkt die Reizung des kinästhetischen Analysators eine starke negative Induktion, die das Entstehen bedingter Reflexe von anderen Analysatoren ungeheuer erschwert. Dagegen erleichtert die ständige Hemmung der kinästhetischen Verbindungen (keine Verstärkung des Laufes zur Nahrung ohne vorhergehendes Klingelzeichen) umgekehrt die Bildung anderer zeitweiliger Verbindungen.

Um die Richtigkeit dieser Interpretation zu überprüfen, muß man eine spezielle und starke Hemmung des kinästhetischen Analysators hervorrufen. Dies erfolgte in einer Reihe von Experimenten, von den ich eines anführen möchte. Nachdem die Belohnung in die Kiste gelegt worden ist, dreht Rafael zweimal die Kurbel und geht, ohne das Klingelzeichen abzuwarten, zur Kiste mit der Nahrung. Er erhält dort keine Belohnung (Hemmung der kinästhetischen Verbindung), kehrt zur Kurbel zurück. dreht sie einige Male und geht wieder zur Nahrung, wobei er die Nahrungskiste zu öffnen versucht. Noch einmal kehrt er zur Kurbel zurück und geht von dort zur Nahrung. Schließlich gerät der Schimpanse in große Wut, stampft mit den Füßen auf die Erde und geht von der Kiste weg. Nach 10—15 Sek. ertönt das Klingelzeichen. Rafael begibt sich sofort zur Nahrungskiste und erhält seine Belohnung. Dieses Verhalten wiederholte sich mehrmals, wenn es auch nicht systematisch erfolgte.

In weiteren Experimenten wurde auf dem Erdboden ein Knopf befestigt, bei dessen Betätigung ein Klingelzeichen ertönte. Rafael lernte es sehr leicht, auf den Knopf zu drücken, sogar ohne jegliche Belohnung, ganz einfach zum Vergnügen. Nachdem er diese Bewegung zu beherrschen gelernt hatte, kehrte man zu den vorhergehenden Experimenten zurück. Beim 11. Versuch dieser Art ging Rafael, nachdem die Nahrungsbelohnung in die Kiste gebracht worden war, an die Kiste mit der Kurbel heran, drehte die Kurbel einmal herum und ging zur Nahrung. Als er sie nicht erhielt, kehrte er zurück, machte wieder einige Umdrehungen mit der Kurbel und begab sich wieder zur Nahrung. Noch einmal kehrte er zur Kurbel zurück, machte acht Umdrehungen, wobei er einige Male auf den Klingelknopf schaute, und versuchte wieder, die Nahrung zu bekommen. Schließlich kehrte er zur Kurbel zurück, drehte sie herum, setzte sich neben den Klingelknopf und begann, auf den Boden zu spucken. Nach drei bis vier Sekunden stand er plötzlich auf und drückte auf den Klingelknopf. Das Türchen der Nahrungskiste öffnete sich und Rafael eilte zur Nahrung.

Die beschriebene Erscheinung entspricht genau einer „Aha-Reaktion“. Die plötzliche Entscheidung des Schimpansen stützte sich in diesem Falle auf eine schon vorhandene bedingt-reflektorische Verbindung (Druck auf den Knopf — Klingelzeichen), sie war also die Auswertung einer vorherigen Erfahrung. Zweitens erfolgte diese Entscheidung nach mehrmaliger Hemmung des kinästhetischen Faktors (das Drehen der Kurbel ohne Betätigung des Klingelzeichens führt nicht zur Belohnung), begleitet von einem Übergang von stürmischer Lebhaftigkeit des Affen zur fast völligen Ruhe. Nicht ein einziges Mal wurde beobachtet, daß der Schimpanse die Klingel ohne vorhergehende starke Hemmung der kinästhetischen Reaktion betätigte. Es ist sehr charakteristisch, daß, wenn man in demselben Raume ein Unterscheidungsexperiment mit farbigen Objekten durchführte, das nichts mit den beschriebenen Untersuchungen gemein hatte, für Rafael aber ein sehr bekanntes Problem darstellte, in Fällen des Erlöschens der motorischen Gewohnheit Rafael plötzlich an den Schalter ging und die Klingel betätigte. Dieses Verhalten stand in keinem

Zusammenhang mit der Aufgabe und läßt sich psychologisch nicht interpretieren, es ist aber verständlich vom Standpunkt der bedingten Reflexe aus. Man muß hierbei daran denken, daß der Lautreiz selbst für das Tier nur geringes Gewicht hat, wenn er jedoch mit einem kinästhetischen Reiz in Form der Betätigung eines Klingelknopfes durch den Affen verbunden wird, wird die Bildung von Verbindungen sehr viel leichter. Als man den Klingelknopf durch einen Schalter ersetzte, dessen Betätigung die Klingel für längere Dauer einschaltete, wurde beobachtet, daß das Tier selbst nach Blockierung der Klingel den Schalter drehte und Nahrung zu erhalten versuchte, obwohl kein Klingelzeichen ertönte. Ebenso war es sinnlos, wenn Rafael die schon eingeschaltete Klingel einschaltete oder auch die in Betrieb befindliche Klingel ausschaltete. Alles das sind verschiedene Abarten der kinästhetischen Reaktion, die nur schwach mit dem Laut in Zusammenhang stehen. Der Lautreiz als solcher kann in Anwesenheit eines wirkenden kinästhetischen Reizes nicht zu einem festen Signal werden, er wird jedoch mit Leichtigkeit zum Signal, wenn die kinästhetischen Verbindungen stark gehemmt sind.

Eine Reihe spezieller Experimente widmet Wazuro dem Problem des Umlernens beim Schimpansen. Zurückkommend auf seine vorhergehenden Experimente mit den Stäben, wechselte der Autor die Bedeutung der einzelnen Reize ins Gegenteil um, zum Beispiel war die blaue Farbe jetzt die negative und die rote die positive Farbe. Man fand, daß der Umlernprozeß des Affen bei optischen Signalen ungewöhnlich schwierig sei; Rafael machte noch nach 400 aufeinander folgenden Versuchen Fehler. Auf die Schwierigkeit dieser Aufgabe weist auch die Tatsache hin, daß Rafael oft in Raserei verfiel und überhaupt jegliche Arbeit ablehnte, so daß es notwendig wurde, die Situation zu vereinfachen und zu erleichtern, um das Tier nicht in eine Neurose zu treiben. Dagegen ist das Umlernen bei kinästhetischen Reizen um vieles leichter und erfolgt schon nach einigen Dutzend Versuchen. Noch einmal unterstreicht der Autor die große Bedeutung des kinästhetischen Analysators, was im Zusammenhang damit steht, daß der Schimpanse normalerweise auf Bäumen lebt.

Besondere Aufmerksamkeit widmet Wazuro der Überprüfung der Experimente Köhlers. Obwohl der Autor die Richtigkeit der von diesen gebrachten Tatsachen bestätigt, verwirft er ihre Interpretation. Der, generell gesprochen, größte Mangel in der Anschauung Köhlers ist seine nicht lebensgeschichtliche Betrachtungsweise, die Tatsache, daß er nicht damit rechnet, daß der Schimpanse eine eigene Vergangenheit und in dieser zahlreiche Gewohnheiten erworben hat, zu denen er unter den Bedingungen des Experimentes zurückkehrt. Wenn der Schimpanse mit Hilfe eines Stockes nach einer entfernt liegenden Frucht langt, so ist das für ihn keine völlig neue Situation. Unter natürlichen Lebensbedingungen gebraucht der Schimpanse Zweige und Äste; in der

Gefangenschaft dient ihm ein Stab dazu, Öffnungen des Käfigs zu verstopfen, Ameisen zu fangen, mit Wasser vermischten, in einen Trog gegossenen Wein zu trinken, die Erde aufzugraben, Insekten zu zerquetschen usw. Es nimmt also nicht wunder, wenn das Tier in einer Situation, in der es die Frucht nicht unmittelbar mit der Hand erreichen kann, sich dadurch hilft, daß es den Arm mit Hilfe des Stabes verlängert. Es braucht sich also nicht um eine Determination des Verhaltens durch die ganzheitliche Struktur des optischen Feldes zu handeln, wie Köhler denkt, sondern um das Bestehen von zeitlich früher herausgearbeiteten Verbindungen. Beim Fehlen eines Stockes versucht der Schimpanse, die Frucht mit einem alten Stiefel, mit einer abgerissenen Hutkrempe oder einem Stein heranzuziehen.

Vom Standpunkt der Theorie der bedingten Reflexe aus gesehen, ist sein Verhalten ganz natürlich. Während der Herausbildung des bedingten Reflexes auf einen beliebigen neutralen Reiz ruft jeder andere Reiz, der ihm hinsichtlich seiner physischen Merkmale ähnlich ist, anfangs denselben Reflex hervor. Erst wenn sich der Reflex gestärkt hat und er von den Reaktionen auf andere, verwandte Reize unterschieden wird, wird er immer präziser und erfolgt nur auf den gegebenen Reiz. In den Fällen, in denen der Stab in den Anfangsphasen des Experiments ergriffen wurde, ging nicht der Stab als solcher in eine momentane Verbindung ein, sondern als Gegenstand allgemein, und erst das Mißlingen der Versuche bewirkte die Hemmung der Reaktionen auf die Merkmale der Gegenstände, die sich von dem Stab unterschieden. Von einem intellektuellen Bestandteil kann man hier schwer sprechen, schon auf Grund dessen, daß die Ersetzung des Stabes durch einen Stein nicht einmal eine angenäherte Lösung der Aufgabe darstellt. Infolge der Krümmung der den Stein haltenden Finger wird der Arm eher kürzer als länger. Wenn der Stab im Blickfeld des Tieres liegt, wirkt er als aktueller Reiz. In den Fällen, in denen er irgendwo weiter entfernt liegt, wirkt seine Spur, natürlich schwächer als der unmittelbare Reiz. Durch Wiederholungen kräftigt sich die Wirkung der Spur, und dann kann die Lösung sofort erfolgen, selbst wenn der Stock ganz woanders liegt. Es geht also nicht um die aktuelle Struktur des Blickfeldes, sondern um die Vergangenheit des Schimpansen und um das Vorhandensein von zeitlichen Verbindungen.

Auch die Anfertigung von Geräten durch den Schimpansen erklärt Wazuro vollkommen anders als Köhler. Die Tatsache selbst ist unbestritten, aber Köhler weist nebenbei darauf hin, daß die Schimpansen ständig mit Stöckchen, Zweigen, Strohhalmen usw. manipulieren und sie in alle möglichen Spalten und Öffnungen stecken. Infolgedessen war Sultan in einem beträchtlichen Maße auf die Lösung der ihm gestellten Aufgabe vorbereitet, und ein Bambusstöckchen in die Öffnung eines anderen zu stecken, bildete für ihn nicht etwas grundlegend Neues. Wahrscheinlich hätte er dasselbe beim Spiel, ohne irgendeine Belohnung getan.

In seinen eigenen Experimenten gab WAZURO Rafael zwei ineinander passende Stöcke. Man konnte nun im Verhalten des Affen Momente beobachten, die das Wesen der Lösung hell beleuchteten. Rafael versucht, die Frucht erst mit dem einen Stock zu erreichen, dann mit dem anderen, gerät in Wut und wirft beide Stöcke in die Luft. Später beschäftigt er sich wieder mit den Stöcken, versucht hartnäckig, das Ziel zu erreichen, ohne aber hierbei deutliche Fortschritte zu machen. Am nächsten Tag versucht er es wieder mit beiden Stöcken, wird wütend, setzt sich dann und betrachtet einen von den Stöcken, bohrt mit dem Finger an dessen Flecken und Unebenheiten. Er bemerkt die Öffnung am Ende des einen Stockes und kratzt sie mit dem Fingernagel aus. Dann stellt er den Stock senkrecht mit der Öffnung nach oben und stopft in die Öffnung einige Reste des gestrigen Futters. Er steckt nun den dünneren Stock in die Öffnung des stärkeren, benutzt aber den verlängerten Stock nicht zur Erreichung der Frucht, sondern nimmt die Stöcke auseinander, setzt sie wieder zusammen und wiederholt das einige Male. Nach längerer Zeit war das Ziel erreicht; dennoch steckte Rafael die Stöcke wieder zusammen und nahm sie auseinander, ganz offenbar zum Vergnügen. Noch am folgenden Tage setzte Rafael erst nach verschiedenen Versuchen die beiden Stöcke zusammen und holte mit ihnen die Frucht heran. Später jedoch begann der Schimpanse stets mit Versuchen, die Frucht mit einem Stock zu erreichen, und erst, wenn das mißlang, setzte er beide zusammen.

Nach einer Unterbrechung von zehn Tagen wurden diese Experimente in etwas anderer Anordnung wiederholt. In diesem Falle hatte der stärkere Stock nicht nur am Ende eine Öffnung, sondern auch noch drei Öffnungen in der Seite: eine in der Mitte und zwei am Ende. Rafael begann sofort, mit jedem der beiden Stöcke gesondert zu manipulieren. Danach setzte er sich an das Gitter, das ihn von der Frucht trennte und begann aufmerksam beide Stöcke zu betrachten. Er hielt den stärkeren Stock schräg und steckte den dünneren Stock in die mittlere seitliche Öffnung. Hieraus entstand ein Stock in T-Form, das heißt, das so erhaltene „Gerät" war nicht länger als die beiden Bestandteile, und darüber hinaus war es viel unbequemer im Gebrauch, denn es blieb am Gitter hängen. Dennoch versuchte Rafael hartnäckig, die Frucht mit ihm zu erreichen und erst nach mehrfachen Mißerfolgen zog er die Stöcke mit einer gewissen Mühe in den Käfig zurück. Der Schimpanse nahm danach die Stöcke wieder auseinander und versuchte, den dünneren in die verschiedenen Öffnungen des dickeren Stockes zu stecken. Nachdem er den dünneren Stock in eine seitliche Öffnung am Ende des dicken Stockes gesteckt hatte, versuchte Rafael von neuem, die Frucht mit dem zusammengesetzten Stock zu erreichen, was ihm aber nicht gelang. Nachdem er die Stöcke mehrere Male falsch zusammengesetzt und wieder auseinandergenommen hatte, setzte Rafael die Stöcke endlich richtig zusammen, langte aber nicht sofort mit ihnen nach der Frucht, sondern nahm sie mehrere Male auseinander und setzte sie in verschiedener Weise zusammen.

Die Analyse dieser Tatsachen läßt gewisse Momente unterscheiden, die für das Verständnis des Lösungsmechanismus der Aufgabe von Wichtigkeit sind. 1. Die erste richtige Lösung erfolgt nicht sofort. 2. Die Wiederholung des Experiments ergab keine sofortige Reproduktion der vorher erzielten Lösung. 3. Rafael setzte die Stöcke auch zusammen, wenn er keine Belohnung erhielt. 4. Die Stöcke wurden anfangs so zusammengesetzt, daß eine wirkungsvolle Verlängerung des gesamten Gerätes nicht erreicht wurde. 5. Bei Wiederholungen des Experiments wiederholte das Tier die vorher begangenen Fehler. Alles das spricht gegen eine intelligente Lösung. Es fehlt der Beweis, daß im Verhalten des Schimpansen eine Konsequenz sichtbar wird, daß sein Verhalten ganzheitlich ist. Das Zusammensetzen der Stöcke ist kein Teil des ganzheitlichen Prozesses der Fruchterlangung, denn das Zusammensetzen hat seine eigene Stimulation und kann auch beim Fehlen einer Belohnung erfolgen. Es unterliegt auch keinem Zweifel, daß das Ziel der Zusammensetzung nicht die Verlängerung des Stockes ist. Auch weist die große Zahl der Fehler, die der Affe selbst nach Lösung der Aufgabe begeht, auf das fehlende Verständnis für die Situation hin.

Dagegen entspricht das ganze Verhalten Rafaels ausgezeichnet dem Entstehen gewöhnlicher bedingter Zeitverbindungen. Man muß stark damit rechnen, daß die Intensität, mit der der Schimpanse nach dem Ziele strebt, im Laufe des Experiments in weiten Grenzen schwankt, vom Maximum des Strebens bis zu seiner völligen Hemmung. Das ganze Leben des Affen ist mit dem hervorragend ausgeprägten Orientierungs-(Untersuchungs-)reflex verbunden, was von ökologischen Momenten abhängig ist. Die Hemmung einer beliebigen Reaktion bewirkt eine plötzliche und bedeutende Verstärkung des Untersuchungsreflexes. Dadurch erklärt sich die sogenannte „Neugier" des Affen, sein Interesse an kleinsten Einzelheiten der Situation. Wenn wir beim Affen das Streben nach Nahrung hervorrufen, indem wir sie ihm zeigen und außerhalb des Bereichs seiner Arme hinlegen und dieses Bestreben durch Bedingungen hemmen, die die Erlangung der Nahrung erschweren (zu kurze Stöcke), so erregen wir eben dadurch den anfänglich gehemmten Untersuchungsreflex. Infolgedessen werden die zunächst befindlichen Gegenstände, und ganz besonders die, die der Schimpanse in seinen Händen hält, zum Objekt seiner gesteigerten Aufmerksamkeit. Rafael betrachtet die seitlichen Öffnungen in dem dickeren Stock und steckt in sie alles hinein, was ihm in die Finger fällt, hierunter auch das Ende des dünneren Stockes. Wenn diese Reaktion Mal um Mal wiederholt wird, ohne daß sie zu irgendwelchen Konsequenzen führt, so erfolgt eine natürliche Hemmung (Auslöschung) derselben, und dann wird der Anblick der auf dem Boden liegenden Frucht wieder zu einem starken Reiz, der das Streben nach Nahrung hervorruft. Die beiden zusammengesteckten Stöcke werden jetzt dazu gebraucht, die Frucht zu erreichen. Der Effekt hängt ganz augenscheinlich davon ab, wie die Stöcke zusammengesetzt sind, was ein Werk das Zufalls sein kann. Bei den Experimenten Köhlers bestand nur eine mögliche Art, in der die Stöcke zusammengesetzt werden konnten, daher die scheinbare Zweckmäßigkeit im Verhalten des Tieres.

Zu analogen Schlußfolgerungen führen die Fälle, in denen zwei nicht ineinander passende Stöcke zusammengesetzt werden sollten. Nach Köhler benagt der Affe, wenn das Ende des einen Stockes dicker ist als der Durchmesser der Öffnung in dem zweiten, den zu dicken Stock und macht ihn so für die Öffnung passend. Rafael erhielt einen dicken, starken Stock mit einer Öffnung sowie einen Stock aus Ebereschenholz, mit Rinde, der zu dick war, als daß man ihn in die Öffnung hätte stecken können. Der Schimpanse versuchte sofort, den dünneren Stock in die Öffnung des dickeren zu stecken, aber ohne Erfolg. Er wiederholte diese Versuche hartnäckig und entfernte ein Stück Rinde an einem Ende des dünneren Stockes. Nach drei bis vier Minuten wurden seine Bewegungen langsamer, schließlich hörten sie überhaupt auf. Rafael hörte auf, sich mit den Stöcken zu beschäftigen, aber dafür begann er eine andere Tätigkeit: er begann sich zu kratzen und mit den Füßen auf die Erde zu klopfen. Er nahm beide Stöcke und betrachtete sie aufmerksam. Er legte den dickeren Stock weg und fing an, mit den Nägeln und Zähnen Rindenstückchen vom Ende des dünneren Stockes abzuschaben. Nachdem er die gesamte Rinde entfernt hatte, ließ sich der dünnere Stock mit Leichtigkeit in die Öffnung des dickeren einpassen, danach erreichte Rafael die Frucht. Ähnlich war das Verhalten am nächsten Tag. Auch jetzt schabte Rafael die Rinde ab, aber er zog sie jedesmal in Längsstreifen den ganzen Stock entlang bis zum anderen Ende ab. Als der dünnere Stock völlig von der Rinde gesäubert war, versuchte der Affe, mit ihm die Frucht zu erreichen, schließlich setzte er beide Stöcke zusammen und löste so die Aufgabe. Nach einigen Tagen wurde eine gewisse Modifizierung der Methode vorgenommen. Auf dem Stock aus Ebereschenholz wurden in gleicher Entfernung von beiden Enden zwei Ringe eingeschnitten und die Rinde zwischen den Einschnitten etwas eingerissen. Wie immer versuchte Rafael, die Stöcke zusammenzusetzen, und begann, sie dann aufmerksam zu betrachten. Er bemerkte die Schürfung in der Rinde zwischen den Einschnitten und begann, diese Rinde abzuschaben, bis er den ganzen mittleren Teil des Stockes gereinigt hatte. Jetzt versuchte der Schimpanse, die beiden Stöcke zusammenzusetzen, was ein sinnloses Unternehmen darstellte. Erst als infolge der vielen Versuche, die Stöcke zusammenzusetzen, sich am Ende des Stockes aus Ebereschenholz die gewöhnliche Zerfaserung der Rinde zeigte, reinigte Rafael den ganzen Stock von der Rinde, setzte beide Stöcke richtig zusammen und gelangte so in den Besitz der Belohnung.

Dieses ganze Verhalten spricht ganz und gar nicht für die Existenz von Intelligenzmomenten. Unmittelbar, nachdem dem Affen die Stöcke gegeben worden waren, erfolgten die nun aufgenommenen Versuche, sie zusammenzusetzen, unter dem Einfluß der Dauerhaftigkeit der Zeitverbindung (das Zusammensetzen wurde ständig und mehrmals belohnt) sowie unter dem Einfluß des Strebens nach Nahrung. Nach der Hemmung der Reaktion des Zusammensetzens (Unmöglichkeit, diese auszuführen), zeigte sich der Untersuchungsreflex, der Affe betrachtete die Rindenabschürfungen, die zum Reiz für eine neue Reaktion, nämlich der Rindenabschürfungen, wurden. Nach Beendigung dieser Tätigkeit verstärkte sich wiederum das Streben nach Nahrung, und es wiederholte sich die angelernte motorische Gewohnheit (Zusammensetzen der Stöcke). Es muß betont werden, daß Rafael oft aufhörte zu arbeiten, aber nach einem Blick auf die Frucht sofort wieder die Versuche aufnahm, sie in seinen Besitz zu bringen.

Was den Bau von Pyramiden aus Kisten sowie Sprünge mit einem Stab betrifft, so verfügt hier Wazuro nicht über eigene Beobachtungen. In den vier Jahren, die den Experimenten vorausgingen, wurde Rafael mehrmals zu verschiedenen biologischen Experimenten verwandt, er arbeitete auch mit Kisten und mit dem Stab, und bestätigte hierbei dieselben Erscheinungen, wie sie Köhler beschrieben hat. Bei allen Beobachtungen wurde eine verallgemeinerte Tendenz zum „Aufeinanderstellen*" zur Grundlage der motorischen Gewohnheit (Bau einer Pyramide aus Kisten). Bei Köhler ergriff die Schimpansin Grande plötzlich die Kisten, hob sie hoch und drückte sie in einer gewissen Höhe an die Wand. Rafael stellte ebenfalls des öfteren verschiedene Gegenstände „aufeinander" *, obwohl das in keinerlei Zusammenhang mit der Lösung der Aufgabe stand. So ergriff zum Beispiel Rafael bei einem Experiment im Jahre 1934 nach einigen mißglückten Versuchen, das Ziel von der Spitze zweier aufeinandergestellter Kisten zu erreichen, die dritte Kiste und stellte sie sich auf den Kopf! Ähnliche Tatsachen sprechen deutlich für die entscheidende Rolle der kinästhetischen Verbindungen. Diese anfänglich verallgemeinerten Verbindungen präzisieren sich allmählich, „verwachsen" mit Verbindungen, die sich auf optischer Grundlage herausgebildet haben, und im Ergebnis dessen nimmt die motorische Gewohnheit den Charakter einer verfeinerten Entfernungsorientierung an. Es genügt jedoch, den status quo der Situation zu stören, und sofort offenbart sich das Fehlen einer wirklichen adäquaten Reaktion.

* Rückübersetzung aus dem Polnischen. D. Übers.

WAZURO widmet einige Experimente dem „Umwegprozeß“. Vor dem Käfig liegt auf dem Boden ein breites Brett, parallel zum Käfig ist an diesem Brett eine waagerechte Leiste von 5 cm Höhe befestigt, hinter ihr liegt die Frucht. Rafael wird ein langer Stab in die Hand gegeben. Das Tier versucht sofort, die Frucht mit dem Stab zu sich heranzuziehen, aber die Frucht erreicht die Leiste und wird von ihr festgehalten. Starke Bewegungen des Schimpansen bewirken, daß die Frucht sich längs der Leiste bewegt, deren Ende erreicht und dann von dem Affen mit dem

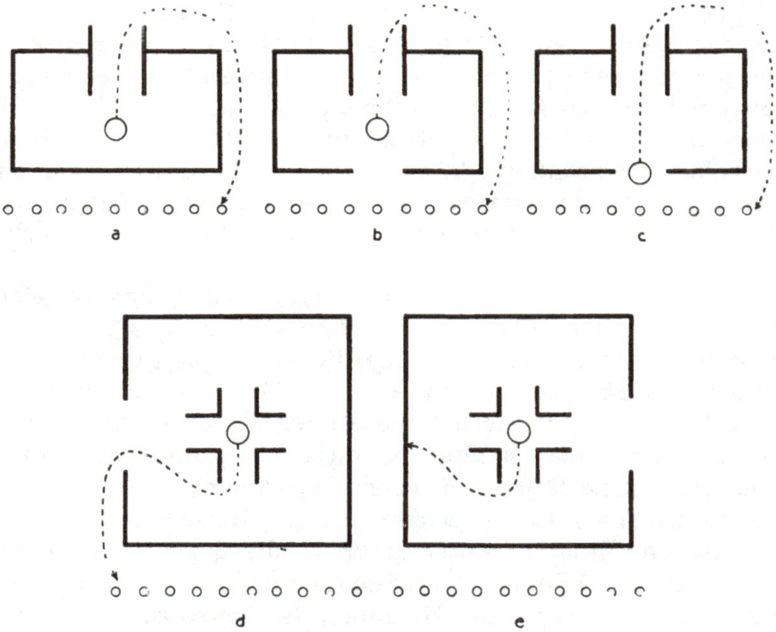

Abb. 49. Die Umgehungsexperimente Wazuros

Stabe herangezogen werden kann. Um die Aufgabe allmählich zu komplizieren, verwandte man eine Art von Labyrinth aus Leisten mit einer Öffnung, wie sie die Figur 49 a zeigt. Der Affe stieß die Frucht, ohne viel zu zögern, aus dem Labyrinth heraus und zog sie mit dem Stabe zu sich heran. In Zeichnung b sehen wir außer der Öffnung auf der dem Affen abgekehrten Seite eine zweite Öffnung auf der Seite des Tieres. Obwohl die Lösung der Aufgabe jetzt darauf beruhte, daß Rafael die Frucht einfach mit dem Stab zu sich heranziehen sollte, stieß Rafael wie vorher den Apfel von sich fort, brachte ihn aus dem Labyrinth heraus und zog ihn erst dann zu sich heran. In der Zeichnung c liegt die Frucht ganz nahe am Tier, eine minimale Bewegung mit dem Stab würde ausreichen, sie zu bekommen. Aber Rafael stößt die Frucht von sich fort und zieht sie erst dann zu sich heran. Es ist klar, daß das adäquate

Verhalten des Tieres sehr langsam entstand. Die notwendige Bedingung zur Erreichung der Frucht war, daß sie durch eine Öffnung des Labyrinths herausgeführt werden mußte, was das Entstehen einer ständigen Verbindung: Frucht—Öffnung hervorrief. Aber diese optische Verbindung wurde ständig durch die kinästhetische Verbindung (Herausstoßen der Frucht) gestört. Diese Beziehungen zeigten sich in den späteren Experimenten, als die erworbenen Verbindungen schon stark gefestigt waren, die Veränderung der Bedingungen der Aufgabe in Form einer Veränderung der Konfiguration des Labyrinths am Verhalten des Tieres nichts änderte. In zwei aufeinanderfolgenden Fällen, d und e, löste Rafael zuerst die Aufgabe richtig (d), sofort danach jedoch reproduzierte er die vorherigen Bewegungen, die bei der anderen Lage des Labyrinths gar keinen Sinn hatten (e). Das Verhalten läßt sich nicht mit den Termini eines „Durchschauens" der Situation interpretieren, es ist jedoch vom physiologischen Standpunkt aus verständlich, denn es weist auf das uns schon bekannte Dominieren des kinästhetischen Analysators hin, durch den die schon herausgearbeitete optische Differenzierung gehemmt wird.

Schon bei den früheren Experimenten hatte Rafael gelernt, eine Pyramide aus fünf Teilen verschiedener Form zusammenzustellen, die nur in einer bestimmten Reihenfolge mit Hilfe von Zapfen und entspechenden Öffnungen verbunden werden konnten. Der Affe beherrschte diese Aufgabe vollständig und irrte sich nie bei der Wahl des folgenden Teiles der Pyramide. Scheinbar spielten bei diesem Verhalten die kinästhetischen Faktoren keine Rolle. Bei jedem Experiment war, um einen Bewegungsautomatismus zu vermeiden und die Bewegungen der veränderten optischen Situation unterzuordnen, die gegenseitige Lage der verstreut liegenden Teile der Pyramide eine andere. Um den Anteil des kinästhetischen Faktors bei der Handlung des Tieres zu klären, wurden dieselben fünf Pyramidenteile angefertigt, aber in dreimal kleineren Maßen. Beim ersten derartigen Versuch waren die Bewegungen des Affen ratlos und ziemlich chaotisch, obwohl Rafael schließlich die Aufgabe löste. Aber schon beim zweiten Mal und an demselben Tage war das Verhalten viel zielbewußter, und bald hatte Rafael gelernt, die kleine Pyramide fehlerlos zu bauen. Es ist charakteristisch, daß Rafael schon beim ersten Male den richtigen Teil sofort in die Hand nahm, ihn aber einige Male umdrehte und dann wegwarf. Es zeigt das, daß bei der erworbenen Gewohnheit die kinästhetischen und die optischen Faktoren zu einer einzigen komplexen Ganzheit verknüpft waren. Nachdem man die Teile der Pyramide um das Dreifache verkleinert hatte, änderte sich der optische Faktor nur wenig, der kinästhetische Faktor sehr stark, und das führte zu einer Hemmung des optischen Faktors.

Man kann es als sicher erachten, daß die positiven und negativen optischen Verbindungen sich auf der Grundlage von vorher gebildeten kinästhetischen Verbindungen herausbilden. Auf diese Weise stellen die optischen Verbindungen bedingte Reflexe höheren Grades dar, werden sie zu verstärkten Signalen mit Hilfe kinästhetischer Reize. Darauf weist der Prozeß der Entstehung der motorischen Gewohnheit hin. Anfänglich festigt sich ein bestimmter Typ von Bewegungen, der sich mit der Zeit präzisiert. Zuerst nimmt Rafael einen Teil der Pyramide und setzt ihn einfach auf den zweiten. Später erscheinen neben den Bewegungen des Hebens und Fallenlassens andere Bewegungen, dank derer die Zapfen in die entsprechenden Öffnungen gelangen. Allmählich nimmt die Zahl der fehlerhaft gewählten Teile ab; zuerst wirft Rafael den falschen Teil fort, wenn dieser sich nicht mit den anderen verbinden läßt (kinästhetisches Kriterium), später wirft er den falschen Teil sofort weg, nachdem er ihn in die Hand genommen hat (optisches Kriterium), schließlich erfolgt die richtige Wahl auf Grund bloßer optischer Merkmale. In diesem komplizierten System von Verbindungen ist der optische Faktor der erste Signalreiz. Er wird gewissermaßen durch den kinästhetischen Reiz verstärkt, dieser letztere führt schließlich zur unbedingten Verstärkung (Nahrungsbelohnung). Alles zusammen weist wiederum auf die ungeheure Rolle der kinästhetischen Faktoren im Leben des Schimpansen hin.

Zu derselben Schlußfolgerung führen Experimente, die das Auslöschen eines Feuers zum Ziele haben. Man stellte in den Käfig eine hohe Kiste mit einer Öffnung in einer Seitenwand. Direkt unter der Öffnung befand sich ein Vorsprung, auf dem ein Blechgefäß mit Spiritus stand. In die Öffnung wurde eine Frucht gelegt und der Spiritus in Brand gesetzt, damit das Feuer den Schimpansen daran hinderte, die Hand nach der Belohnung auszustrecken. Nach langwierigen Versuchen wurde bei Rafael die Gewohnheit, das Feuer auszulöschen, herausgearbeitet. Der Schimpanse verstand es nun, einen Blechbecher in die Hand zu nehmen, damit an einen Wasserbehälter zu gehen, den Hahn zu drehen, Wasser in den Becher laufen zu lassen und mit diesem das Feuer zu löschen. Nach Festigung der Gewohnheit komplizierte man die Aufgabe in gewisser Weise: Man gab dem Affen einen Becher mit einem Loch im Boden sowie einen langen hölzernen Stöpsel. Rafael versuchte lange und hartnäckig, den Becher mit Wasser zu füllen, da er jedoch von dem Stöpsel keinen Gebrauch zu machen verstand, floß das Wasser durch die Öffnung heraus. Man gab ihm dann eine Metallkugel, die, wenn man sie in den Becher warf, sich auf das Loch im Boden legte und dieses verschloß. Die erste Lösung kann für zufällig gehalten werden. Rafael nahm im Spiel das Kügelchen in den Mund, schaute auf die für ihn unerreichbare Frucht, öffnete den Wasserhahn, nahm Wasser in den Mund und spuckte es in den Becher. Zusammen mit dem Wasser fiel die kleine Kugel in den Becher und verstopfte die Öffnung. Jetzt konnte Rafael das Feuer löschen und die Frucht in seinen Besitz bringen. Da die Handlungen des Affen schließlich eine unbedingte Verstärkung nach sich zogen, nahm Rafael bei jedem folgenden Male die Kugel in den Mund, nahm Wasser in den Mund und spuckte es in den Becher. Wenn man jedoch die kleine Kugel vorher in den Becher gelegt hatte, handelte der Schimpanse ganz stereotyp: Er nahm die Kugel aus dem Becher, steckte sie sich in den Mund usw. bis zur Lösung der Aufgabe. Ebenso wie in den vorhergehenden Fällen erscheint vom Gesichtspunkt der Motivierung aus die Handlung des Tieres als sinnlos. Sie ist jedoch sinnvoll, wenn man sie in die Sprache der Reize und Reaktionen übersetzt, denn infolge des Dominierens des kinästhetischen Analysators wurde auf dessen Grundlage eine feste Gewohnheit erworben.

Am interessantesten ist für die Analyse das Verhalten des Affen, wenn er vor einer Aufgabe steht, die man auf mehrere, ihm bekannte Arten lösen kann. Rafael verstand es, einen Apparat auf zweierlei Arten zu öffnen. Der Apparat hatte die Form einer Kiste mit einem Türchen, das sich öffnete, wenn man an einem von der Kiste entfernt befindlichen Griff zog. Der Schimpanse konnte die Frucht mit der Hand nicht ergreifen, denn der die Kiste öffnende Griff befand sich zu weit entfernt. Man konnte nun die Aufgabe auf zweierlei Art lösen: indem man entweder durch die Öffnung des Griffes eine Schnur steckte (die Beschreibung der Methode ist an dieser Stelle unklar), oder indem man in den Fußboden einen Nagel schlug, an dem man sodann den herausgezogenen Griff befestigte. Beide Arten kannte Rafael schon von früher. Bei dem Experiment wurde ihm eine Schnur, ein Nagel und ein Hammer gegeben. Rafael nahm alle drei Gegenstände in die Hand und begann sich darauf vorzubereiten, den Nagel in der entsprechenden Entfernung einzuschlagen, aber die Schnur, die er in der Hand hielt, hinderte ihn dabei. Rafael warf also den Nagel fort und begann, die Schnur durch den Griff zu ziehen, ohne den Hammer aus der Hand zu lassen. Plötzlich begann Rafael, mit dem Hammer auf die Schnur und auf den Griff zu klopfen. Danach steckte er den Nagel in eine Spalte im Fußboden und begann, auf ihm die Schnur aufzuwickeln. Schließlich geriet Rafael in Raserei und hörte überhaupt auf zu arbeiten. Dieses chaotische Vorgehen läßt sich als ein Kampf verschiedener, sich gegenseitig ausschließender Tendenzen interpretieren. In dem Kampf siegt mal der eine, mal der andere Bestandteil. Dies ist in den Fällen möglich, in denen die Festigkeit beider Gewohnheiten ungefähr gleich ist. Dann kommt die Regel des alternativen Verhaltens zur Anwendung.

Anders verläuft die Erscheinung, wenn die Festigkeit der verschiedenen Gewohnheiten verschieden ist, die eine von ihnen älter, die andere jünger ist. Dann reproduzieren sich die bestehenden Verknüpfungen nacheinander, je nach ihrem Alter. Wir wollen hier ein Beispiel anführen. Rafael verstand es nicht nur, das Feuer auszulöschen, indem er Wasser aus dem Wasserbehälter in den Becher füllte, sondern wenn ein Wasserbehälter fehlte, ließ er Urin in den Becher und löschte damit das Feuer. Außerdem verstand er es, mit dem Becher Wasser aus verschiedenen offenen Behältern zu schöpfen. Auf einem von zwei Flössen, die auf einem See schwammen, befand sich ein Wasserbehälter, der mit einem Hahn versehen war. Auf dem Nachbarfloß befand sich Rafael und eine Kiste, in die man einen Becher gestellt hatte. Die Kiste öffnete sich, wenn man in ihre Öffnung einen bestimmten Klotz steckte, was Rafael auszuführen verstand. Schließlich lag daneben eine lange Bambusstange und daneben stand der Apparat mit Feuer, der, wie oben beschrieben, die Belohnung enthielt. Wenn die Belohnung in den Apparat gelegt worden war, öffnete Rafael die Kiste richtig, entnahm ihr den Becher, verband mit der Bambusstange die beiden Flösse, ging auf der Stange auf das Nachbarfloß hinüber, füllte aus dem Wasserhahn Wasser in den Becher, kehrte auf das erste Floß zurück, löschte das Feuer und setzte sich in den Besitz der Belohnung. Beim folgenden Experiment war der Wasserbehälter leer. Rafael versuchte lange, Wasser in den Becher zu füllen, indem er an dem Wasserhahn drehte. Dann ließ er Urin in den Becher, kehrte auf das erste Floß zurück und löschte das Feuer. Beim dritten Mal versuchte er wiederum, Wasser in den Becher zu füllen, versuchte dann noch einmal, Urin zu lassen, schließlich schöpfte er mit dem Becher Wasser aus dem See und löschte das Feuer damit.

Alle Abwandlungen des Experiments weisen ganz klar darauf hin, daß zumindest in den Anfangsphasen der Gewohnheitserwerbung der kinästhetische Bestandteil und die kinästhetischen Verbindungen stark dominieren. Die Bedeutung einer Sache wird für den Schimpansen nicht durch die aktuelle Struktur der Situation bestimmt, wie Köhler meint, sondern durch aktives Bekanntwerden mit den Gegenständen auf dem Wege des Manipulierens. Eine derartige Formulierung macht es möglich, die Interpretation Köhlers durch eine streng materialistische Erklärung zu ersetzen.

Zum Abschluß seiner Arbeit nimmt Wazuro Stellung zu Fragen des Intellekts. Diese Frage wird dadurch erschwert, daß es uns an einer abgeschlossenen physiologischen Theorie des Intellekts fehlt, die sich auf die bedingten Reflexe stützt. Pawlow sah das spezifische Merkmal des menschlichen Denkens in der Existenz eines „zweiten Signalsystems", wie es unsere Sprache ist. „Wenn unsere Gefühle und Vorstellungen, die die äußere Welt betreffen, für uns erste Signale der Wirklichkeit darstellen, so sind die Sprache, speziell und vor allen Dingen die kinästhetischen Reize, die von den Sprachwerkzeugen an die Gehirnrinde kommen, zweite Signale, Signale von Signalen. Sie stellen eine Abstraktion der Wirklichkeit dar und ermöglichen eine Verallgemeinerung, was eben unser eigenes, spezifisch menschliches, höheres Denken bildet" (Wazuro, Seite 291). Pawlow leugnete nicht die Existenz einer Denkfähigkeit bei den Tieren, nur ist das ein streng konkretes, sachliches Denken. Man kann die Entstehung des menschlichen Intellekts nicht verstehen, wenn man nicht die Existenz seiner Keime bei den Tieren anerkennt. Nach RUBINSTEIN muß „das vernünftige Verhalten der Situation adäquat sein, zweckmäßig die Beziehungen zwischen den Gegenständen für eine mittelbare Beeinflussung derselben ausnutzen; hierbei muß dieses zielbewußte Verhalten ein für das gegebene Individuum neuer Akt sein und nicht blind erreicht werden, sondern im Ergebnis der erkenntnismäßigen Unterscheidung objektiver Bedingungen, die für die Handlung wesentlich sind“ (1. Kap., Seite 90). Kurz gesagt, das vernünftige Verhalten hängt mit einer Auswertung und Verarbeitung der vorhergehenden Erfahrung zusammen.

Es gibt einige Formen für eine derartige Auswertung der Vergangenheit. 1. Trotz der veränderten Situation kann das Tier genau eine der vorherigen Handlungen reproduzieren. Die Zufälligkeit des Vorgehens beweist das Fehlen eines vernünftigen Handelns. 2. Das Tier kann eine Handlung reproduzieren, die am stärksten den gegebenen Bedingungen entspricht. 3. Es kann den Charakter der vorher erarbeiteten Handlungen entsprechend den aktuellen Bedingungen verändern. Meistens geht der Schimpanse in der ersten Weise vor. Ein Beispiel für die zweite Art sind die Fälle, in denen der Schimpanse verschiedene Arten, die Aufgabe zu lösen, kennt und sie nacheinander anwendet. Ein Beispiel für die dritte Kategorie sind manche Fälle von „Aha — Reaktionen“. Wenn zwei voneinander unabhängige Verbindungsreihen bestehen, zum Beispiel Drehen der Kurbel — Ertönen des Klingelzeichens — Griff nach der Nahrung und Anblick der Klingel — Drehen des Schalters — Ertönen des Klingelzeichens, so ruft das Ausschalten der Klingel in der ersten Kette eine aktive Einschaltung derselben durch den Affen in der zweiten Kette hervor. Es entsteht ein neues Ganzheitssystem: Drehen der Kurbel — Einschalten der Klingel — Griff nach der Nahrung. Dies ist eine der biologischen Grundlagen für die spezifisch menschliche Form des Verhaltens.

Vom Stand der Physiologie aus kann man nachstehende aufeinanderfolgende Etappen des elementaren Erkennens aufstellen. Das Entstehen eines bedingten Reflexes (Erkennen der Elemente des Gegenstandes), Generalisierung (unklare Vorstellung von den hinsichtlich ihrer Merkmale verwandten Gegenständen), Differenzierung (Erkennen der Elemente der Gegenstände in ihrer individuellen Eigenart), sekundäre Generalisierung (Verbindung nach ihren allgemeinen Merkmalen), Abstraktion und Verallgemeinerung. Die letzte Etappe ist für das Tier fast unerreichbar. Dennoch scheint die Benutzung des Wassers aus dem See zum Löschen des Feuers zur letzten Kategorie zu gehören.

Von allen Tieren steht der Schimpanse unzweifelhaft dem Menschen am nächsten. In seiner Theorie von der Arbeit als eines Faktors zur „Menschwerdung“ des Affen schreibt ENGELS, daß die Hand nicht nur ein Werkzeug zur Arbeit, sondern auch ein Produkt der Arbeit ist. Wir wissen schon aus dem ersten Kapitel, daß die Entwicklung der Hände und Finger ein mächtiger Faktor war, der das Übergewicht der Menschenaffen über die anderen Tiere darstellt. Und es geht hier im Prinzip um nichts anderes als um kinästhetische Verbindungen, die jeglichem Handeln zugrunde liegen. Auch der Mensch ist im Säuglingsalter ein Lebewesen, das sich in erster Linie von kinästhetischen Verbindungen leiten läßt. Indem der Mensch in dieser Weise seine Umgebung erkennt, erwirbt er die unerläßlichen optischen Verbindungen als eine Art Überbau über dem kinästhetischen Fundament der Verknüpfungen. Dank der optischen Verbindungen macht sich der Mensch in einem bedeutenden Maße von den kinästhetischen Verbindungen frei, obwohl sie auch für ihn eine bedeutende Rolle spielen. Der Schimpanse bleibt sein ganzes Leben hindurch auf der Entwicklungsstufe des Säuglings stehen, deshalb auch sind die kinästhetischen Verbindungen, die infolge eines unmittelbaren Manipulierens mit den Gegenständen entstanden sind, bei ihm dominierend. Diese Tatsache widerspricht durchaus der Konzeption Köhlers, der den Entwicklungsfaktor verkennt, den Faktor der individuellen Erfahrung des Tieres. Es ist leicht zu verstehen, daß bei einem Tier, dessen Leben sich auf Bäumen abspielt, die kinästhetischen Verbindungen in den Vordergrund treten.

SECHSTES KAPITEL

Die höheren psychischen Funktionen der Anthropoiden

Die auf den vorhergehenden Seiten zusammengefaßt wiedergegebenen Untersuchungen betreffen Beobachtungen, die in relativ einfachen Situationen durchgeführt wurden. Wir kehren nun wieder zu den Untersuchungen zurück, bei denen verschiedenartige tierpsychologische Metho-

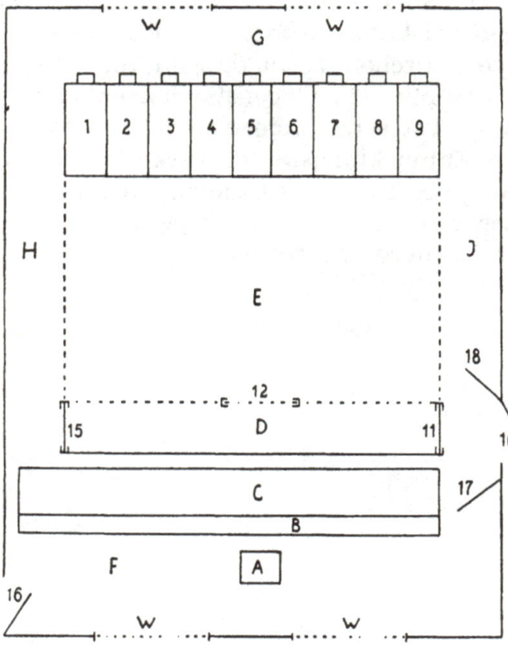

Abb. 50. Der Apparat Yerkes' zur mehrfachen Wahl.
Erklärung im Text

den zur Anwendung kamen. Die Arbeit von Yerkes aus dem Jahre 1916 ist ein erster Versuch, die Psychologie der Affen systematisch zu erforschen, und zwar unter Anwendung einer eigenen Methode dieses Autors, der sogenannten Methode der mehrfachen Wahl. Yerkes stellte seine Experimente mit drei Affen an: Sobke (Gattung *Macacus rhesus* — ein junges Männchen), Skirrl (*Macacus irus* — erwachsenes Männchen) sowie Julius (ein Orang Utan-Männchen im Alter von 4—5 Jahren). Der Apparat Yerkes' ist in Abbildung 50 dargestellt. Von neun gleichen Abteilungen (1—9 in der Abbildung) besaß jede eine eigene Eingangstür. Der Affe kam aus dem Korridor D durch die Tür 12 in die Zelle E und hatte vor sich neun gleichförmig aussehende Türen 1—9. Bei jedem Male war nur eine bestimmte Gruppe von nebeneinander gelegenen Türen geöffnet, und nur die ihnen entsprechenden Abteilungen des Apparates waren für das Tier zugänglich. Der Affe ging durch eine der Türen, und wenn er richtig gewählt hatte, schloß sich die Eingangstür und es öffnete sich sofort die Ausgangstür der Abteilung, die zu einer Belohnung in Form von Nahrung führte. Nachdem der Affe die Belohnung gefressen hatte, gelangte er durch G, H oder I zurück in den Korridor D, wo er ungeduldig den nächsten Versuch abwartete. Dagegen schloß sich, wenn er falsch wählte, die Ausgangstür, und das Tier wurde 30 Sek. lang festgehalten. Eine Belohnung erhielt er in diesem Falle nicht. 10, 11, 12, 15, 16, 17 und 18 stellen die Türen des Apparates dar. Der Experimentator steht auf einer Bank B, von wo aus er alle Türen betätigen kann; in A befindet sich ein kleiner Tisch zum Notieren.

Der Vorgang ist folgender: Eine kleine Nahrungsmenge ist in neun Schüsseln hinter den Abteilungen 1—9 enthalten, die Schüsseln sind mit Deckeln zugedeckt. Der Käfig mit dem Tier wird an die offene Tür 10 gebracht, die Tür 11 wird geöffnet und die Türen 17 und 18 geschlossen. Der Affe tritt dann in den Korridor D, von dort gelangt er nach E, von wo aus er Zugang zu den Abteilungen 1—9 hat.

Man ließ die Affen vier Aufgaben lösen: 1. Als richtig gilt die erste Abteilung in der jeweiligen Gruppe von links. Bei jedem der aufeinanderfolgenden Versuche ist eine andere Gruppe von Türen geöffnet, zum Beispiel 1, 2, 3, danach 4, 5, 6, 7, danach 3, 4, 5, danach 5, 6, 7, 8, 9 usw. Die Wahl gilt als richtig, wenn das Tier im ersten Falle durch die Tür 1, im zweiten Falle durch die Tür 4, im dritten durch die Tür 3 und im vierten durch die Tür 5 hineingeht. Das Tier kann es also nicht lernen, irgendeine bestimmte Tür zu wählen, denn bei jedem folgenden Versuch ist immer eine andere Tür die richtige. Es muß also folgendes Handlungsprinzip begreifen: Welche Türen auch immer offen sein werden, ich muß durch die am weitesten links befindliche Tür gehen. 2. Als richtig gilt die zweite Abteilung von rechts. 3. Als richtig gilt nacheinander einmal die erste Abteilung von rechts, einmal die erste Abteilung von links usw. 4. Als richtig gilt die mittlere Abteilung von jeder Gruppe, die in diesem Falle eine ungerade Zahl von Türen enthalten muß. Wie wir sehen, erlaubt die Methode der mehrfachen Auswahl dem Experimentator sehr viele mögliche Kombinationen.

Nicht ein einziger Affe löste alle Aufgaben. Gegen Ende der Versuche war Sobke mit der vierten Aufgabe beschäftigt, Skirrl mit der dritten, Julius hingegen erst mit der zweiten.

Schon zu Anfang stoßen wir auf eine Überraschung. Der Orang steht gewiß seinen psychischen Fähigkeiten nach höher als die Makaken, dennoch hat er sichtlich mit größeren Schwierigkeiten bei der Lösung der Aufgabe zu kämpfen. In der Tat ergibt eine Zusammenstellung der Zeit und der Zahl der Versuche, die für die Beherrschung einer Aufgabe notwendig waren, folgende Verhältnisse:

Skirrl:	Aufgabe 1	— 16 Tage	— 150 Versuche	— gelöst
	Aufgabe 2	— 90 Tage	— 1080 Versuche	— gelöst
	Aufgabe 3	— 9 Tage	— 90 Versuche	— nicht gelöst
Sobke:	Aufgabe 1	— 8 Tage	— 80 Versuche	— gelöst
	Aufgabe 2	— 37 Tage	— 410 Versuche	— gelöst
	Aufgabe 3	— 32 Tage	— 480 Versuche	— gelöst
	Aufgabe 4	— 38 Tage	— 320 Versuche	— nicht gelöst
Julius:	Aufgabe 1	— 28 Tage	— 300 Versuche	— gelöst
	Aufgabe 2	— 92 Tage	— 1380 Versuche	— nicht gelöst

Die Kurve der Fehlerzahl der beiden niederen Affen zeigt ein mehr oder weniger allmähliches Absinken, Julius dagegen machte im Laufe einer längeren Zeit überhaupt keine Fortschritte. Aber in einem bestimmten Moment fällt die Fehlerkurve sofort auf den Nullpunkt (in Aufgabe 1), was Yerkes dahingehend interpretiert, daß das Tier die Situation begreift. Die Makaken lernen auf dem Wege einer allmählichen Eliminierung der Fehler, der Orang auf dem Wege eines Begreifens des Handlungsprinzips.

Die Zahlen und Kurven charakterisieren jedoch nicht in genügendem Maße das Wesen des Verhaltens. Im Verhalten der niederen Affen spielt der Zufall eine Hauptrolle, die Bewegungen sind ungeordnet, und das Tier trifft nur zufällig die Lösung. Man kann in keiner Weise voraussehen, welche Fehler der Affe bei diesem oder jenem Versuch machen wird. Der Orang hat dagegen seine Handlungsmethoden, an denen er oft mit großer Hartnäckigkeit festhält, was ihn hindert, eine Wirkung zu erzielen. Im Verlaufe der Lösungsversuche der ersten Aufgabe ging Julius stets durch die Tür, die sich von allen offenen Türen dem Eingang in die Zelle E zunächst befand. Wenn die Gruppe der offenen Türen nach rechts verschoben war, zum Beispiel waren das dann die Türen 5, 6, 7, 8, so erleichterte seine Tendenz dem Orang die Lösung, denn die äußerste Tür Nr. 5 war dem Eingangspunkt am nächsten. Wenn jedoch die Gruppe nach links verschoben war, zum Beispiel die Türen 2, 3, 4, 5 offen waren, so vergrößerte dieselbe Tendenz die Zahl der Fehler. Der Orang-Utan versuchte gleichsam, der Situation eine im voraus gefaßte Handlungsmethode aufzuzwingen, ohne auf die Realität Rücksicht zu nehmen. Danach ging Julius plötzlich zu einer anderen Methode über, zum Beispiel wählte er nun die Tür, die links von der am nächsten befindlichen offenen Tür liegt. Auch diese Methode wendet er mit einer derartigen Konsequenz an, daß man fast mit Bestimmtheit voraussehen kann, welche

Fehler das Tier in der gegebenen Anordnung der Türen begehen wird. Nach einiger Zeit beginnt er, ständig die Tür Nr. 3 zu wählen, wo immer auch sie in der Gruppe der offenen Türen liegt. Julius lernte es weiter, eine verschlossene Tür auszuheben, und wenn sie mit Stacheldraht bespannt war, so steckte er geschickt die Finger zwischen den Stacheln hindurch. Eine bestimmte Zeitlang wandte sich der Orang-Utan stets zur rechten Tür der Gruppe, drehte sich mit dem ganzen Körper um 360° und ging erst dann in die Abteilung hinein. Später wurde dieses Drehen unabhängig von der Lage der offenen Tür. Es kann hier nicht von einer allmählichen Fehlereliminierung die Rede sein wie bei den beiden anderen Affen; der Orang-Utan geht von einer Methode zur anderen über, ohne sich der Lösung zu nähern. Die plötzlichen Übergänge von einer Handlungsweise zur zweiten weisen vielleicht auf eine gewisse Voraussicht des Tieres hin, insofern nämlich, daß es auf dem bisherigen Wege das Ziel nicht erreichen wird. Dennoch ist das hartnäckige Zurückkehren zu ein und derselben Methode, die sich Dutzende von Malen als erfolglos erwiesen hat, schwer mit dem Verhalten des Menschen zu vergleichen. Dazu ist höchstens ein geistig kranker Mensch fähig.

Yerkes stellte mit dem Orang-Utan eine Reihe anderer Versuche an, bei denen von ihm gefordert wurde, einen Stock zum Erreichen einer Frucht zu benutzen, eine Stange hinaufzuklettern, etwas aus Kisten zu bauen usw. Im allgemeinen benahm sich Julius ähnlich wie die Schimpansen Köhlers. Zu Vergleichszwecken wurden parallele Versuche mit einem Kind im Alter von drei Jahren und vier Monaten durchgeführt. Das Verhalten des Kindes war sehr ähnlich, wenn auch das Kind eine etwas größere Erfindungsgabe an den Tag legte.

Nach der Meinung Yerkes' zeigte der Orang-Utan bei den oben beschriebenen Experimenten einen bedeutend höheren Grad von Intelligenz als die Makaken, er war aber nicht höher als die Intelligenz eines dreijährigen Kindes — dies allerdings mit dem Vorbehalt, daß Julius selbst ein vierjähriges Affenkind war.

Etwas mehr Licht auf dieses Problem wirft eine spätere Arbeit desselben Autors (1934) unter Anwendung fast derselben Technik. Dieses Mal dienten dem Autor vier Schimpansen als Untersuchungsobjekte: Bentia (ein Affenweibchen im Alter von 6 Jahren), Soda (ein Affenweibchen, 5 Jahre), Al (Affenmännchen, 4 Jahre) und Mamo (Affenweibchen, 3—4 Jahre). Nach einer Anfangsdressur, die sich über mehr als 10 Tage erstreckte und zum Ziel hatte, daß die Tiere sich an den Apparat und an die Prozedur gewöhnten, ging man an die eigentlichen Aufgaben. Die Aufgabe, bei der die äußerste linke Kiste in einer Gruppe als richtig galt, wurde von allen Schimpansen gelöst, ohne daß beim Verifikationsversuch bei 10 aufeinanderfolgenden Wahlen ein Fehler gemacht wurde. Dieses Ergebnis erreichte Soda nach 180 Versuchen, Bentia erst nach 410 Versuchen. Jeder der Schimpansen wies individuelle Merkmale auf. Bentia, die älteste von allen, gewöhnte sich nur allmählich an die Situation, und ihr Vertrauen zu gewinnen war am schwierigsten. Soda gewöhnte sich schneller an das Experiment, aber nur langsam an den Apparat. Bei der Arbeit war sie am nervösesten und verlor leicht ihre Beherrschung. Al war stets sehr sicher und ließ sich nur schwer aus der Fassung bringen. Er war der einzige männliche Affe in der Gruppe, daher sicherlich der Temperamentsunterschied. Mamo war von der Gesellschaft der anderen völlig abhängig, allein gelassen protestierte sie laut, wollte nicht arbeiten und lehnte es ab, eine Belohnung anzunehmen. Ihr ganzes Verhalten war äußerst infantil. Diese individuellen Züge beeinflußten in bedeutendem Maße den Charakter der Lösungen.

In der zweiten Aufgabe galt die zweite Kiste von rechts als richtige Lösung. Trotz des vorangegangenen Trainings erwies sich die Aufgabe als äußerst schwierig, nur Mamo löste sie nach 540 Versuchen, doch auch sie machte 10 % Fehler beim Verifikationsversuch. Es ist interessant, daß Mamo schon bei den Versuchen 161—170, das heißt bei 10 aufeinanderfolgenden Wahlen, nicht einen einzigen Fehler machte, aber sofort danach zu der vorherigen falschen Reaktionsweise zurückkehrte und so nur allmählich das Ergebnis verbesserte. Auf diese charakteristische Tatsache werden wir später noch einmal zurückkommen.

Bei der dritten Aufgabe war die äußerste rechte Kiste die richtige. Alle Affen lösten die Aufgabe, spätestens nach 170 Versuchen. Die Zahl der Fehler ging bei Mamo allmählich zurück, bei den anderen Affen erfolgte die Lösung eher plötzlich.

Bei der vierten Aufgabe galt die mittelste Kiste als die richtige. Nach 400 Versuchen wurde das Experiment abgebrochen, weil nicht der geringste Fortschritt zu sehen war. Die durchschnittliche Zahl der Fehler bei den Versuchen 51—100 war dieselbe wie bei den Versuchen 351—400, und wiederum reagierten Bentia und Soda bei den Versuchen 251—260, das heißt in zehn aufeinanderfolgenden Versuchen, richtig, aber sofort danach kehrten sie zu ihren früheren Fehlern zurück.

Bei der fünften Aufgabe war die nachstehende Reihenfolge richtig: einmal die äußerste rechte Kiste, einmal die äußerste linke Kiste usw. Soda löste die Aufgabe nach 400 Versuchen, die anderen Schimpansen zeigen zwar gewisse Fortschritte, aber keinem von ihnen gelang die Lösung, selbst nach 600 Versuchen nicht.

Bei der sechsten Aufgabe galt stets dieselbe Kiste als die richtige. Alle Affen lösten das Problem, frühestens nach 70 Versuchen, spätestens nach 150.

Yerkes hält es für sehr wünschenswert, die Motivierung im Laufe des Experiments zu verändern, denn jede Veränderung der Bedingungen bewirkt neue Arten der Reaktion und erleichtert es dem Tier, die Lösung zu finden. Eine äußerst wichtige Rolle spielt der soziale Faktor. Die Gesellschaft eines anderen Schimpansen regt das Tier zur Arbeit an, wenn auch nicht bemerkt wurde, daß hierbei ein Schimpanse den anderen nachahmt. Es wurde beobachtet, daß die Tiere oft den Schluß der Experimente vorwegnahmen und stärkstens protestierten, wenn man ihnen befahl, an diesem Tage noch zusätzlich zu arbeiten. Ungewöhnliche Reize, wie zum Beispiel laute Töne, behindern das Tier sehr bei der Arbeit und dies um so mehr, je schwieriger die Aufgabe ist. Der Schimpanse achtet, wenn er mit Erfolg arbeitet, nicht auf einen fremden Ankömmling, aber er reagiert sofort auf ihn, wenn er auf Schwierigkeiten bei der Lösung stößt.

Die Hauptquelle für die Fehler des Schimpansen ist die Herausbildung gewisser Gewohnheiten, die in keinerlei Zusammenhang mit der Lösung stehen. Bei den Experimenten mit der Methode der mehrfachen Wahl förderte die „Naivität" des Tieres stärker das Finden der Lösung als eine vorher von ihm in analogen Situationen gemachte Erfahrung, die zur Stabilisierung gewisser Bewegungen führt, die es hindern, die richtige Reaktion auszuführen.

Nach der Meinung Yerkes' kann das „Lernen" als biologischer Prozeß auf einer Verstärkung der positiven Handlungen und auf einer Schwächung der negativen beruhen, denn die zweckmäßige Bewegung wird belohnt, die unzweckmäßige hingegen zieht eine Strafe nach sich. Aber hiervon ist streng die „Entdeckung" (Discovery) zu unterscheiden, die in einer plötzlichen Veränderung der Reaktionsart besteht und von sich aus nicht unbedingt zum Erfolg beitragen muß. Die Entdeckung ist das Kennzeichen für höhere psychische Fähigkeiten.

Der Schimpanse wendet bei seiner Arbeit verschiedene Handlungsweisen an, die meistens nur einige Versuche lang andauern und danach anderen Platz machen. 1. Die mehrmalige Wahl derselben Kiste. Dies ist ein seltener Fall, er tritt nach einer emotionalen Erschütterung ein, nach einer starken Reizung oder auch in Fällen, in denen die Aufgabe verändert wird, 2. Das Andauern der Reaktion, die der Affe in der vorangegangenen Aufgabe erwarb und die jetzt unzweckmäßig ist. 3. Rückkehr zu dem vorherigen Fehler nach einer Reihe von richtigen Lösungen. 4. Eliminierung der Kisten, die bei der vorangegangenen Auswahl richtig waren. 5. Antizipierung des Fehlers: Der Schimpanse stürzt in die falsche Kiste und springt aus ihr so schnell heraus, daß man nicht genug Zeit hat, die Tür zu schließen.

Die Experimente Yerkes' mit seiner Methode der mehrfachen Wahl hatten nur ein mäßiges Ergebnis, das nicht auf eine hohe Intelligenzstufe des Affen hinweist. Angesichts der beim Affen festgestellten Tendenz, gewisse, im Voraus gefaßte Handlungsweisen anzuwenden, die in keinem Zusammenhang mit der Lösung der Aufgabe stehen, scheint eine Interpretation der Fälle einer plötzlichen Lösung als eines Begreifens der Situation (insight) zweifelhaft und in jedem Falle nicht verbindlich zu sein. Durch Änderung seiner Handlungsweise kann das Tier früher oder später auf die richtige Methode treffen, was das Werk eines gewöhnlichen Zufalls sein kann.

Es erhebt sich jedoch die Frage, ob das Tier wirklich versteht, daß die von ihm gewählte Reaktionsweise die richtige ist. Die Experimente mit dem Orang-Utan erlauben keine Antwort auf diese Frage, denn sie wurden vorzeitig abgebrochen, ohne das man geprüft hätte, ob das Tier ständig bei der von ihm gefundenen Methode bleibt. Wie wir oben gesehen haben, kann der Schimpanse nach einer Reihe fehlerloser Lösungen und nachdem er jedesmal in den Besitz der Belohnung gelangt ist, plötzlich zu seinen vorherigen Fehlern zurückkehren. Folglich werden die fehlerlosen Wahlen nicht mit dem Erhalten der Belohnung verknüpft, und sie beweisen nicht das Verständnis für die Situation. Ihr plötzliches Auftreten ist eine Erscheinung von derselben Natur wie das Auftreten jeder anderen Reaktion, die nicht zum Ziele führt. Nehmen wir an, daß von den Reaktionen A—F die Reaktion C die richtige ist. Unter Berücksichtigung der Tendenz, daß der Affe die Methoden seines Verhaltens verändert, können wir erwarten, daß, falls es sich um ein Verstehen der Situation handelt, beispielsweise folgende Reaktionen eintreten: A — B — C — C — C — C usw. Die Bewegung C ist die zweckmäßige und der Schimpanse bleibt bei ihr. Bei den Experimenten Yerkes' sehen wir hingegen folgende Reihenfolge: A — B — C — D — E — F — C. Nach der richtigen Lösung, die zur Belohnung führt, treten neue und unzweckmäßige Arten der Reaktion auf. Es würde ziemlich schwer fallen, die Entsprechung für ein derartiges Verhalten beim Menschen zu finden. Es sei denn, bei einem kleinen Kind.

Dieses mäßige Resultat beweist nicht das Fehlen einer Intelligenz beim Affen, es weist nur darauf hin, daß die Anwendung einer starren Experimentiermethode auf ein lebendes Tier, die Einsetzung von Zahlen an die Stelle komplizierter Handlungen nicht den Erfordernissen wissenschaftlicher Exaktheit, trotz ihrer äußeren Anzeichen, entspricht. Selbst Yerkes bemerkt an mehreren Stellen, daß eine Wirksamkeit der Experimente unbedingt eine häufige Veränderung der Beobachtungsbedingungen unter Berücksichtigung der emotionalen Momente erfordert. Sein biologisches Gefühl ließ den Autor den Schematismus der von ihm ausgeklügelten Methode mildern. In der Tat erleichterte Yerkes bei den Experimenten dem Tier oft die Aufgabe, verlieh der Situation neue Erkennungsmerkmale, befestigte über der Gruppe der offenen Türen ein weißes oder schwarzes Brett, veränderte die Qualität der Nahrungsbelohnung, wandte Strafe in Form eines elektrischen Schocks an oder unterließ es usw.

Unter freieren Versuchsbedingungen hat der Schimpanse weit größere Möglichkeiten, seine Fähigkeiten zu beweisen. Man kann eine hoch hängende Frucht auf verschiedene Arten erreichen: Man kann unter die Frucht eine Kiste schieben, man kann dies mit einem verschiedenen Genauigkeitsgrad tun, einfach von der Kiste aus nach der Frucht greifen oder auch einen Sprung ausführen, man kann die Frucht mit einem Stock herunter schlagen und man kann mit einem alten Stiefel dagegen schlagen. Das alles sind Lösungen des Problems, das Tier aber paßt sich der Situation mit bestimmtem Annäherungsgrad an, und das eben ist die lebendige Darstellung der Angelegenheit, denn angenäherte Lösungen sind eine ständige Erscheinung unter den natürlichen Lebensbedingungen des Affen. Bei der Methode YERKES' ist dagegen zum Beispiel die linke Kiste in einer Gruppe die richtige, und was anderes das Tier auch immer tut, es wird ihm als Fehler angerechnet. Aber Fehler können auch einen verschiedenen Grad besitzen, und die Qualität des Fehlers sagt sehr viel darüber aus, wie weit sich das Tier der Lösung genähert hat.

Die Arbeit von RÉVÉSZ illustriert sehr gut diese Tendenz des Tieres zu angenäherten Lösungen. Dieser Autor untersuchte die Fähigkeit der niederen Affen, Elemente eines Gegenstandes in ihrer Isolation wahrzunehmen, zum Beispiel die Farbe getrennt von der Form des Gegenstandes und umgekehrt zu unterscheiden. Er wählte hierzu Aufgaben, die möglichst wenig zu den natürlichen Tendenzen des Tieres im Gegensatz stehen und sich auch für eine Anwendung bei Kindern eignen. Die Experimente führte er mit einem Affen der Gattung *Cercocebus* und mit zwei Rhesusaffen durch.

RÉVÉSZ benutzte einen YERKESschen Apparat zur mehrfachen Auswahl, der sich aber nur aus vier Abteilungen zusammensetzte. An den Türen der Kisten brachte er Figuren aus gelbem Karton an: ein Dreieck, einen Kreis, ein Quadrat und ein Trapez. Die Nahrungsbelohnung befand sich in allen vier Kisten, war aber nur in der als richtig geltenden Kiste dem Affen zugänglich. Von den vier Figuren war eine die richtige, ihre Lage wurde von Versuch zu Versuch verändert. Folglich betrug die Wahrscheinlichkeit einer zufälligen Lösung 25 %. Die Zahl der richtigen Reaktionen wuchs allmählich bis zu 55 % an, das heißt, sie überschritt beträchtlich den Zufallswert. Dennoch gelang es nicht, eine fehlerlose Lösung zu erreichen. Der Autor versuchte dadurch, daß er der richtigen Figur eine grelle Farbe gab, den Unterschied zwischen ihr und den übrigen Figuren zu betonen. Um jedoch eine Auswahl nur auf Grund der Farbe zu vermeiden, wurde eine fünfte und sogar eine sechste Figur von derselben Farbe, wie sie die richtige Figur hatte, hinzugefügt, die aber eine andere Form hatten. Die Zahl der richtigen Reaktionen wuchs beträchtlich, dennoch wurden immer noch Fehler begangen. Es wurde beobachtet, daß bei den angewandten Ausmaßen des Apparates sich nicht mehr als drei Figuren auf einmal im Blickfeld des Tieres befanden. Man nahm also einen Apparat mit drei Abteilungen, was dazu führte, daß man schon nach drei Versuchen eine Lösung der Aufgabe erhielt, während im Falle von fünf Erkennungsfiguren selbst 50 Versuche zu keinem Ergebnis führten. Dennoch traten selbst unter diesen äußerst günstigen Bedingungen von Zeit zu Zeit, nach einer Reihe von richtigen Reaktionen, Fehler auf.

Angesichts der Einfachheit der Aufgabe ist dieses Ergebnis überraschend. Ein Kücken, ein Tier mit bedeutend niedrigerem Intellekt, dem die Aufgabe gestellt wurde, gelbe Körner unter andersgefärbten Körnern herauszusuchen, reagierte schon nach einigen Versuchen ohne Fehler. Zum Beispiel betrug die Zahl der Fehler bei acht aufeinanderfolgenden Versuchen: 25, 9, 9, 6, 2, 0, 0, 0. Was die Wirkung angeht, so übertrifft das Kücken beträchtlich den Affen. Es scheint aber trotz allem, daß der Affe die Fähigkeit besitzt, Aufgaben dieses Types ohne Fehler zu lösen, aber irgendetwas behindert ihn hierbei.

Die Reaktionsfähigkeit des Affen ist eine sehr komplizierte Erscheinung, an der zahlreiche Faktoren beteiligt sind.

Es existiert zunächst, wie bei den Anthropoiden, eine Reihe von Reaktionstendenzen, die in einem hohen Grade die Wirkung der Dressur beeinflussen. So versucht der Affe beispielsweise ständig, sich zu der dem Startpunkt zunächst befindlichen Kiste zu begeben. Dies ist eine uns schon bekannte Erscheinung.

Die Eigenart der Reaktion ergibt sich aus folgendem Experiment: Man setzte dem Affen acht gleichförmige, nebeneinander aufgestellte Gefäße vor. Die Aufgabe beruhte zuerst darin, das Gefäß Nr. 1 zu wählen. Es wurde beobachtet, daß schon von Anfang an das Tier angenähert, regional auswählte, und das wiederholte sich selbst dann, als man von ihm die Wahl eines beliebigen anderen Gefäßes forderte. Zur Illustrierung dessen dient folgende Tabelle, in der A die Nummer des als richtig geltenden Gefäßes und B die Nummern der von dem Tier gewählten Gefäße bezeichnet:

A	B
1	1—4
2	1—4
3	2—5
4	2—6
5	3—7
6	4—8
7	5—8
8	5—8

Die Abhängigkeit tritt sehr klar zu Tage. Der Affe merkt sich nicht ein bestimmtes Gefäß, sondern die Gegend, in der sich dieses Gefäß befindet.

Eine derartige regionale Lokalisation ist eine häufige Erscheinung unserer eigenen Praxis. Wir orientieren uns regional, wenn wir einen Gegenstand in einem uns gut bekannten dunklen Zimmer suchen. Besonders offensichtlich ist dies bei motorischen Reaktionen, die vom Gesichtssinn kontrolliert werden, zum Beispiel beim Schreiben oder Klavierspielen. In angenäherter Form erkennen wir auch die absolute Höhe eines Tones oder die absolute Schattierung einer Farbe.

Dennoch erschöpft die Richtungslokalisation nicht die Reaktionsweisen des Affen. Schon nach einigen Tagen Arbeit fängt das Tier an, die Kisten aufmerksam zu betrachten, bevor es seine Auswahl trifft. Von 23 Versuchen, bei denen die erste Reaktion fehlerhaft war, war die zweite Reaktion in 13 Fällen richtig. Die erste Reaktion besteht darin, daß das Tier blind darauf losstürzt, die zweite Reaktion geschieht mit Aufmerksamkeit. Sehr oft berührt der Affe die falsche Kiste nur leicht, greift aber fest nach der richtigen. Wenn er die Kisten in einer bestimmten Reihenfolge berührt, so übergeht er nur selten die richtige Kiste, er übergeht aber sehr oft eine falsche Kiste. Wenn zum Beispiel die Kiste Nr. 7 als richtig gilt, so wählt er: 2 — 7 oder 2 — 3 — 7. Alles das sind Kleinigkeiten, aber sie weisen auf die äußerst komplizierte Natur der Reaktion hin, eine Tatsache, die sich nicht in Zahlen ausdrücken läßt.

Weshalb reagiert der Affe nicht fehlerlos? In keinem Falle kann die Lösung der Aufgabe ein Maß für die intellektuellen Fähigkeiten sein, wenn nicht vorher untersucht worden ist, ob die Aufgabe nicht mit der ganzen psycho-physiologischen Konstitution des Tieres in Widerspruch steht. Wenn man einem Kücken eine derartige Aufgabe stellt, so ist dessen ganze Aufmerksamkeit auf die Nahrung gerichtet. Das Verhalten des Tieres während der Dressur ist gleichförmig, wenn auch individuell verschieden, das Kücken pickt genau so angeklebte oder mit einer Scheibe überdeckte Körner. Es fehlt ihm jegliche Methode in seinem Handeln. Das Kücken ist ein ausgesprochenes Gesichtstier. Révész vergrub in Anwesenheit eines Kückens ein Korn, und das Tier entfernte sich nach einigen Scharrversuchen. Bei Dunkelheit verliert das Huhn sofort sein Interesse an der Nahrung. Es kann nur unter dem Einfluß aktueller Reize handeln.

Der Affe interessiert sich auch für die Nahrung, nie jedoch in dem Maße, daß er gegen äußere Reize unempfindlich wird. Wenn sich eine Tür öffnet, eine fremde Stimme hörbar wird, ein Vogel vorbeifliegt oder die Sonne von einem glatten Gegenstand reflektiert wird, unterbricht der Affe sofort die Arbeit im Apparat. Oft wirft er die Arbeit hin und fängt an, mit dem Deckel des Apparates oder mit etwas anderem zu spielen. Alles das, was sich ringsherum befindet, lenkt die Aufmerksamkeit des Affen ab, er ergreift verschiedene Gegenstände, betrachtet sie, betastet sie, öffnet und schließt sie wieder. Frappierend beim Affen sind die Vielfalt seiner Interessen und deren Unstetigkeit, die dauernde Untersuchung, das häufige Entdecken neuer Tätigkeitsmethoden und die leichte Ablenkbarkeit. Das Gedächtnis kann dem Affen ebenso wirkungsvolle Handlungsmotive geben, wie die realen Reize. Und eben diese ungewöhnliche Empfindlichkeit gegen seine ganze Umgebung erklärt, weshalb die Arbeit des Affen nur selten systematisch und fehlerlos zu sein pflegt.

Die Arbeit von RÉVÉSZ bringt etwas Neues in das Problem hinein. Wir bringen das Tier in irgendeine künstlich geschaffene Situation, drücken seine Bewegungen in Zahlen aus, ziehen aus der Zusammenstellung der Zahlenreihen Schlußfolgerungen über seine Intelligenz. Dabei besitzt das Tier seine eigenen Interessen und Handlungsmotive, die sich keineswegs immer mit unseren Absichten decken. Wir zählen es als Fehler, wenn das Tier in eine andere Kiste als in die in der gegebenen Aufgabe als richtig bezeichnete hineingeht, vom Standpunkt des Tieres dagegen ist alles richtig, was den Erwerb einer Banane zur Folge hat. Wenn wir die Kiste Nr. 7 als die „richtige" bezeichnet haben, so betrachten wir nur die Auswahl eben dieser Kiste als richtig. Für den Affen hingegen sind die Reaktionen 1 — 2 — 7, wie auch die Reaktionen 2 — 3 — 4 — 5 — 6 — 7 oder 8 — 8 — 8 — 7 „richtig", denn jede führt zum Erwerb der Belohnung. In den einen Fällen ist der Weg kürzer, in den anderen länger, aber das Ziel wird am Ende doch erreicht. Wenn das Tier die Aufgabe nicht auf dem kürzesten Wege löst, so tut es das vielleicht deshalb nicht, weil es ihm an der nötigen Intelligenz fehlt, sondern deshalb, weil es nicht so sehr auf eine Sparsamkeit der Bewegungen achtet oder weil es etwas anderes in dem gegebenen Moment für wichtiger hält, das heißt, seine Motivierung ist viel komplizierter, als wir angenommen haben. Zu oft betrachten wir das Tier nur als ein Laborobjekt, und wir vergessen, daß es eine eigene Vergangenheit, eigene Erinnerungen und Interessen hat, die man nur auf biologischem Wege erkennen kann, indem man seine natürlichen Lebensbedingungen bis ins kleinste erforscht. In dieser Hinsicht stehen unsere Kenntnisse von der Psychologie der Affen auf einem sehr niedrigen Niveau, und deshalb erfordert eine Beurteilung der Versuchsergebnisse, besonders wenn sie negativ ist, die größte Vorsicht.

Erörtern wir hier noch einen Versuch, das Vorgehen des Tieres im physiologischen Sinne zu interpretieren. Ich meine hier die Arbeiten von SPENCE, der dagegen auftritt, daß die plötzlichen Lösungen von Aufgaben durch den Affen ein Kriterium größerer Intelligenz seien. Dieser Autor formuliert die Theorie, daß das Lernen eine Erscheinung sei, die sich auf erworbene Verknüpfungen und bedingte Reflexe stützt. In allen Fällen, in denen das Tier lernen soll, einen Reiz von einem anderen zu unterscheiden, wird der positive Reiz dadurch verstärkt, daß man eine Belohnung aussetzt und das Tier sie erlangt, der negative Reiz dagegen wird nicht verstärkt. Im Falle einer Gleichheit aller anderen Bedingungen reagiert das Tier auf den Reiz, der die größte Anziehungskraft besitzt. In der Versuchssituation wirken auf das Tier zahlreiche Nebenreize ein, die in dieser oder jener Beziehung mit dem positiven oder dem negativen Reiz zusammenhängen. Wenn die Stärke dieser beiden Reize einander angenähert ist, reagiert das Tier mal auf den einen von ihnen, mal auf den anderen, abhängig davon, welcher von den beiden Reizen durch die zufälligen Reize die größte Unterstützung findet. Wir haben dann das Wahlverhältnis 1 : 1, das heißt die Wahl erfolgt zufällig, und es handelt sich um keinen Lernprozeß. Aber je systematischer der positive Reiz verstärkt wird, desto größer wird der Stärkeunterschied beider Reize und wird ausreichend, die Wirkung der Nebenreize zu überwinden oder auszulöschen.

In der Tat wirken bei jeder Unterscheidungsaufgabe zahlreiche Reize gleichzeitig auf das Tier. Nehmen wir an, daß das Tier lernen soll, positiv auf ein schwarzes Zeichen zu reagieren, auf ein weißes dagegen nicht. Außer diesen beiden Zeichen sieht das Tier die Nahrungskisten, die Türen und Schlösser, die Lichter und Schatten, hört verschiedene Stimmen und nimmt verschiedene Gerüche wahr. Es kann noch nicht wissen, welche von diesen zahlreichen Reizen mit dem Erwerb der Nahrungsbelohnung verbunden sind, alle sind für das Tier gleichbedeutend. Aber mit zunehmendem Training wird das schwarze Zeichen, wenn es systematisch durch eine Belohnung verstärkt wird, aus der ganzen Umgebung herausgesondert und eliminiert als der einzige Reiz, der immer mit der Belohnung verbunden ist, während alle anderen auch ohne Belohnung wirken können. So wächst die Stärke des positiven Reizes und wird in dem Maße gegenüber der Stärke der anderen größer, indem das Tier in dieser komplizierten Situation nur auf das schwarze Zeichen achtet.

Spence führt eine Reihe von Experimenten zur Untermauerung seiner Interpretation an. Die Schimpansen wurden zuerst darin unterrichtet, einen Reiz A als den positiven von einem Reiz B als den negativen zu unterscheiden. Nachdem sie diese Unterscheidungsaufgabe beherrschten, lernten die Affen in derselben Weise einen positiven Reiz C von einem negativen Reiz D zu unterscheiden. Schließlich gab man den Tieren einige Tests, bei denen dieselben Reize in neuen, bis dahin noch nicht ausprobierten Kombinationen auftraten. Nehmen wir an, daß der Reiz A bis zur Beherrschung der Unterscheidung in der Zusammenstellung A—B fünfzigmal verstärkt wurde. Dann wurde der Reiz C in der Zusammenstellung C—D siebzigmal verstärkt. Wenn man jetzt dem Schimpansen A—C zur freien Auswahl stellt, so müßte das Tier im Sinne der Theorie des Autors C als den Reiz wählen, der, an der Zahl der vorangegangenen Wiederholungen gerechnet, die größere Stärke besitzt. Eine Reihe von Versuchen dieser Art ergab, daß tatsächlich ein deutlicher Zusammenhang zwischen der Prozentzahl der positiven Reaktionen und der relativen Stärke des Reizes besteht.

Die Theorie berücksichtigt jedoch nicht die plötzlichen Lösungen. Nach der Meinung Spences unterscheiden sich diese grundsätzlich nicht von den allmählichen Lösungen. Sie erfolgen immer dann, wenn der positive Reiz eine größere Anziehungskraft als der negative gewinnt, und wenn die Stärke des positiven Reizes schnell wächst. Seine Stärke kann in einem gewissen Moment einen bestimmten Grenzwert überschreiten, was zu einer plötzlichen Veränderung in der Reaktionsweise des Tieres führt. Der Mechanismus bleibt jedoch derselbe.

Die Interpretation SPENCES läßt sich mit Sicherheit auf zahlreiche Fälle anwenden; denn man kann nicht leugnen, daß eine vielfache systematische Verstärkung eines bestimmten Situationsfaktors diesen gleichsam aus dem Ganzen absondert und ihm dadurch eine größere Anziehungskraft verleiht. Strittig ist jedoch die Frage, ob man diese Verhältnisse in die Sprache der Physiologie übertragen kann. Wenn der wissenschaftliche Forscher die Ursache für eine bestimmte Erscheinung sucht, geht er im Sinne dieses selben Prinzips vor: Er sucht den Faktor, der immer und unerläßlich die gegebene Erscheinung begleitet, und er verwirft die Faktoren, die auch nicht anwesend zu sein brauchen, ohne daß hierdurch die Erscheinung beseitigt wird. Es ist dies die klassische Methode der Induktion, die Methode des einzigen Unterschiedes von MILL. Wie sollen wir also diese Ähnlichkeit der Handlungsmethode verstehen? Wendet der Affe das Prinzip der Induktion in den Experimenten an oder aber besteht die wissenschaftliche Forschung in einer Serie bedingter Reflexe? Ich nehme an, daß weder das eine noch das andere zutrifft, denn das erste ist ein Anthropomorphismus, das zweite dagegen eine Mechanisierung. Der Affe begreift nicht systematisch, dennoch sind seine Motive und Beweggründe viel komplizierter und verschiedener, als es SPENCE voraussetzt. Nehmen wir als Beispiel die mehrfache Auswahl. Es ist etwas anderes, ob der Schimpanse lernen soll, auf schwarz zu reagieren und auf weiß nicht, und es ist wieder etwas anderes, ob er ständig die zweite Tür von rechts in einer beliebigen Kombination offener Türen wählen soll. Im ersten Falle wirkt auf das Tier ein bestimmter optischer Reiz ein, der durch Nahrung als den unbedingten Reiz verstärkt wird. Bei der mehrfachen Auswahl reagiert der Schimpanse jedoch nicht auf einen Sinneseindruck, sondern auf ein Prinzip, auf ein Verhältnis, und es ist schwer möglich, diesen Verhältnissen die Bezeichnung eines physioloischen Reizes zu geben. Bei einer gewöhnlichen Unterscheidungsaufgabe hat das Tier zwei Reize zu unterscheiden, einen schwarzen und einen weißen, es wählt den einen und verwirft den anderen. Der negative Reiz als der nicht verstärkte wird allmählich ausgelöscht, denn er führt zu keinerlei Folgen, verwischt sich und verschmilzt mit der gesamten übrigen Umgebung. Man kann sagen, daß ein Schimpanse, der auf ein schwarzes Zeichen gegenüber einem weißen negativen Zeichen dressiert worden ist, aufhört, das weiße zu beachten, und es ganz einfach nicht sieht. Bei der mehrfachen Auswahl muß das Tier jedoch alle Kisten gleichzeitig sehen, um sie zu vergleichen und die von ihnen auszuwählen, die zu den anderen in einem bestimmten Verhältnis steht. Keine der Kisten ist für ihn neutral. Ich glaube nicht, daß man die Theorie von SPENCE auf derartige Fälle anwenden kann. Sie erklärt auch nicht, weshalb der Schimpanse schon nach der Lösung der Aufgabe plötzlich zu seinen vorherigen Fehlern zurückkehrt. Die Verstärkung des positiven Reizes erfolgt ja auch weiterhin systematisch und seine Stärke muß unerhört wachsen, trotzdem reagiert das Tier in unberechenbarer Weise. Offenbar läßt es sich von irgendwelchen anderen Reizen leiten, deren Natur wir nicht genau kennen. Das Schema von SPENCE ist viel zu primitiv, als daß es einer Erklärung des Verhaltens des Affen gleichkommen könnte.

Wir wollen nun zahlreiche Versuche betrachten, in denen die Methode der verzögerten Reaktionen auf Anthropoiden angewandt wird. Diese von HUNTER angeführte Methode hat das Ziel zu erforschen, in welchem Grade ein Tier fähig ist, auf eine Erinnerung an einen Reiz bei Abwesenheit des tatsächlichen Reizes zu reagieren. In der klassischen Anordnung des Experimentes befindet sich das Tier in einem Startkäfig, von wo aus es drei gleichförmige und symmetrisch aufgestellte Kisten sieht. In Anwesenheit des Tieres wird eine Belohnung in eine der Kisten gelegt. Nach Verlauf einer gewissen Zeitspanne, die wir die Verzögerungszeit nennen wollen, wird das Tier aus dem Käfig gelassen. Es ist nun seine Aufgabe, die die Nahrung enthaltende Kiste herauszufinden. Die verschiedenen Tiere verhalten sich hier ganz verschieden. Hunde zum Beispiel richten, nachdem die Belohnung in einer der Kisten untergebracht worden ist, ihren ganzen Körper auf diese Kiste aus und behalten diese Stellung unbeweglich die ganze Verzögerungszeit hindurch. Auf diese Weise findet das Tier, indem es sich ganz einfach vorwärts bewegt, die richtige Kiste. Andere Tiere vermögen jedoch nicht, diese Körperhaltung ständig beizubehalten, sondern bewegen sich frei im Käfig herum und scheinen die Aufgabe völlig zu vergessen, was sie jedoch nicht daran hindert, die richtige Kiste zu finden.

Zahlreiche Tatsachen weisen darauf hin, daß der Schimpanse ein gutes Gedächtnis besitzt. In jedem Falle erkennt das Tier mit Sicherheit ihm bekannte Personen, selbst nachdem es sie einige Jahre nicht gesehen hat, wieder. KÖHLER vergrub eine Frucht in der Erde in Anwesenheit des Schimpansen, danach führte er das Tier von der Stelle fort. Nach Ablauf der Verzögerungszeit, die 16 Stunden betrug, suchte das Tier, zu der Stelle geführt, die Frucht sofort am richtigen Ort. Es ist in diesem Falle nicht ausgeschlossen, daß eine Frucht, besonders eine Banane, dem Tier durch starken Geruch ihre Anwesenheit verrät. Um diesem Vorwurf aus dem Wege zu gehen, grub YERKES die Frucht, nachdem er sie in Anwesenheit des Schimpansen vergraben und das Tier fortgeführt hatte, wieder aus, legte sie in eine hermetisch abgeschlossene Büchse und vergrub sie wieder. Als die Verzögerung 96 Stunden betrug, versagten die vier Versuchsschimpansen. So lange ist also das Tier nicht imstande, eine Tatsache im Gedächtnis zu behalten. Nach einer Verzögerungszeit von 72 Stunden wurden Spuren einer Erinnerung an die Situation beobachtet, und im Falle einer Verzögerung von 48 Stunden fanden zwei der Affen die Belohnung sofort.

Diese Versuche zeigen keine wirklichen Grenzen für die Gedächtnisfähigkeit des Tieres, denn in anderen Situationen fallen die Ergebnisse völlig anders aus. Bei den Experimenten Köhlers lernte es der Schimpanse, auf eine Kiste mit einer bestimmten Farbe zu reagieren. Nachdem Tercera diese Aufgabe beherrschte, erhielt sie einen Urlaub von 13 Monaten. Als man nach dieser Zeit das Experiment wiederholte, machte der Schimpanse nur einen Fehler bei zehn aufeinanderfolgenden Versuchen, das heißt, die Gewohnheit war zu einem sehr hohen Grade im Gedächtnis bewahrt worden. Selbst nach einigen Jahren blieben dem Tier bestimmte Gedächtnisspuren bekannter Situationen erhalten, und der Schimpanse reagiert in einem Verhältnis richtig, das viel höher liegt als die zufällige Auswahl. 18 Monate nach Experimenten zur Prüfung der Farbauswahl machte Sultan einen Fehler bei zehn Versuchen, Grande nicht einen einzigen.

Bei den Experimenten der Autorin Kohts wurde dem Schimpansen ein bestimmter Gegenstand als Muster gezeigt, und das Tier mußte unter vielen vor ihm liegenden Gegenständen das mit dem gezeigten Gegenstand identische Objekt auswählen. Wenn man den Gegenstand, nachdem man ihn gezeigt hatte, versteckte, so wählte der Schimpanse nur bis zu 15 Sek. danach richtig, nach einem längeren Zeitraum beginnt er, Fehler zu machen. Yerkes wandte eine andere Methode an. Der Schimpanse sitzt in der Mitte des Zimmers, und in dessen vier Ecken stehen Kisten. In Anwesenheit des Affen wird eine Frucht in eine der Kisten gelegt, aber es wird dem Affen nicht erlaubt, diese zu nehmen. Während der Verzögerungszeit wird das Tier im Zimmer belassen oder auch aus ihm entfernt. In einer Versuchsserie waren die Kisten von verschiedener Farbe, und nachdem die Frucht untergebracht und der Schimpanse aus dem Zimmer entfernt war, wurden die Kisten so umgestellt, daß das Tier nur nach der Farbe, nicht nach der Lage richtig wählen konnte. Es zeigten sich verschiedene Reaktionstendenzen des Tieres: 1. Der Schimpanse geht auf die Stelle zu, an der die Frucht in die Kiste gelegt worden ist, ohne die Farbe zu beachten. 2. Er wählt die Kiste, in der sich die Belohnung beim letztenmal befand. 3. Er hält sich ständig an dieselbe Farbe. 4. Das Tier schwankt an der Stelle der gewöhnlichen Wahl, untersucht, vergleicht, wird wütend, verfällt in Depression und lehnt es überhaupt ab zu wählen. Schließlich wurde ein positives Ergebnis bei einer maximalen Verzögerungszeit von 30 Minuten erzielt. Wenn man die Kisten nicht umstellt, ist eine richtige Wahl nach einer Verzögerung von drei Stunden möglich.

HARLOW, MASLOW, YUDIN und ihre Mitarbeiter veröffentlichten eine ganze Serie von Arbeiten über verzögerte Reaktionen bei Affen. Sie führten vergleichende Untersuchungen mit verschiedenen Affengattungen durch und zwar unter Anwendung ziemlich verschiedener Methoden. Die Verzögerungzeit steigt in folgender Reihenfolge: Lemur, südamerikanische Affen, Affen der Alten Welt und Orang. Diese Reihenfolge entspricht genau der Klassifikation von TILNEY, die ausschließlich auf neurologischer Grundlage durchgeführt wurde. Die Autoren schließen die Bewahrung einer ständigen Körperhaltung durch das Tier aus. Die Verzögerungszeit betrug bei diesen Experimenten höchstens 120 Sekunden.

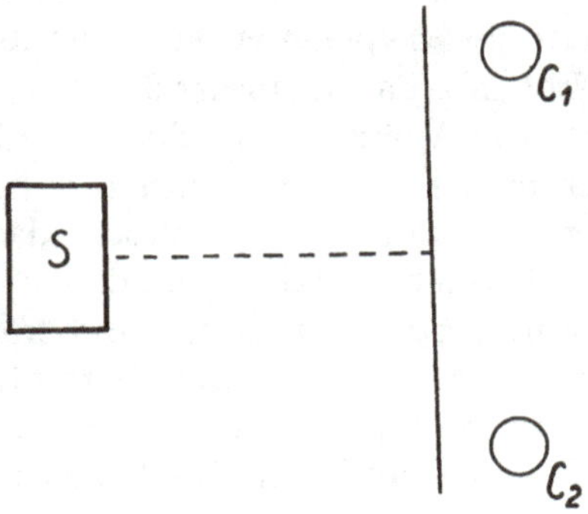

Abb. 51. Schema des Experiments von Tinklepaugh mit Verzögerung der Reaktionen

Interessant sind auf diesem Gebiet die von TINKLEPAUGH erzielten Resultate, der Affen in äußerst komplizierten Situationen erforschte, und der zeigte, daß bedeutend längere Verzögerungszeiten möglich seien. Gegenstand dieser Forschungen waren: Die Schimpansin Dwina (Alter 8 Jahre), der Schimpanse Bill (6 Jahre), ein *Macacus cynomolgus* namens Psyche (Weibchen, 9 Jahre), ein *Macacus rhesus* namens Cupid (Männchen, 7 Jahre), fünf erwachsene Menschen sowie vier Kinder Abb. 51). Man setzte den Affen auf einen Schemel S, legte die Belohnung unter eines von zwei gleichförmigen Gefäßen C in Anwesenheit des Tieres und trennte dann das Tier durch einen Vorhang von den beiden Gefäßen. In den aufeinanderfolgenden Versuchen befand sich die Speise mal unter dem einen, mal unter dem anderen Gefäß in unregelmäßiger Reihenfolge. Bei den länger andauernden Versuchen nahm man das Tier während der Verzögerungszeit fort und brachte es im Augenblick der Wahl wieder zurück. Zu Anfang schien der Schimpanse nach einem ganzen Tag Verzögerung die Sache völlig vergessen zu haben, doch nach 5—6 Experimenten kam der Schimpanse freiwillig herein und die Genauigkeit seiner Reaktionen nahm stark zu. Es gelang dem Autor, eine richtige Auswahl nach einer Verzögerung von einer ganzen Woche zu erreichen! In der Tat ist die Spanne von 15 Sek., wie es bei den Experimenten von Kohts der Fall war, bis zu sieben Tagen sehr groß und zeigt, wieviel von der Methode der Untersuchung abhängt.

Sehr charakteristisch sind Substitutionsversuche. Jeder der beiden Schimpansen nahm an fünf bis zehn Versuchen täglich teil, in denen er sah, wie man unter den Deckel mal eine Banane, mal eine Mohrrübe, also eine Nahrung, die weit weniger erwünscht ist, legte. Auf ein Kommando lief das Tier zu einem Gefäß, fast immer zu dem richtigen, erhielt die Belohnung und kehrte zu seinem Schemel zurück. Nach einer Woche derartigen Trainings wurde ein Substitutionstest angestellt. Der Schimpanse sah, daß man unter den Deckel eine Banane legte. Nach Verhüllung der Gefäße ersetzte der Experimentator heimlich die Banane durch eine Mohrrübe. Bill lief auf das Kommando zu dem richtigen Deckel, hob ihn empor, steckte die Mohrrübe in den Mund und kehrte zurück. Hier jedoch zeigte sich etwas, das noch einmal darauf hinweist, daß wir es mit einem lebenden Geschöpf zu tun haben, das über eigene Handlungsmotive verfügt. Bill blieb plötzlich auf dem Weg stehen, nahm die Mohrrübe aus dem Mund, betrachtete sie und kehrte wieder zu dem Deckel zurück. Er drehte den Deckel um, betrachtete bis ins einzelne gehend alles rings herum, schlug mit der Hand auf den Fußboden, ging dann aber zu seinem Schemel und fraß die Mohrrübe. Daß Bill die weit schmackhaftere Banane gesucht hatte, darüber besteht kein Zweifel. Das Verhalten Dwinas war ähnlich. Die Makaken gehen in derselben Situation einfach von dem Gefäß fort, ohne die Belohnung überhaupt genommen zu haben.

Wojtonis interpretiert diese Tatsachen anders. Es ist kaum anzunehmen, schreibt er, daß der Affe die Vorstellung von der Banane während der Verzögerungszeit bewahrt hat, denn dieselben Ergebnisse kann man bei einem Hund, einem Fuchs, einer Dohle und einem Igel erhalten. Es wäre riskant, in allen diesen Fällen von Vorstellungen zu sprechen, es handelt sich vielmehr um eine sehr differenzierte Einstellung des Tieres auf die einzelnen Reize. Das Tier geht zu der richtigen Kiste, denn diese Kiste übt eine attraktive Wirkung aus, das Tier reagiert auf diejenigen ihrer Merkmale, die sie von den anderen Kisten unterscheiden. Bei den verzögerten Reaktionen verhielt es sich nie so, daß das Tier auf einen nicht existierenden Reiz reagierte. Es existiert immer irgendein aktueller Reiz, der die kritische Kiste auszeichnet, und er beruht in erster Linie auf der Lage der Kiste innerhalb der anderen Kisten oder der anderen Gegenstände. Deshalb auch spielen die kinästhetischen bedingten Verbindungen eine erstrangige Rolle bei den verzögerten Reaktionen. Unter diesen Voraussetzungen ist es verständlich, daß ein Verschieben der Kisten die Richtigkeit der Reaktionen am stärksten stört.

Bei seinen eigenen Versuchen mit verzögerten Reaktionen, die er mit Makaken und Pavianen anstellte, erhielt Wojtonis eine Verzögerungszeit von 10—20 Minuten, was übrigens nicht die Grenze darstellte. Ohne Zweifel zeugt schon allein die Fähigkeit des Tieres, verzögerte Reaktionen auszuführen, von einer hohen Organisation des Nervensystems: Die Einstellung des Tieres auf die Belohnung verschwindet nicht damit, daß diese Belohnung beseitigt, bzw. ihm unzugänglich gemacht wird. Dennoch ist die Länge der Verzögerungszeit von sich aus kein Maßstab für diese hohe Organisation. Eine lange Verzögerungszeit kann zum Beispiel einem Raubtier eigen sein, das seiner Beute bisweilen sehr lange auflauern muß. Darüber hinaus kann man die Länge der Verzögerungszeit sehr bedeutend vergrößern, wenn man stufenweise vorgeht, was von den anderen Autoren außer acht gelassen wurde.

Komplizierter sind Experimente, die die mehrfache Verzögerung zum Inhalt haben. Man führte den Schimpansen in das Zimmer, legte in seiner Anwesenheit eine Banane unter einen der beiden Deckel, führte das Tier in ein zweites Zimmer, wo man wiederum eine Frucht unter einen von zwei Deckeln legte usw. Nach Durchgang durch alle Zimmer kehrte man in das erste Zimmer zurück und ließ das Tier seine Wahl treffen. Allmählich wurde die Zahl der Zimmer bis auf zehn erhöht. Das Ergebnis ist aus der Tabelle ersichtlich.

Versuche	Bill												Dwina											
	Zahl der Zimmer										Wahlen		Zahl der Zimmer										Wahlen	
	1	2	3	4	5	6	7	8	9	10			1	2	3	4	5	6	7	8	9	10		
A	L	R	R								3	0	L	R	R								3	0
B	r	R	L	L							3	1	R	R	R	L	L						5	0
C	L	R	L	L	R	L	R				7	0	L	R	L	L	R	L	R				7	0
1	R	L	R	R	L	r	L	L	R	L	9	1	R	L	R	R	L	R	L	L	R	L	10	0
2	L	L	R	R	L	R	R	L	R	L	10	0	L	L	R	R	L	R	R	L	R	L	10	0
3	L	R	L	R	R	L	L	R	L	R	10	0	l	R	L	R	R	L	L	r	L	R	8	2
4	R	L	R	L	R	r	l	R	L	L	8	2	R	l	R	L	R	R	L	L	R	L	9	1
5	R	L	L	R	L	R	R	L	L	R	10	0	R	L	L	R	L	R	R	L	L	R	10	0
6	R	L	R	L	L	R	L	R	R	L	10	0	R	L	R	L	L	R	L	r	R	L	9	1
7	L	R	r	L	R	L	L	R	L	R	9	1	L	R	R	L	r	L	L	R	L	R	9	1
8	R	L	R	L	L	R	L	r	r	L	8	2	r	L	l	R	L	R	l	R	R	L	7	3
9	L	L	R	R	L	L	R	L	R	r	9	1	L	l	R	R	L	L	r	L	R	R	8	2
10	R	L	r	L	R	R	L	R	L	R	9	1	R	l	R	L	R	r	L	R	L	R	8	2
											92	8											88	12

In der Tabelle beziehen sich A, B und C auf das Anfangstraining. R bedeutet, daß die Banane unter dem rechten Deckel, L, daß sie unter dem linken lag. Mit großen Buchstaben wurden die richtigen, mit kleinen die fehlerhaften Wahlen bezeichnet. Wie aus der Tabelle zu ersehen ist, war die Reihenfolge, nach der die Banane rechts oder links lag, zufällig und unregelmäßig. Die Tabelle weist einen sehr hohen Prozentsatz von richtigen Wahlen auf. Die Aufgabe ist für das Tier leicht, doch sichtlich unangenehm. Beide Affen protestierten häufig, Dwina warf sich auf den Fußboden, schrie, wurde wütend und wollte nicht aufpassen, wohin man die Frucht legte. Die Makaken zeigten unter analogen Bedingungen 78 und 80 % richtige Reaktionen bei fünf Zimmern, was ein bedeutend schlechteres Ergebnis darstellt.

In weiteren Versuchen wurden Deckelpaare auf einen Kreis von 20 Fuß Durchmesser verteilt. Den Schimpansen setzte man in die Mitte. Man begann mit acht Paar Deckeln, zu denen der Experimentator in Anwesenheit des Affen der Reihe nach ging und unter einen Deckel von jedem Paar eine Frucht legte. Danach legte man den Affen an eine Leine und ließ ihn auswählen. Nach jeder Wahl, gleichgültig, ob der Affe richtig oder falsch gewählt hatte, mußte das Tier zum Zentrum zurückkehren. Man erhöhte die Zahl der Deckel allmählich auf 16 Paare. Das Tier ging von Paar zu Paar, hob den Deckel hoch und fraß die gefundene Belohnung. Bei acht Deckelpaaren wählten die beiden Schimpansen zu 90 und 85 % der Fälle richtig, bei einer Zahl von 16 Paaren zu 78 und 79 %. Die Makaken hatten bei nur drei Paaren dieselben Schwierigkeiten wie die Schimpansen bei 16 Paaren.

Vergleichende Versuche mit Menschen ergaben ein sichtlich schlechteres Orientierungsvermögen bei den Kindern im Alter von 7—9 Jahren und ein sehr verschiedenes Orientierungsvermögen bei den Erwachsenen. Bei 16 Deckelpaaren machten fünf Erwachsene die folgenden Fehler: 4, 9, 6, 0 und 1. Die entsprechende Fehlerzahl bei den vier Kindern betrug: 5, 9, 9 und 6.

Diese Experimente erforderten unbedingt Kontrollversuche. Es war möglich, daß die Tiere sich von dem Geruch der Bananen, nicht aber von ihrer Lage leiten ließen. Um diese Annahme zu überprüfen, legte der Experimentator in Abwesenheit des Affen je eine Banane unter einen der Deckel eines jeden Paares, danach aber steckte er nun vor den Augen des Tieres auch unter den anderen Deckel jedes Paares je eine Frucht. In allen Fällen wählten die Affen entsprechend dem, was sie gesehen hatten und erbrachten hierbei den gewöhnlich hohen Prozentsatz richtiger Wahlen, obwohl der eventuelle Geruch aller Deckel in diesem Falle gleich war. Eine zweite Gefahr bestand darin, daß der Experimentator eventuell dem Affen unwissentlich Hinweise gab, weil er ständig anwesend war und das Tier an der Leine hielt, doch erinnerte sich der Experimentator selbst nur äußerst schwach daran, unter welchen Deckeln sich die Früchte befanden, so daß er sich nur an seine Notizen halten konnte. Außerdem ergaben Experimente, die von anderen Personen durchgeführt wurden, die das Verbergen der Früchte nicht gesehen hatten, genau dasselbe Ergebnis. Geruchs- und bewegungsmäßige Hinweise von Seiten des Experimentators spielen also sicher keine Rolle.

Bei einer Verzögerung von 24 Stunden war eine richtige Reaktion unmöglich. Die Tiere schwanken bei der Wahl, wählen einmal nur den rechten, einmal wieder den linken Deckel von jedem Paar, was insgesamt ein zufälliges Resultat ergibt. Wenn das Gedächtnis versagt, tritt die Richtungsgewohnheit in Erscheinung.

Eine große Bedeutung besitzt der Positionsfaktor. In Abwesenheit des Tieres verschiebt man acht Deckelpaare um einen Platz nach rechts oder links. Nach seiner Rückkehr wählte der Affe oft den Deckel auf Grund der vorherigen Lage der Bananen, obwohl jetzt ein anderer Deckel seinen Platz einnahm. Die Zahl der richtigen Lösungen fällt unter diesen Bedingungen auf 69 % (an Stelle der vorherigen 88 %) und 73 % (statt 92 %). Ebenso reagieren die Makaken leichter auf Grund der Lage als auf Grund irgendwelcher anderer Merkmale. Die untersuchten Menschen vermochten in überwiegendem Maße nicht anzugeben, nach welchem Prinzip sie auswählten. Sie hatten es sich einfach „gemerkt". Diese Unbewußtheit schließt jedoch nicht die Tatsache aus, daß die Reaktion des Menschen in Wirklichkeit in derartigen Situationen Positionscharakter hat. Die Affen können auf verschiedene Kennzeichen reagieren, aber die Positionshinweise gehören stets zu den wichtigsten.

Zu analogen Schlußfolgerungen in dieser letzteren Frage gelangen Nissen, Riesen und Nowlis. Sie untersuchen, ob der Schimpanse mit zunehmendem Training immer besser lernt, und versuchen, dieses Problem auf Grund verzögerter Reaktionen zu lösen. In A in Abb. 52 hat das Tier zwei Quadrate vor sich, die übereinander angebracht sind, zum Beispiel ein schwarzes und ein weißes. Die Lage der beiden Quadrate zueinander wird von Versuch zu Versuch in unregelmäßiger Reihenfolge verändert, um eine Positionsgewohnheit auszuschalten. Vor dem Versuch nimmt der Experimentator eines der Quadrate heraus, zeigt dem Schimpansen durch die so entstandene Öffnung eine Frucht, legt sie hinter das Quadrat und bringt dieses wieder an. In der Verzögerungszeit dreht man das Quadrat in senkrechter Ebene um 90° nach rechts oder links. Nachdem die Wand wieder sichtbar gemacht worden ist, hat das Tier das Bild B vor sich: Die Wand mit den Quadraten wurde herangezogen, so daß das Tier sie mit der Hand erreichen kann, beide Quadrate befinden sich nebeneinander. Durch Fortstoßen des richtigen Quadrates gelangt das Tier in den Besitz der Belohnung. Bei verschiedenen Anordnungen des Experiments wiesen die beiden untersuchten Schimpansen eine Abnahme und danach eine Zunahme der Schnelligkeit im Lernen auf. Ein Affe vermochte sogar schon nach einem Versuch umzulernen, das heißt, daß nach Veränderung der Anordnung der Quadrate ein Versuch schon ausreichte, daß das Tier sein Reaktionssystem veränderte. Das Tier verknüpft die Anwesenheit der Nahrung viel leichter mit der Lage eines Quadrates als mit einer Farbe. Dennoch verbessert sich allmählich mit zunehmendem Training eine Wahl nur auf Grund der Farbe selbst.

Nach der allgemein verbreiteten Anschauung zeichnen sich die Affen in hohem Grade durch ihre Fähigkeit und ihre Neigung aus, alles, was sie sehen, nachzuahmen. Die Affen „äffen nach". Als erster untersuchte THORNDIKE diese Frage an niederen Affen mit dem überraschenden Ergebnis, daß gerade die Nachahmung bei den Affen sehr schwach ent-

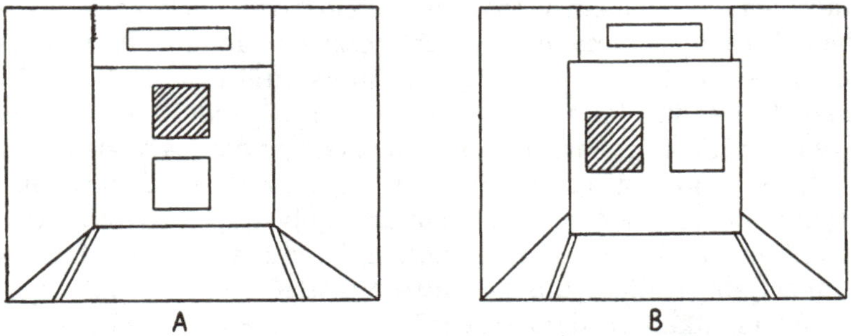

Abb. 52. Das Experiment von Nissen, Riesen und Nowlis, Erklärung im Text

wickelt ist. Wenn ein Affe eine bestimmte Aufgabe zu lösen hatte, zum Beispiel sich aus einem Arrest durch Öffnung einer mit einem Riegel verschlossene Tür befreit, ein anderer Affe aber seinen Manipulationen zuschaute, so trugen die Fortschritte des ersten nicht dazu bei, dem anderen die Aufgabe zu erleichtern. WATSON sprach sich auch gegen den Nachahmungstrieb aus. Nach SHEPHERD sind der Schimpanse und der Orang nicht imstande, die Bewegungen des Experimentators nachzuahmen, wenn dieser mit einem Stock eine Frucht heranzieht, sie lösen diese Aufgabe vielmehr selbständig auf dem Wege von „Versuch und Irrtum".

Wie die weiteren Erfahrungen ergaben, ist diese Behauptung ungenau. Sie beachtet nicht, daß das Tier in dem Augenblick, in dem ihm irgendeine Bewegung vorgeführt wird, „etwas anderes im Sinn haben" kann, also ganz einfach nicht aufpaßt. Das Nachahmen von Bewegungen des Experimentators durch den Schimpansen ist die grundlegende Methode einer überaus gründlichen Arbeit von KOHTS. Man zeigt dem Tier als Muster einen bestimmten Gegenstand, und danach muß es aus der Reihe der Gegenstände, die vor ihm auf einem Tisch liegen, das mit dem gezeigten Gegenstand identische Objekt heraussuchen. Diese Methode ermöglichte es, zahlreiche Einzelheiten der Erkennungsfähigkeit des Schimpansen zu untersuchen, und sie beruht darauf, daß das Tier die Bewegungen, die der Experimentator vormacht, nachzuahmen hat. Bei der

Beschreibung des Verhaltens des jungen Schimpansen habe ich mehrmals auf die Tatsache der Nachahmung hingewiesen: der Schimpanse gebrauchte eine Kehrbürste, eine Haarbürste, eine Zahnbürste, einen Hut, einen Hammer, einen Schraubenzieher usw. Die Beispiele dieser Art könnte man noch beliebig erweitern. KEARTON beschreibt, wie sein Schimpanse, Toto, es lernte, Pfeife zu rauchen. Zuerst interessierte sich Toto für den Prozeß des Rauchens und griff mit der Hand nach der Tabakspfeife des Autors. Als man dem Schimpansen eine alte Tabakspfeife gab, setzte er sich auf einen Stuhl, steckte die Tabakspfeife zwischen die Zähne, warf sich nach hinten und schloß die Augen. Einige Tage lang trennte sich Toto nicht von seiner Tabakspfeife. Nach einer gewissen Zeit steckte er mit großer Mühe den ihm gereichten Tabak in die Pfeife. Das Anbrennen eines Streichholzes war für ihn noch schwieriger, aber schließlich beherrschte Toto auch diese Aufgabe und steckte den Tabak in der Pfeife in Brand. Er verstand es jedoch nicht, den Rauch einzuziehen, und als der Autor ihm das vorführte, ahmte das Tier nur sein Mienenspiel nach. Erst nach einigen Monaten verschluckte Toto zufällig den Rauch, indem er ihn mit dem Mund ansaugte. Aber das Geheimnis des Rauchens war damit entdeckt, und von dieser Zeit an verbrauchte Toto regelmäßig seine halbe Unze Tabak wöchentlich. In diesem Beispiel gelangte Toto selbständig zu diesen Bewegungen, aber die Grundlage der ganzen Prozedur war offensichtlich die Nachahmung.

Die Existenz eines Triebes, Bewegungen nachzuahmen, geht übrigens schon aus den biologischen Momenten hervor. Wir wissen schon aus dem vorhergehenden, daß die Schimpansenmutter ihr Kind in verschiedenen Bewegungen unterrichtet und sie üben läßt, wobei der Nachahmungstrieb eine hervorragende Rolle spielt. Allerdings wird die Neigung der Affen zum „Nachäffen" gewöhnlich stark übertrieben. In den Zoologischen Gärten, die von der Bevölkerung in Mengen besucht werden, äffen die Affen nur selten den Menschen nach, dagegen geschieht sehr oft das Gegenteil.

Mehr über die Frage des Nachahmens werden wir im Kapitel über die niederen Affen erfahren, bei denen diese Frage weitaus genauer untersucht wurde.

Was die Anthropoiden angeht, so ist das wichtige Problem der Fähigkeit des Tieres, bestimmte Situationsbestandteile zu unterscheiden, das heißt die Fähigkeit zu einer primitiven Abstraktion, deutlich vernachlässigt worden. Wir besitzen jedoch auf diesem Gebiete einige Kenntnisse.

KÖHLER lehrte seine Schimpansen, die hellere von zwei Schattierungen grauer Farbe auszuwählen. Er benutzte die Heringsche Skala, die aus fünfzig aufeinanderfolgenden Grauschattierungen besteht, in ihr bezeichnet Nr. 1 die weiße Farbe, Nr. 50 die schwarze Farbe. Nehmen wir an, daß das Tier die Schattierung Nr. 20 als die positive Schattierung auswählt, Nr. 25 dagegen als negative ablehnen soll. Nach einer bestimmten Zahl von Versuchen beginnt das Tier, fehlerlos zu reagieren und wählt von den beiden Grauschattierungen die hellere. Der Verifikationsversuch ergibt, was der Schimpanse wirklich gelernt hat. Wir stellen bei ihm die Schattierungen Nr. 20 und 15 einander gegenüber. Der Affe wählt 15, das heißt, er lehnt die Schattierung ab, die er vorher ständig gewählt hat. Bei einer Gegenüberstellung von 25 und 30 wählt der Schimpanse 25, also die Schattierung, die zuvor ständig abgelehnt wurde. Somit hat es das Tier nicht gelernt, die Schattierung 20 als solche zu erkennen, sondern zwei Schattierungen zu vergleichen und die hellere zu wählen, ohne deren absolute Helligkeit zu berücksichtigen. Das Tier erkennt die Verhältnisse zwischen den Gegenständen, nicht die Gegenstände als solche. Köhler führt diese Tatsache zur Untermauerung des Gestaltprinzips als eines universellen tierpsychologischen Prinzips an. Die Tatsache der relativen, vergleichenden Auswahl selbst steht außer Zweifel, man kann jedoch die Reaktion auf Gestaltmerkmale nicht als die einzige Form der Reaktion betrachten.

Von diesem Standpunkt aus muß man die Ergebnisse Nissens und McCullochs objektiver werten. Einem Affen beizubringen, ständig einen bestimmten Reiz unter zwei anderen gegenübergestellten auszuwählen, ist ziemlich schwierig, es erfordert viel Zeit und zahlreiche Versuche. Nach Klüver, dessen umfangreiche Arbeit wir weiter unten genauer kennenlernen werden, wird die Wirkung viel schneller erreicht, wenn man nicht zwei einander gegenübergestellte Reize (einen positiven und einen negativen) verwendet, sondern wenn man einem positiven Reiz mehrere gleichartige negative Reize gegenüberstellt. Nissen und McCulloch nennen diese Methode die „unausgeglichene Technik“. Die Autoren benutzten zwei parallele Reihen von je fünf quadratischen Fenstern, von denen acht leer, die übrigen dagegen ausgefüllt waren, und zwar das eine mit einer roten Karte, das zweite mit einer grauen. Die vier Schimpansen hatten die Aufgabe, die rote Karte zu wählen, die, wenn sie beiseitegestoßen wurde, zur Belohnung führte. Dies ist die „ausgeglichene Technik“. Bei der „unausgeglichenen“ Technik werden neun der Fenster mit grauen Karten, eines dagegen mit einer roten ausgefüllt, hierbei wird die Lage der roten Karte (der positive Reiz) (Abb. 53) von Versuch zu Versuch verändert. An Stelle der roten Farbe kann man auch eine Karte irgendeiner anderen Farbe oder eine Karte mit einer darauf gezeichneten beliebigen Figur verwenden. Bei diesen Experimenten wurde festgestellt, daß der Schimpanse vom ersten Beginn des Lernens an eine Tendenz dazu zeigte, sich in der Richtung des Reizes zu bewegen, der sich von der Umgebung abzeichnet, das bedeutet in unserem Beispiel in Richtung der roten Karte. Der Verlauf des Lernens ist im Falle der „unausgeglichenen“ Technik ein bedeutend schnellerer. Vermutlich gibt diese Technik eher die Möglichkeit dazu, auf die Form der Anordnung, auf die Andersartigkeit des Feldes zu reagieren, bei dem der positive

Reiz in die Augen fällt. In ähnlicher Weise wurden Bilder einander gegenübergestellt, zum Beispiel enthielten neun der Fensterchen gezeichnete Kreise, das eine Fensterchen dagegen eine Karte mit einem Dreieck. Es zeigte sich, daß im Falle des Bildes die Reaktion auf das „von-den-andern-verschieden“, das heißt auf den Reiz, der sich von dem gleichförmigen Hintergrund abhebt, erheblich weniger akzentuiert ist und sich beim Training erheblich langsamer verstärkte. Was die Unterscheidung von Bildern angeht, so kann man den Schimpansen darauf abrichten,

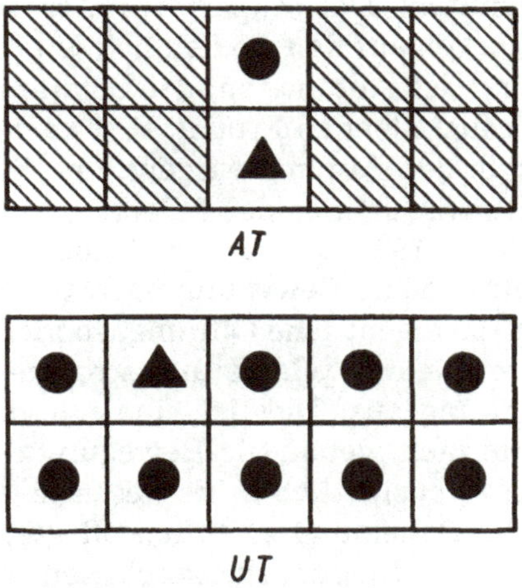

Abb. 53. Schema der ausgeglichenen (AT) und unausgeglichenen (UT) Technik

auf absolute Merkmale des Gegenstandes, auf ein Dreieck als solches, unabhängig von der Art der gegenübergestellten Figuren, zu reagieren, obwohl der Unterricht in diesem Falle mehr Zeit erfordert. Im Grunde genommen ist dies eine Wiederholung von Verhältnissen, die uns aus der eigenen Erfahrung gut bekannt sind. Wir merken uns mit Leichtigkeit eine Melodie, das heißt bestimmte Verhältnisse zwischen den Tönen, aber es ist ein langwieriges Training nötig, um die absolute Höhe eines Tones erkennen zu lernen.

Ich möchte eine originelle Arbeit Wolfes etwas ausführlicher besprechen, deren ganzer Verlauf sehr interessant ist und gut die Grenzen der Möglichkeiten des Schimpansen charakterisiert. Der Autor benutzte bei seinen Experimenten eine zweistufige Belohnung: Das Tier erhielt nach der Lösung der Aufgabe eine Pokerspielmarke, für die es sich in einem Automaten Nahrung oder Trinkwasser „kaufen“ konnte. Es konnte die Spielmarke dadurch bekommen, daß es einen mit einem Gewicht beschwerten Hebel eines Apparates drehte. Es mußte sie in die Öffnung des Automaten werfen, dann fiel in eine aufgestellte Schüssel die richtige

Belohnung. Die Versuche wurden mit sechs Affen angestellt. Es waren dies: Drei weibliche Affen im Alter von 2—3 Jahren, Alpha, Bula und Bimba, sowie drei Männchen im Alter von 4—6 Jahren, Bon, Velt und Moos. Von allen Schimpansen war nur Moos an Experimente verschiedener Art gewöhnt, er war sechs Jahre alt, hatte jedoch noch nie mit Situationen zu tun gehabt, die den angewandten ähnelten. Alpha ist eine alte Bekannte von uns.

In den Anfangsphasen des Experiments hielten sich die Tiere oft in dem Experimentierzimmer auf, damit sie sich an die Umgebung und die Vorgänge dort gewöhnten. Der Experimentator schüttete nach einer gewissen Zeit Spielmarken auf den Boden, hob je eine von ihnen auf und warf sie in die Öffnung des Automaten, der Schimpanse aber griff in die Schüssel nach der herausfallenden Frucht. Erst nachdem der Experimentator 40 Spielmarken in den Automaten geworfen hatte, verknüpfte Bon diese Tätigkeit mit dem Erscheinen der Belohnung in der Schüssel. Nachdem der Experimentator 180 Spielmarken in den Automaten geworfen hatte, begann Bon selbst, seine Bewegung nachzuahmen, warf jedoch die Spielmarken nicht in die eigentliche Öffnung, sondern in die Schüssel, in der die Nahrung zu erscheinen pflegte und streckte dann seine Hand in Erwartung der Belohnung aus. Dies ist eine sehr interessante Erscheinung, denn Bon ahmte nicht genau die Bewegung des Autors nach, sondern er richtete ganz offensichtlich seine gesamte Aufmerksamkeit auf die Schüssel, in die die Belohnung zu fallen pflegte, weil aber dies nach dem Manipulieren mit der Spielmarke geschehen war, ahmte er diesen Umstand nach, indem er die Spielmarke unmittelbar mit der Schüssel verknüpfte. Man mußte 237 Spielmarken einwerfen, bis Bon endlich die richtige Reaktion gelernt hatte. Man kann das Vorgehen des Tieres als den Erwerb einer zeitweiligen Verbindung interpretieren. Die Verknüpfung von Spielmarke und Schüssel führte nicht zur Belohnung, sie wurde nicht durch einen unbedingten Reiz verstärkt und wurde gehemmt, an ihrer Stelle bildete sich eine neue Verbindung heraus: die Verbindung von Spielmarke und Automatenöffnung. Doch das ist das kein universeller Grundsatz, denn Moos begann schon nach dem Einwerfen der ersten Spielmarke richtig zu reagieren, und die dreijährige Bimba tat dasselbe nach dem Einwerfen von vier Münzen. Es kann hier nicht von einem Erwerb einer zeitweiligen Verbindung in einer so kurzen Zeit die Rede sein, und man kann auch nicht von einem Prinzip von „Versuch und Irrtum“ sprechen, denn zumindest im Falle Moos’ gab es weder Versuche noch Fehler.

Im weiteren Laufe der Versuche lehrte man die Tiere, die Kaufkraft der Spielmarken unterscheiden. Die weißen Spielmarken konnten die Schimpansen gegen Nahrung eintauschen, die metallenen Spielmarken waren hingegen ohne Wert, ihr Einwurf in den Automaten blieb ohne Folgen. Diese Aufgabe wurde von den Tieren nach verschiedener Zeit aber von allen beherrscht. Als man nun in einen Käfig mit einigen Schimpansen 10 weiße und 5 metallene Spielmarken warf, begannen die Affen, die weißen Spielmarken zu sammeln, wobei sie sich diese gegenseitig abnahmen, eine metallene Spielmarke faßten sie nur einmal an, um sie sofort danach auf die Erde zu werfen.

Den Wert, den eine Spielmarke für den Schimpansen hat, kann man daran ermessen, wie viele Male das Tier einen Hebel dreht, um sie zu bekommen, oder auch durch die Bestimmung des maximalen Gewichtes, welches das Tier hierbei überwindet. Derartige vergleichende Messungen ergaben, daß der Wert der Spielmarke fast derselbe ist wie der Wert der Nahrung selbst. Die Schimpansen haben Zutrauen zu der Spielmarke gewonnen. Wenn man die Belohnung verzögert, das heißt, wenn das Tier, nachdem es die Spielmarke erhalten hat, diese erst nach einer bestimmten Zeit realisieren kann, so verliert es nicht das Interesse an der Situation, selbst wenn die Verzögerungszeit Stunden beträgt. Wenn das Tier hingegen warten muß, nachdem es in den Besitz der Spielmarke gelangt ist und sie in den Automaten geworfen hat, bis aus diesem die Belohnung herausfällt, so ist das Ergebnis ein weitaus schlechteres, denn die Schimpansen entfernen sich bald von dem Automaten und hören auf, Interesse an den Spielmarken zu zeigen. Im ersten Falle bewahrte die Spielmarke ihre Kaufkraft, es gab nur keine Möglichkeit, diese zu realisieren. Im zweiten Falle jedoch erwies sich die Spielmarke als wertlos, denn ihr Einwurf in den Automaten zog keinerlei sofortige Folgen nach sich. Moos steckte, nachdem er die Spielmarke in die Öffnung geworfen hatte, die Hand in die Schüssel und wartete eine Weile auf die Belohnung. Wenn diese nicht erschien, griff er nach dem Automaten und begann, ihn zu schütteln. Bimba setzte sich in derselben Situation neben den Automaten und blickte auf den Experimentator. Beide Affen waren ganz offensichtlich enttäuscht. Moos wollte unbedingt „etwas unternehmen“, Bimba, die viel jünger war als er, wartete auf Unterstützung von Seiten des Experimentators.

Man komplizierte die Aufgaben immer mehr. Eine blaue Spielmarke hatte zur Folge, daß in der Schüssel zwei Früchte erschienen, eine weiße Spielmarke brachte nur eine Frucht. Im Laufe von 100 aufeinanderfolgenden Versuchen lernten es alle Schimpansen, ständig die blaue, wertvollere Spielmarke zu wählen.

Man gab nun den Spielmarken eine qualitativ verschiedene Kaufkraft. Für eine schwarze Spielmarke erhielt das Tier Futter, für eine gelbe Trinkwasser. Man erforschte die Schimpansen in zwei Situationen: In der einen ließ man sie 24 Stunden hungern, gab ihnen aber eine unbegrenzte Menge Wasser. In der zweiten Situation war die Futtermenge keinerlei Beschränkungen unterworfen, es gab jedoch 24 Stunden lang kein Wasser. Dieses Experiment wurde mit zwei älteren Affen durchgeführt. Einer von ihnen lernte es ausgezeichnet, den Wert der beiden Spielmarken zu unterscheiden: wenn er hungrig war, wählte er fast ausschließlich die schwarze Spielmarke, wenn er durstig war, die gelbe. Der zweite Schimpanse beging jedoch des öfteren Fehler, indem er entweder zufällig oder auch im Gegensatz zu dem, was man erwartet, wählte.

In den weiteren Versuchen gab eine blaue Spielmarke dem Tier das Recht, in den Wohnkäfig zu den Gefährten zurückzukehren, die gelbe Spielmarke, mit dem Experimentator zu spielen. Beide Spielmarken mußten in zwei verschiedene Öffnungen eines Automaten eingeworfen werden. Die Schimpansin Bula hing sehr an ihrer Gefährtin, und wenn man sie in das Versuchszimmer brachte, wollte sie eindeutig zu ihr zurück. Auf dem Fußboden waren weiße und metallene Spielmarken verstreut, beides Arten von Spielmarken, die nicht mit einer Belohnung verknüpft waren. Bula betrachtete die Spielmarken, nahm aber keine von ihnen. Verstohlen schiebt der Experimentator ihr eine blaue Spielmarke hin. Sofort greift Bula danach, wirft sie in die richtige Öffnung und klettert am Experimentator hoch, damit er sie nach Hause bringe.

Man lud einen Fotografen zu den Schimpansen ein, um bestimmte Aufnahmen machen zu lassen. Beim Anblick der fremden Person erschreckt durch das starke Licht, stürzte sich Bula auf den Fotografen und begann ihn zu schlagen. Als man in diesem Moment Spielmarken auf den Fußboden streute, ergriff Bula sofort die eine blaue Spielmarke, warf sie richtig ein und kletterte am Experimentator hoch. Dieser nahm sie aus dem Zimmer, kehrte aber sofort mit ihr zurück. Da geriet Bula in Raserei, sie wollte also wirklich hinausgehen.

Man ließ eine weiße Ratte in den Käfig, vor der sich Bula sehr fürchtete. Sie warf sofort die weißen Spielmarken hin, mit denen sie beschäftigt war, nahm aus der Kiste eine blaue Spielmarke und warf sie in die richtige Öffnung.

Der Experimentator nahm Bimba in dem Moment aus dem Wohnkäfig, als man den Schimpansen das Frühstück bereitete. Bimba widersetzte sich mit Gewalt, und sobald sie sich im Versuchszimmer befand, suchte sie eine blaue Spielmarke heraus, warf sie in die entsprechende Öffnung und kletterte am Experimentator hoch.

Alpha und Bon wählten jedoch nie eine blaue Spielmarke, um in den Käfig zurückzukehren. Beide weilten gern in dem Versuchszimmer, weil sie dort stets eine Beschäftigung fanden.

Bula und Bimba verknüpften ganz offensichtlich die gelbe Spielmarke mit dem Spiel. So wählte zum Beispiel Bula aus einer Gruppe von Spielmarken immer die weiße, die zum Bezug von Weintrauben berechtigte, und wiederholte dies solange, bis sie gesättigt war. Danach wählte sie die gelbe Spielmarke, warf sie in die entsprechende Öffnung und lief auf den Experimentator zu, um mit ihm zu spielen. Die Reaktionen der anderen Schimpansen waren weniger klar.

Nicht weniger interessant sind Experimente, bei denen die Schimpansen, um Spielmarken in ihren Besitz zu bringen, zusammen oder gegeneinander arbeiteten, doch besprechen wir diese Experimente in dem Kapitel über das Gesellschaftsleben der Affen.

Die hier kurz wiedergegebenen Experimente WOLFES weisen auf einen hohen Grad der Abstraktionsfähigkeit des Schimpansen hin. Der Autor entscheidet nicht endgültig, wie man diese Tatsachen interpretieren soll. Seiner Meinung nach kann man die Bedeutung der Spielmarken für den Affen in dreierlei Weise verstehen.

1. Als Kennzeichen oder Symbol für etwas, das eintreten soll.

2. Als Instrument oder Mittel zur Erreichung des Zieles.

3. Als etwas, das infolge der vorangegangenen Erfahrung einen selbständigen, von der Nahrung unabhängigen Wert erzielt hat.

Der Autor ist eher geneigt, die beiden letzteren Möglichkeiten anzunehmen. Es ist jedoch nicht ganz klar, weshalb nicht alle diese drei Möglichkeiten gleichzeitig richtig sein können. Daß der Schimpanse die Spielmarken mit Nahrung oder mit irgendeiner anderen Belohnung verknüpft und die Belohnung antizipiert, darüber dürfte kein Zweifel bestehen. Sie ist also ganz bestimmt das Kennzeichen für etwas, was eintreffen soll und was für das Tier angenehm ist. In gewissem Sinne ist die Spielmarke ein Instrument, das zur Erreichung des Zieles dient, denn man muß mit ihr gewisse Manipulationen ausführen, um das Ziel zu erreichen. Zumindest in manchen Fällen kann die Spielmarke einen selbständigen Wert besitzen, und das Tier erringt sie „uneigennützig". Nicht unbedingt muß das eine Folge der vorangegangenen Erfahrung sein, denn es kann auch die Folge eines allen Schimpansen eigenen Hanges zum Spielen und zum Sammeln von Gegenständen sein. Die von WOLFE angegebenen drei Möglichkeiten widersprechen einander nicht.

Fast dieses ganze Kapitel ist dem Schimpansen gewidmet. Das geschah einfach aus dem Grunde, daß wir über den Schimpansen das meiste wissen und seine Psyche weit besser kennen als die Psyche der anderen Anthropoiden. Den Gibbon können wir aus dieser Reihe ausschließen. Die anatomische Untersuchung ergibt eine erhebliche Primitivität des Gibbons, und auch in psychologischer Hinsicht steht er bedeutend tiefer als die echten Anthropoiden. Dagegen empfiehlt es sich, den beiden übrigen Formen etwas Aufmerksamkeit zu widmen.

Wie es scheint, steht der Orang-Utan in psychischer Hinsicht nicht tiefer als der Schimpanse. HORNADAY gibt eine Charakteristik des Orangs, die sich auf die Kenntnisse des Verhaltens von ungefähr 40 Individuen verschiedenen Alters stützt. Nach der Meinung dieses Autors ist der Orang-Utan ruhiger als der Schimpanse und langsamer in der Orientierung und in seinen Handlungen, aber er vermag letzten Endes dasselbe zu leisten wie der Schimpanse. Ohne großen Arbeitsaufwand lernten die Orang-Utans des Autors sehr viel Dinge: 1. Am Tisch zu sitzen, Bananenstücke mit der Gabel zu nehmen, Milch aus einem Krug in die Kaffeetasse zu gießen, aus der Tasse oder einer Flasche zu trinken, Zahnstocher zu gebrauchen, ein Streichholz anzuzünden, mit ihm eine Zigarette anzubrennen, sie zu rauchen und zu spucken. 2. Auf einem Dreirad oder Zweirad zu fahren, was Affen erstaunlich leicht lernen. 3. Strümpfe, Hosenträger, einen Sweater anzuziehen und eine Mütze aufzusetzen, und danach alles wieder abzulegen. 4. Nägel mit einem Hammer einzuschlagen. 5. Einen Schlüssel zum Öffnen und Verschließen eines Vorhängeschlosses zu benutzen. Der Orang ist imstande, den Schlüssel eines YALE-Schlosses aus einem Bund, bestehend aus sechs oder sogar mehr Schlüsseln herauszusuchen, und zwar ebenso präzise wie ein Mensch. Ein Orang spezialisierte sich darauf, aus Stroh einen Strick mit einer Länge von 7 Fuß zu drehen, ihn über ein Trapez zu werfen und an ihm zu schaukeln.

Haggerty beschreibt folgendes Verhalten eines Orangs. Ein eisernes Rohr mit einem Durchmesser von 5 cm und einer Länge von 60 cm wurde waagerecht in einer gewissen Höhe über dem Fußboden befestigt. In das Rohr wurde eine Frucht getan und auf dem Fußboden ein an einer Schnur befestigter Stock gelegt. An beiden Enden des Rohres, direkt an den beiden Mündungen, legte man zwei kleine Bananenstückchen hin. Die Aufgabe bestand darin, die Frucht mit dem Stock aus dem Rohr zu stoßen. Der Orang fand sofort die beiden Lockspeisen und aß sie. Dann schaute er in das Rohr, nahm den Stock, steckte ihn in das Rohr, stieß die Frucht fast bis an das Ende des Rohres, zog den Stock heraus und beleckte ihn. Dann schaute er wieder in das Rohr und versuchte, die Frucht von derselben Seite mit der Hand zu erreichen, von der er sie vorher gestoßen hatte, was natürlich ohne Erfolg blieb. Der Orang ging nun an das entgegengesetzte Ende des Rohres und versuchte, die Frucht mit der Hand zu erreichen, aber das Rohr erwies sich als zu eng. Wieder nahm er den Stock in die Hand und versuchte, ihn auf der Seite der Frucht in das Rohr zu stoßen, vermochte dies aber infolge der Kürze der Schnur nicht zu tun. Er warf den Stock hin, nahm einen Strohhalm, brach dessen zerquetschtes Ende ab, und versuchte mit dem Strohhalm, die Frucht zu erreichen. Als ihm auch das nicht gelang, warf er den Strohhalm auf die Erde. Nach einigen weiteren Versuchen mit dem Stock, steckte er diesen schließlich auf der ursprünglichen Seite in das Rohr, stieß ihn genügend weit und stieß somit die Frucht aus dem Rohr. Beim nächsten Male war die Lösung fehlerlos.

Dieses Verhalten des Affen stellt eine Wiederholung uns schon bekannter Verhältnisse dar. Das Tier handelt nicht blind und seine Bewegungen sind zumindest nicht zufällig, in jeder von ihnen liegt ein gewisser Sinn. Jede Bewegung ist ein Versuch, die Aufgabe zu lösen, und jede könnte unter bestimmten Voraussetzungen zum Ziele führen. Der

Orang-Utan überschätzt seine Möglichkeiten und beurteilt die Verhältnisse unrichtig. Er greift mit der Hand nach der Frucht, obwohl die Hand nicht in das Rohr paßt, oder er versucht es mit dem Strohhalm, was zu keinem Ergebnis führt. Dennoch würde das Tier, wenn das Rohr ein wenig breiter wäre, in den Besitz der Belohnung gelangen, und wenn der Strohhalm steifer wäre, könnte man mit ihm die nahe der Öffnung liegende Frucht herausnehmen. Dies sind keine „Versuche und Fehler", dies sind zielbewußte Bewegungen, die typisch angenäherte Lösungen darstellen. Die Handlungsmethoden sind genau dieselben wie beim Schimpansen.

Über das psychische Leben des Gorillas wissen wir eigentlich nur durch eine Serie von Arbeiten von Yerkes Bescheid, der mit einem jungen Gorillaweibchen namens Congo im Verlauf von drei aufeinanderfolgenden Wintern experimentierte. Zu Beginn der Beobachtungen zählte das Tier ungefähr fünf Jahre. Man stellte dem Gorilla Aufgaben von sehr verschiedenem Schwierigkeitsgrad. Einige von ihnen konnten nach dem Prinzip von „Versuch und Irrtum" gelöst werden, andere erforderten das Begreifen gewisser Verhältnisse, Antizipationen, Imitationen und Unterrichtung durch den Experimentator. Bisweilen mußte der Affe einen neben ihm liegenden oder einen verborgenen Stock benutzen, manchmal eine Schnur verwenden, verschiedene Hindernisse überwinden, um die Belohnung aus dem Gefäß zu nehmen, Vorhangschlösser öffnen, Riegel zurückschieben und Pyramiden aus Kisten bauen. Zur Imitationsgruppe gehörte das Einschlagen von Nägeln mit dem Hammer sowie die Reaktion auf einen Spiegel. Aus der reichen Fülle der Tatsachen möchte ich nur einige Beispiele anführen.

Außerhalb des Käfigs und fast parallel zum Gitter ist ein waagerechtes Seil gespannt. Sein näheres Ende ist von dem Gitter 24 Zoll entfernt, das andere 37 Zoll. Im entferntesten Punkte befindet sich eine an dem Seil befestigte Frucht. Congo muß nun das Seil am nächst befindlichen Punkt ergreifen, muß dann mit den Händen zwischen den Stäben des Gitters hindurchfingern, bis die Frucht erreicht wird. Der Affe versucht, die Frucht unmittelbar zu erreichen, aber sie ist dazu zu weit entfernt. Dann zieht er mit ganzer Kraft an dem Seile, was ebenso ohne Erfolg bleibt. Congo läßt nun das Seil los, schaut auf den Experimentator und beginnt mit den Fäusten auf der Brust zu trommeln, was beim Gorilla das Zeichen von Erregung oder Wut darstellt. Nach längerer Zeit wendet sich der Gorilla wieder dem Seil zu und löst die Aufgabe schließlich richtig. Beim nächsten Male verläuft die Lösung völlig glatt. Congo löste auch kompliziertere Aufgaben mit dem Seil, wobei sich allmählich die Ergebnisse verbesserten.

Mit einem Stock nach einer weit entfernt liegenden Frucht zu langen, bereitet dem Gorilla große Schwierigkeiten. Lange Zeit hindurch beachtet der Affe den Stock überhaupt nicht, stößt ihn sogar von sich weg, und eine mehrfache Vorführung der Bewegungen durch den Experimentator bleibt ebenfalls ohne Erfolg. Wenn der Stock so liegt, daß sein Ende die Frucht berührt, so ergreift Congo den Stock und stößt mit ihm an die Frucht, aber das Tier ist nicht imstande, das Ende des Stockes hinter die Frucht zu setzen und so die Belohnung heranzuziehen. Dennoch lernte es der Gorilla nach sehr vielen Versuchen und Vorführungen, den Stock richtig zu gebrauchen. Yerkes nimmt an, daß die Ursache für den Mißerfolg nicht so sehr das Fehlen eines Situationsverständnisses war, sondern vielmehr die mangelhafte Koordination von Auge und Hand, was auch aus mehreren anderen zufälligen Beobachtungen hervorgeht.

Trotz zahlreicher Demonstrationen vermochte Congo nicht, eine Frucht aus einem Rohr mit Hilfe eines Stockes herauszustoßen. Im folgenden Winter lernte es der Affe, die Frucht mit Hilfe eines Stockes aus einer länglichen Kiste herauszustoßen. Sofort danach löste er die Aufgabe, die Frucht aus dem Rohr herauszustoßen, ohne weiteres, das heißt die Transponierung der erworbenen Erfahrung auf eine etwas andere Situation gelang ausgezeichnet.

Das Bauen mit Kisten war ebenfalls ziemlich unbeholfen, obwohl das Verhalten Congos nach Ablauf eines Jahres erheblich zielstrebiger war.

Der Vergleich zeigt, daß der Gorilla hinsichtlich der Lösung von Aufgaben viel niedriger steht als der Schimpanse und der Orang-Utan. Ein großer Mangel der Yerkesschen Experimente ist es aber, daß sie nur mit einem Affen durchgeführt wurden. Man kann aus ihnen Schlußfolgerungen über die Intelligenz Congos, aber nicht über die Intelligenz des Gorillas als Gattung anstellen. Wenn Köhler bei seinen Experimenten nur Rana zur Verfügung gehabt hätte, so wären seine Schlußfolgerungen über die Intelligenz des Schimpansen völlig anders und völlig falsch ausgefallen. Im Falle des Gorillas dürfte der Intelligenzgrad ebenfalls individuell sehr verschieden sein, und es ist deshalb schwierig, etwas allgemein Verbindliches über die Grenzen seiner Möglichkeiten zu sagen.

Congo zeichnet sich durch ein gutes Gedächtnis aus, selbst nach Ablauf eines Jahres ist deutlich zu sehen, daß sie sich an die frühere Situation des Experiments erinnert. Man untersuchte das Gedächtnis des Tieres mit der Methode der verzögerten Reaktionen. Wenn es sich um die Auswahl einer von vier möglichen Kisten handelte, in die man eine Frucht gelegt hatte, erwies sich eine Verzögerung von zwei Stunden als möglich. Während der Verzögerungszeit wurde Congo entfernt und durch Spiel oder Fressen beschäftigt, so daß es dem Tier nicht möglich war, eine konstante Körperhaltung zu bewahren. Ein interessantes Ergebnis erbrachte eine andere Methode.. Neben dem Käfig befindet sich eine waagerechte, drehbare Scheibe, auf deren Peripherie symmetrisch zueinander mehrere gleichartige Gefäße angebracht sind, die sich nur durch ihre Farbe unterscheiden. Der Affe kann durch das geöffnete Fensterchen im Käfig nur das zunächst befindliche Gefäß mit der Hand erreichen, die anderen liegen außerhalb seiner Reichweite. In Anwesenheit des Tieres wird in eines der Gefäße eine Belohnung gelegt, danach dreht man die Scheibe, damit das Gefäß mit der Frucht sich weit vom Käfig entfernt befindet, das Fensterchen wird geschlossen. Nach einer Verzögerungszeit von 10 Minuten wird das Fensterchen geöffnet. Congo dreht die Scheibe, bis das betreffende Gefäß nahe genug ist, und nimmt die Belohnung. Das Tier beging zahlreiche Fehler, es ist jedoch sehr aufmerksam und sieht sich die Gefäße lange Zeit hindurch an, bevor es die Scheibe zu drehen beginnt. Diese Aufgabe mit einer Verzögerung von 10 Minuten beherrschte der Gorilla vollkommen. Wir stellen fest, daß das Tier die Auswahl nur auf Grund eines einzigen Merkmales trifft, nämlich auf Grund der Farbe des Gefäßes, wobei der Gorilla die Aufgabe erheblich besser als die Schimpansen löste.

Yerkes unterstreicht die folgenden Merkmale im Verhalten des Gorillas: 1. Inspizierung, Untersuchung der Versuchssituation. 2. Zögern, Pausen, Konzentration der Aufmerksamkeit auf das Ziel. 3. Versuch, mehr oder weniger zweckmäßige Reaktionen auszuführen. 4. Wenn die Reaktion nicht zur Erlangung der Belohnung führt, stellt sich der Gorilla sofort und entschlossen auf eine andere um. 5. Ständige oder auf jeden Fall häufige Beachtung des Zieles. 6. Die Existenz eines kritischen Momentes, in dem das Tier plötzlich und sichtlich die notwendige Bewegung ausführt. 7. Nach dem Erfolg wiederholt der Gorilla gern die zweckmäßige Reaktion. Alle diese Momente kann man in dem Verhalten Congos finden, wenn auch ihr Benehmen sehr oft überraschend ist und den Eindruck von Dummheit macht.

Die Schlußfolgerung, daß der Gorilla in psychischer Hinsicht hinter dem Schimpansen und dem Orang-Utan zurücksteht, scheint nicht zwingend zu sein. Auch wenn man nicht in Betracht zieht, daß Yerkes sich nur auf das Verhalten eines einzigen Exemplars stützt, so ist doch festzustellen, daß seine Untersuchungsmethoden recht stereotyper Natur waren. Stets handelte es sich um denselben Stock, um dieselben Baukisten, um dieselbe Schnur zum Ziehen usw. Die natürliche Lebensweise des Gorillas ist eine völlig andere als die des Schimpansen und mehr noch als die des Orang-Utans, und Situationen, die für die eine Gattung nichts ungewöhnliches darstellen, können der anderen vielleicht nicht bekannt sein. Es ist durchaus möglich, daß es Aufgabentypen gibt, bei denen der Gorilla den Schimpansen übertrifft, wie das der Fall war, als es darum ging, ein Gefäß nur auf Grund seiner Farbe zu erkennen. Mit anderen Worten, wir kennen den Gorilla noch zu wenig, als daß wir berechtigt wären, irgendwelche endgültigen Schlußfolgerungen zu ziehen.

SIEBENTES KAPITEL

Die Sinnesfunktionen der Affen

Unsere Kenntnisse über die Tätigkeit der Sinnesorgane der Affen sind sehr ungleichmäßig. Über den Tastsinn, den Geruchs- und Geschmackssinn wissen wir so gut wie nichts, über das Gehör besitzen wir nur relativ wenig Angaben, dagegen wurde die Sehfunktion, die im Leben der Affen eine ebenso bedeutende Rolle wie in unserem eigenen spielt, allseitig untersucht.

Das Auge der Affen ähnelt hinsichtlich seines Baues dem menschlichen Auge mehr als das irgendeines anderen Tieres. Auf Grund seiner anatomischen Gehirnuntersuchungen stellt TILNEY fest, daß sich in der Reihe der Primaten das Sehzentrum allmählich auf Kosten des zurückgehenden Geruchszentrums vergrößert. Dieses Ergebnis stimmt mit anderen Tatsachen überein, vor allen Dingen mit den biologischen Beobachtungen, denn es ist seit langem bekannt, daß die Affen, besonders die höheren, hervorragende Gesichtstiere sind. Bei den niederen Säugetieren dominieren eher Geruchs- und Tastsinn, der Gesichtssinn ist dagegen schwächer entwickelt, und bei keinem, außer bei den Primaten, wurde ein Farbsehen festgestellt. Zwar wirft WALTON den Experimenten bezüglich des Farbsehens der Tiere ernsthafte methodische Mängel vor, doch scheint das Gros der Säugetiere tatsächlich nur wenig über dem Stadium eines äußerst primitiven Achromatismus zu stehen.

Diese Tatsache ist etwas überraschend. Weitaus primitivere Tiere, wie zum Beispiel die Urtierchen, die Würmer, die niederen Krustentiere, zahlreiche Insekten (besonders Bienen und Motten) und unter den Wirbeltieren die Fische, Lurche, Reptilien und die Vögel vermögen ausgezeichnet, Farben zu unterscheiden. Im Laufe der Evolution entstanden die Säugetiere aus den Reptilien verwandten Tieren, und ihre Vorfahren besaßen ganz gewiß die Fähigkeit des Farbsehens, aber aus uns unklaren Gründen verloren die Säugetiere diese Fähigkeit, Sie kehrt jedoch bei den Primaten als ein neu geschaffenes Merkmal wieder, als ein Ergebnis einer selbständigen Anpassung.

Die Untersuchung des Farbsehens der Tiere ist eine überaus schwierige Aufgabe, sie erfordert die Einhaltung vieler spezieller Bedingungen. Es handelt sich darum, daß es schwierig ist, eine Grenze zwischen dem Farbsehen in der strengen Bedeutung dieses Begriffes, das heißt als Unterscheidung von Lichtstrahlen auf Grund ihrer Wellenlänge und der Unterscheidung der Farbe auf Grund ihrer Helligkeit, das heißt auf

Grund der Menge von Lichtenergie, die das Auge erreicht, zu ziehen. In älteren Arbeiten wurde dieser Umstand nicht berücksichtigt, was diese Arbeiten jeglichen wissenschaftlichen Wertes beraubt. Wenn ein Tier rote Farbe von grüner unterscheidet, so kann es das deshalb tun, weil die grüne Farbe heller ist, und erst, wenn wir künstlich die Helligkeit beider Farben ausgleichen, kann von einer Farbunterscheidung die Rede sein.

Die ersten genaueren Untersuchungen auf diesem Gebiete wurden von Köhler durchgeführt. Er benutzte farbiges Papier und klebte farbige Kreisausschnitte auf die Oberfläche eines rotierenden Kreises. Zum Beispiel benutzte er in einem Experiment verschiedene Kombinationen blauer und roter Farbe, wobei er eine Reihe indirekter Schattierungen herstellte. In einem Versuch war der Kreis vollständig von blauem Papier überdeckt, in dem zweiten hatte der blaue Kreisausschnitt einen Zentralwinkel von 270°, der rote Sektor hingegen einen Zentralwinkel von 90°, im dritten Versuch hatte der blaue Sektor einen Winkel von 100°, der rote einen von 260°, beim vierten Versuch hatte der blaue einen Winkel von 30° und der rote einen von 330°. Als man den Kreis in schnelle rotierende Bewegung setzte, entstanden verschiedene Schattierungen purpurroter Farbe. Man stellte zwei gleichartige Kisten auf einen Tisch, die in der Frontalwand ein rundes Fensterchen mit einem Durchmesser von 10 cm hatten. Direkt dahinter, also hinter jedem Fensterchen, befand sich ein rotierender Kreis, und weiter dahinter, für den Affen nicht sichtbar, ein Gefäß mit einer Belohnung in Form von Nahrung. Die Belohnung befand sich nur auf der Seite der positiven Schattierung. Der Schimpanse mußte mit einem Stöckchen auf die „richtige“ Kiste, das heißt auf die positive Farbschattierung zeigen. In ähnlicher Weise benutzte man eine Mischung von blauer und gelber Farbe. Eine rein blaue Farbe von einer Mischung aus 270° blauer und 90° roter Farbe vermochte der Schimpanse selbst nach 250 Wiederholungen des Experiments nicht zu unterscheiden. Als man jedoch der blauen Farbe eine Mischung aus 200° blauer und 160° roter Farbe gegenüberstellte, erfolgte die Unterscheidung fast sofort.

Wie stets mußte man außer den technischen Schwierigkeiten, die mit den Farben selbst zusammenhängen, auch Hindernisse von seiten des Tieres überwinden, das sich nicht immer in der gewünschten Weise verhielt. Bei den ersten Experimenten eigneten sich die Schimpansen eine Methode an, die generell jegliches Experiment unmöglich machte: Nachdem man den Schimpansen an die Kisten herangelassen hatte, legte er sofort und ohne den Farbreizen die geringste Aufmerksamkeit zu widmen, das Stöckchen auf eine der Kisten, in überwiegendem Maße auf die linke, und erwartete seine Belohnung. Erst der wiederholte Mißerfolg lehrte ihn Aufmerksamkeit.

Das rote Papier war bei diesen Experimenten heller als das blaue, und je größer der Zuwachs roter Farbe war, um so heller war der ganze Kreis. Köhler kehrte die Helligkeitsverhältnisse dadurch um, daß er eine hellere blaue Schattierung und eine dunklere rote benutzte. Trotzdem reagierten die Tiere, die die Schattierungen in der vorherigen Kombination zu unterscheiden gelernt hatten, auch dieses Mal richtig, sie ließen sich also nicht von der Helligkeit, sondern von der Farbe leiten. Die Gegenüberstellung von gelber und roter Farbe ergab ebenfalls ein positives Ergebnis.

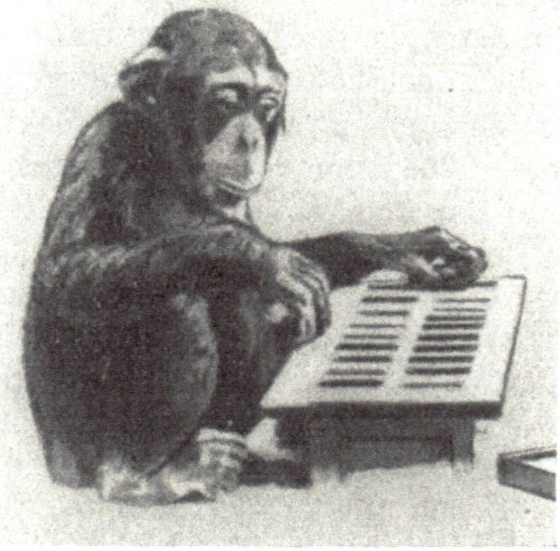

Abb. 54. Methode der Wahl nach Muster. Joni sucht die Abbildung des ihm gezeigten Gegenstandes

Eine ganz andere und überaus originelle Methode benutzte die Autorin Kohts bei ihren umfangreichen Experimenten mit dem uns bekannten Schimpansen Joni. Auf einem niedrigen Tisch liegen vor dem Schimpansen einige farbige Gegenstände, zum Beispiel Kreise, der Experimentator aber ist im Besitz der gleichen Gegenstände. Er zeigt einen der Gegenstände dem Affen, wonach Joni aus der Reihe der vor ihm liegenden Gegenstände das mit dem gezeigten identische Objekt heraussuchen und es dem Experimentator geben muß. Die Möglichkeit einer ständigen richtigen Auswahl beweist ganz augenscheinlich, daß der Schimpanse das gegebene Objekt von allen anderen unterscheidet, daß er zum Beispiel dessen Farbe erkennt.

Diese Methode der „Wahl nach einem Muster“ erwies sich als sehr zweckmäßig, sie bietet dem Experimentator sehr viele Möglichkeiten. Dennoch erfordert ihre Anwendung eine gewisse Vorsicht. Es mögen das vielleicht Kleinigkeiten und Einzelheiten sein, ich führe sie jedoch absichtlich an, um zu zeigen, welche hohen Anforderungen an die moderne tierpsychologische Arbeit gestellt werden und wie leicht man auf diesem Gebiete zu fehlerhaften Schlußfolgerungen kommen kann. Das Tier braucht das gegebene Objekt nicht auf Grund seines Aussehens auszuwählen, sondern es kann sich von irgendwelchen anderen Hinweisen leiten lassen, die nicht alle so leicht vorauszusehen sind. Der Experimentator kann ganz unwissentlich dem Affen irgendwelche Signale geben, er kann zum Beispiel mit dem Kopf nicken, wenn das Tier den richtigen Kreis berührt, etwas dabei sagen oder sogar irgendeine kaum wahrnehmbare Bewegung ausführen. Für alle derartige Dinge ist das Tier äußerst empfindsam. Darauf beruht die Zirkusdressur der Hunde, die angeblich lesen oder rechnen können. Auf der Erde sind Karten mit Buchstaben ausgebreitet, der Hund läuft um sie herum und bleibt bei der Karte stehen, bei der sein Herr beispielsweise mit einem Schlüsselbund in der Tasche klappert. Dieser Laut ist nur für den Hund wahrnehmbar, und seine entsprechende Anwendung ermöglicht es dem Hund, eine ganz phänomenale „Intelligenz" an den Tag zu legen. Das tierpsychologische Experiment ist oft nicht frei von derartigen Möglichkeiten. Die Autorin versuchte, Hinweise dieser Art dadurch zu eliminieren, daß sie sich während des Wählens im Rücken des Schimpansen aufhielt, oder aber dadurch, daß ihr Kopf sich erheblich über dem Kopf des Tieres befand. Dies beseitigt die Schwierigkeiten nicht vollständig, denn auch jetzt könnten irgendwelche Bewegungen oder Laute fortbestehen, die der Affe wahrnimmt. Am wesentlichsten war, daß Joni sein in den Experimenten erworbenes Wissen gern, auch außerhalb der Versuchssituationen anwandte. Zum Beispiel saß Joni nach beendeter Tagesarbeit allein in der Ecke und spielte mit den farbigen Kreisen, wobei er unter ihnen nur die weißen Kreise aussuchte. Die Wahl kann auch richtig sein, wenn man dem Tier gleichzeitig eine große Anzahl von Objekten (bis zu 50 Stück) vorlegt, die sich teilweise gegenseitig überdecken, dadurch wird es dem Tier erschwert oder geradezu unmöglich gemacht, irgendwelche Hinweise von Seiten des Experimentators auszuwerten. Manche Wahlen mißlingen ständig; der Schimpanse ist nicht imstande, gewisse Farbschattierungen zu unterscheiden, die vom Menschen deutlich unterschieden werden. Unwissentliche Hinweise müßten auch in diesem Falle von Wirkung sein, dennoch war das Ergebnis der Wahl negativ.

Die Ergebnisse der Wahl verbessern sich, je häufiger das Experiment wiederholt wird, sofern es sich um eine bestimmte Aufgabe handelt; sie sind aber anfänglich stets schwach, wenn die Aufgabe neu ist. Oft löst der Affe eine Aufgabe richtig, aber in einer Weise, die der Experimentator nicht vorausgesehen hat. Alles dies schließt unzweifelhaft die Möglichkeit aus, daß die Hinweise von Seiten des Experimentators eine entscheidende Rolle spielen, und wir müssen die Tatsache einer richtigen

Auswahl ausschließlich einer realen Fähigkeit zur Unterscheidung von Merkmalen der Objekte, in unserem Falle zur Unterscheidung ihrer Farbe, zuschreiben. Außerdem war man bemüht, Stereotypien und Automatismen bei den Reaktionen durch eine ständige Veränderung in der Anordnung des Experiments auszuschließen, wie es die Zahl der Objekte, ihre Lage zueinander, der Ort, an dem die Versuche durchgeführt werden usw. sind.

In der beschriebenen Weise führte man zahlreiche Versuche mit 40 Schattierungen der verschiedensten Farben durch. Unter diesen waren 22 Farben, die der Schimpanse ohne Fehler in verschiedenen Kombinationen unterschied. Farben von sehr verwandter Nuance, wie blau-grün und blau, gelb-orange und orange, brachte der Schimpanse oft durcheinander. Aus zahlreichen Kontrollversuchen ging hervor, daß die Orientierung des Tieres nicht auf Grund der Helligkeit, sondern auf Grund der Farbe erfolgte. Farben, die sich hinsichtlich ihrer Helligkeit nahestanden, aber chromatisch verschieden waren, erkannte Joni besser als Farben mit gleicher Nuance, aber verschiedener Helligkeit. Um eine richtige Wahl zu erzielen, mußte man etwa sechsmal weniger achromatische Objekte vorlegen (grau in verschiedenen Schattierungen) als chromatische (Farbe). Joni wählte richtig aus einer Zahl von nur vier achromatischen Objekten, aber aus einer Zahl von 22 farbigen Objekten. Er unterschied Farben beider Spektrenhälften und identifizierte in richtiger Weise Kombinationen aus je zwei Farben.

Die Autorin Kohts gibt keine physikalische Charakteristik der angewandten Farben und deshalb haben ihre Ergebnisse nur allgemeine Bedeutung. Trotzdem ergibt sich aus diesen Experimenten mit voller Klarheit die Farbtüchtigkeit des Schimpansen, wenn sie auch nur auf einem Umwege festgestellt wurde.

Genauerer Natur sind die Ergebnisse von Bierens de Haan, der mit zwei jungen Exemplaren des *Macacus nemestrinus* arbeitete. Er benutzte den Yerkesschen Apparat zur mehrfachen Auswahl, der aber bei ihm nur aus fünf Kisten bestand. Jede Kiste besaß ein rundes Türchen, über dem Türchen befand sich ein Quadrat aus farbigem Papier (20 × 20 cm). Nur das Türchen unter dem positiven Papier war zu öffnen, das Tier mußte es aufstoßen, um zur Belohnung zu gelangen. Wie gewöhnlich veränderte man von Versuch zu Versuch die Lage des positiven Papiers, um die Herausbildung einer Positionsgewohnheit zu vermeiden. Infolgedessen lernten es die Affen rote, blaue, grüne und gelbe Farben voneinander sowie von weißer und schwarzer Farben zu unterscheiden. Der Autor erzielte eine größere Genauigkeit bei seinen Ergebnissen dank der Anwendung der bekannten Methode v. Frischs, die dieser für die Untersuchung des Farbsehens der Bienen ausgearbeitet hatte. v. Frisch legte, nachdem er eine positive Reaktion auf blaue Farbe erzielt hatte, blaues Papier sowie eine Reihe aufeinanderfolgender Schattierungen grauer

Farbe der HERINGschen Skala nebeneinander, von denen einige Schattierungen heller als die blaue Farbe, die anderen dunkler waren. Die Bienen versammelten sich fast ohne Fehler auf dem blauen Papier, das heißt, sie ließen sich nicht von Helligkeitsverhältnissen, sondern von der Farbe leiten. Ebenso unterschied in den Experimenten BIERENS DE HAANS, der auf eine bestimmte Farbe dressierte Affe diese von 30 aufeinanderfolgenden Nummern der HERINGschen Serie, von denen die untersten Nummern bedeutend heller, die höchsten bedeutend dunkler als die kritische Farbe waren. Andererseits ist der Affe nicht imstande, zwei nebeneinander liegende Schattierungen grauer Farbe zu unterscheiden. Der Autor berücksichtigte alle möglichen Ungenauigkeitsquellen, seine Versuche sind sehr sorgfältig geführt und beweisen mit Sicherheit die Existenz des Farbsehens.

Dennoch brachte erst die Arbeit von TRENDELENBURG und SCHMIDT die ersten quantitativen Angaben über das Farbsehen. Diese Autoren arbeiteten mit Rhesusaffen und Javaäffchen. An Stelle von farbigen Papieren wirkten sie unmittelbar mit Strahlen des Spektrums auf das Tier ein. In einem Käfig befand sich eine Kiste mit einem Türchen, das mit Strahlen einer bestimmten Wellenlänge bestrahlt wurde. War die Farbe positiv, so mußte das Tier an den Käfig gehen und das Türchen öffnen, um die Belohnung zu bekommen, bei einer anderen Farbe mußte es auf seinem Platz bleiben. Diese Technik schafft schlechtere Unterscheidungsbedingungen als das gleichzeitige Gegenüberstellen zweier Farben, sie erfordert eine genauere Unterscheidung. Man fand heraus, daß das Farbsehen des Javaäffchens etwas feiner ist als das des Menschen, das des Rhesusäffchens eher schlechter. Das erstere unterscheidet Strahlen mit einer Wellenlänge von 589 mμ von weißem Licht, das Rhesusäffchen nur Strahlen von 520 mμ von weißem Licht.

Die genauesten Untersuchungen auf diesem Gebiete sind die von GRETHER, der mit verschiedenen Affen experimentierte. Es waren dies zwei Gattungen des *Cebus* (Kapuzineräffchen) und *Ateles* als Vertreter der Affen der neuen Welt, asiatische *Macaca mulatta, Macaca nemestrina* sowie afrikanische *Lasiopyga* und *Papio* (Pavian), junge und erwachsene. Zu Vergleichszwecken wurden drei erwachsene Männer untersucht.

Die Spektralfarben erhielt der Autor mit Hilfe zweier Monochromatoren. Ein Ausschnitt des Spektrums ließ nur Strahlen der gewünschten Wellenlänge durch: die Helligkeit des Lichtes konnte man durch Veränderung der Breite des Ausschnittes regulieren. Man warf das farbige Licht mit Hilfe eines Spiegels auf eine von zwei Nahrungskisten, die nebeneinander aufgestellt waren. Die Kisten waren stumpfschwarz, auf jeder von ihnen befand sich ein weißer Kreis, auf den das Licht von oben fiel. Die Experimente erfolgten in einer Dunkelkammer.

Nachdem die Zeit vergangen war, in der sich die Tiere allgemein an die Situation gewöhnen konnten, wurde es dem Affen in echten Versuchen erlaubt, die Tür zur Lösung der Aufgabe aufzustoßen. Zuerst wurden gelbe Strahlen (589 mμ) sehr schwachem blauen Licht (500 mμ) gegenübergestellt. Nachdem sich eine richtige Reaktion herausgebildet hatte, veränderte man stufenweise die Breite der Spalten beider Monochromatoren, bis zur völligen Umkehrung der Helligkeitsverhältnisse. Dieser Versuch ermöglichte es, den Einfluß der Helligkeit auf die Unterscheidung zu kontrollieren. Danach erhöhte man nach Helligkeitsnivellierung beider Farben die Wellenlänge des negativen (blauen) Lichtes in Stufen zu je 20 mμ, um so allmählich den negativen Reiz dem gelben Licht bis zur Erreichung der Unterscheidungsgrenze anzunähern. Als die Reaktionen ungenau wurden, als also die Grenze der Möglichkeiten des Tieres nahe war, erhöhte man die Wellenlänge des negativen Lichtes in Stufen von je 1 mμ, um eine größere Genauigkeit zu erreichen. Ähnlich wurde in anderen Bezirken des Spektrums, übrigens mit gewissen Modifikationen, die wir nicht zu besprechen brauchen, verfahren.

Das Ergebnis bringe ich in der folgenden Tabelle. Die Zahlen der Tabelle bezeichnen die Unterschiedsschwelle, die von dem Tier noch wahrgenommen werden kann.

Tier	Grenze 640 mμ	589 mμ	500 mμ
Cebus 1	30	4	10
Cebus 2	45	7	8
Cebus 3	40	8	7
Ateles	6	2	10
Macac. rhesus 1 .	8	3	8
Macac rhesus 2 .	12	2	7
Macac rhesus 3 .	10	2	8
Macac. rhesus 4 .	15	4	10
Macac rhesus 5 .	12	4	10
M nemestrinus	—	4	7
Lasiopyga . . .	—	4	—
Papio	11	2	9
Mensch 1	11	3	6
Mensch 2	10	2	21
Mensch 3	12	1	12

Der Vergleich mit dem Menschen erfordert wegen der völlig verschiedenen Motivierung gewisse Vorbehalte. Die Affen wurden tatsächlich belohnt, die Menschen nur symbolisch, ein Umstand, der die Genauigkeit der Unterscheidung beeinflussen könnte. Aus der Tabelle geht hervor, daß nur der *Cebus* eine geringere Fähigkeit als der Mensch besitzt, Farben zu unterscheiden.

Weitere Experimente GRETHERS waren der Frage der Unterscheidung des weißen Lichtes von einer Mischung komplementärer Farben gewidmet. Zu Anfang wurden die Tiere auf rote Strahlen (610 mμ) gegenüber weißem Licht dressiert, eine Aufgabe, die nach 25 Proben beherrscht wurde. Jetzt fügte man der roten Farbe etwas blaue Farbe bei (495 mμ) und schwächte gleichzeitig proportional die Helligkeit der roten Farbe ab. Nach 25 Versuchen fügte man wieder rote Strahlen hinzu und verfuhr so konsequent weiter. Zuerst wählte der Affe richtig und reagierte positiv auf die Strahlenmischung und negativ auf das weiße Licht. Später begannen immer häufigere Fehler bei der Unterscheidung aufzutreten. Das Experiment wurde als abgeschlossen betrachtet, wenn das Tier mit einer Genauigkeit von 50 % wählte, das heißt, die Mischung von dem weißen Licht nicht unterschied. Bei allen Affen war die Grenzfarbe der Mischung, die nicht mehr von den weißen Strahlen unterschieden wurde, etwas rötlicher als beim Menschen.

Eine Bestimmung der minimalen Lichtstärke, die von der Dunkelheit unterschieden wird, ergab, daß der Grenzwert beim Menschen erheblich niedriger liegt als beim Affen, das heißt, daß der Mensch schwächeres Licht wahrnimmt. Jedoch gibt GRETHER selbst zu, daß seine Methode in diesem Falle nicht ganz einwandfrei gewesen ist.

Das erheblich schlechtere Ergebnis der Experimente mit dem *Cebus* ließ die Vermutung aufkommen, daß dieses Tier ein Dichromat ist, daß es nur Farbqualitäten der zwei Spektrumhälften unterscheidet, nicht aber die einzelnen Farben differenziert. Theoretisch müßte ein solches Tier beim Sehen einen farblosen Streifen in der Wellenlängengegend um 500 mμ aufweisen. Der Autor stellte Licht mit einer Wellenlänge von 600 mμ als positiv weißem Licht gegenüber. Nachdem er eine richtige Auswahl erzielt hatte, verminderte er die Wellenlänge des farbigen Lichtes in Sprüngen von je 10 mμ. Zur Kontrolle wurden parallele Versuche mit einem Rhesus durchgeführt. Die Ergebnisse waren sehr klar. In der folgenden Tabelle bezeichnen die Zahlen den Prozentsatz der richtigen Wahlen.

Nur in der Spektrumgegend von 520—510 mμ wählte der *Cebus* zufällig, das heißt, er unterschied die Strahlen von dieser Wellenlänge von weißem Licht nicht. Der so festgestellte Dichromatismus des *Cebus* könnte jedoch ein individuelles Merkmal sein. In der Tat wurde nur ein Vertreter dieser Gattung, noch dazu ein Männchen, untersucht. Es ist aber bekannt, daß auch beim Menschen die Farbenblindheit ein männliches Merkmal ist.

Die Arbeit GRETHERS gibt genaue Zahlendaten auf dem Gebiete des Farbsehens und enthält sehr interessantes Vergleichsmaterial. Sie zeigt die bedeutenden Unterschiede zwischen den Affengattungen, die höchstwahrscheinlich mit biologischen Momenten zusammenhängen, wenn wir auch vorläufig nicht sagen können, in welchem Maße diese Unterschiede mit der natürlichen Lebensweise zusammenhängen. Auch in der Entwicklung dieser wichtigen Sinnestätigkeit erwiesen sich die Affen der Neuen Welt als Formen, die in der Rangordnung der Tiere niedriger als die Schmalnasen stehen.

Welle	Cebus	M. rhesus.
600	100	100
590	100	100
580	100	100
570	100	100
560	100	100
550	100	100
540	100	100
530	100	100
520	52	100
510	56	100
500	100	100
490	100	100
480	100	100

Hinsichtlich der weitgehenden und tiefen Analogie mit dem Menschen ist besonders die Helligkeitskonstanz im Sehen der Affen wichtig, worauf Köhler hinwies. Er lehrte zwei Affen, die hellere von zwei Schachteln zu wählen. Die Farbe der Schachteln war grau, ihre Nuancen entsprachen den Nummern 3 und 41 der Heringschen Skala. Nachdem man eine fehlerlose Unterscheidung erzielt hatte, stellte man die dunklere Schachtel in die Sonne und die hellere in den Schatten. Die Quantität des Lichtes, das von der dunkleren Schachtel reflektiert wurde, war bedeutend größer als die Lichtmenge der helleren, die Helligkeitsverhältnisse wurden objektiv umgedreht. Dies beseitigte jedoch nicht die herausgearbeitete Gewohnheit, die Schimpansen griffen weiterhin nach der Schachtel mit der Schattierung 3. Ein Affe machte nur zwei Fehler bei 14 aufeinanderfolgenden Versuchen, obwohl die „dunklere“ Schachtel 7,33mal mehr Licht als die „hellere“ reflektierte. Als das dunklere Papier 3,93mal mehr Licht reflektierte, machte der Schimpanse bei 18 Versuchen nicht einen einzigen Fehler. Selbstverständlich ist das Sonnenlicht sehr veränderlich, und das Ergebnis konnte nicht exakt sein. Es ist jedoch äußerst charakteristisch. Ebenso unterscheidet der Mensch die „weiße“ Kreide von der „schwarzen“ Kohle, selbst wenn die Beleuchtung so ist, daß die Kohle ein Vielfaches mehr Licht reflektiert als die Kreide. Das fotografische Bild ist frei von diesem Wahrnehmungssubjektivismus, der mehr Licht reflektierende Gegenstand ist auch auf dem Bild heller. Das Auge jedoch korrigiert diese Verhältnisse, indem es die Konstanz der gesehenen Helligkeit wahrt. Diese Fähigkeit hat natürlich eine große biologische Bedeutung, denn das Tier erkennt die verschiedenen, für ihn wichtigen

Gegenstände als die gleichen wieder, unabhängig von ihrer Beleuchtung. Wäre das nicht der Fall, so würde in seiner Welt ein fatales Chaos herrschen. Bekannte Dinge, wie Beute, Nahrung, der Feind, die Mutter würden je nach den momentanen Lichtverhältnissen ihr Aussehen in entstellender Weise verändern.

Ein Versuch, dieses Problem exakter zu fassen, wurde von LOCKE unternommen. Er stellte Versuche mit vier Rhesusäffchen und fünf erwachsenen Menschen an. Bei der Anfangsdressur mußten die Affen sich zu einem von zwei verglasten Fensterchen wenden, durch das sie ein weißes oder schwarzes Kärtchen sahen. Auf der Seite des weißen Kärtchens befand sich stets die Belohnung. Nach getroffener Wahl, ob richtig oder nicht, mußte der Affe sich zurückziehen. Die Kärtchen wurden unregelmäßig beleuchtet, manchmal reflektierte das schwarze, manchmal das weiße mehr Licht, ständig wurde jedoch eine positive Reaktion auf das hellere der beiden Kärtchen gefordert. Bei den kritischen Versuchen beleuchtete man das schwarze Feld immer intensiver, bis der Affe darauf positiv zu reagieren begann. Die dafür notwendige Beleuchtungsstärke war das Maß für die Konstanz der Farbe. Es zeigte sich, daß ein sehr bedeutender Unterschied in der Lichtstärke notwendig ist, um eine positive Reaktion auf das schwarze Kärtchen zu erzielen; das heißt die Affen besitzen in weiten Grenzen eine Konstanz des Farbsehens. Diese Grenze ist im übrigen sehr veränderlich.

Ebenso sind für den Schimpansen andere Merkmale der Objekte konstant, zum Beispiel die Größe. KÖHLER gab seinen Schimpansen zwei Schachteln verschiedener Größe, positiv war hiervon die größere Schachtel, auf die das Tier mit einem Stöckchen zeigen mußte. Nachdem die Aufgabe beherrscht wurde, veränderte man die Entfernung der Schachteln vom Auge des Tieres. Selbst wenn die größere Schachtel so weit entfernt stand, daß das von ihr auf der Netzhaut erzeugte Bild erheblich kleiner war als das Bild der in der Nähe stehenden kleineren Schachtel, wählte der Schimpanse dennoch richtig. Zu demselben Ergebnis führten Experimente mit kleinen Kindern.

Wenden wir uns nun der Frage zu, ob die Affen die Formen der Objekte sehen. In der oben angeführten Arbeit der Autorin KOHTS war der Schimpanse in der Lage, Objekte auch nach ihrer Form auszuwählen, als man ihm das entsprechende Muster zeigte. Joni unterscheidet ausgezeichnet 13 flache geometrische Figuren mit gleichem Flächeninhalt: einen Kreis, eine Ellipse, ein Zwölfeck, ein Zehneck, ein Sechseck, ein Achteck, ein Fünfeck, ein Quadrat, ein Rechteck, ein Rhombus, ein Trapez, einen Kreisausschnitt und Halbkreise, wobei er unter acht gleichzeitig gegebenen Figuren richtig wählt. Sodann unterscheidet er vier Abarten des Dreiecks, vier Ellipsen, drei Rechtecke, vier Trapeze und drei Rhomben. Er unterscheidet zehn geometrische Körper: eine Kugel, eine Walze, einen Kegel, verschiedene Pyramiden und Prismen. Er nimmt bei den

Objekten Unterschiede in der Größe, der Länge, der Breite und der Stärke wahr, er unterscheidet rechte, spitze und stumpfe Winkel, senkrechte und schräge Linien. Stets erfolgte, wenn man eine neue Aufgabe stellte und die Erkennungsmerkmale veränderte (Farbe, Form, Proportionen, Größe), die Lösung schnell, wenn die Zahl der Objekte gering und das Erkennungsmerkmal deutlich war.

Weit schlechter erkennt der Schimpanse Gegenstände nach glatten Abbildungen, die als Muster gegeben werden, besonders wenn das Bild gegenüber dem Original bedeutend vergrößert oder verkleinert ist. Dennoch wurden auch in diesem Falle nach einer gewissen Übungszeit positive Ergebnisse erzielt. Ich erinnere daran, daß Gua bei den Beobachtungen der Autoren Kellog ebenfalls einige Objekte auf Zeichnungen erkennen konnte.

Eine sehr interessante Tatsache ist die Fähigkeit des Schimpansen, optische Eindrücke auf den Tastsinn zu übertragen. Die Autorin steckte in einen Sack einige Gegenstände verschiedener Form, zum Beispiel ein Prisma, einen flachen Kreis, ein flaches Rechteck und eine Walze. Nachdem man das Muster gezeigt hatte, steckte Joni die Hand in den Sack und suchte mit Hilfe des Tastsinnes den mit dem gezeigten Gegenstand identischen heraus. Ähnlich wie der Mensch einen Buchstaben erkennen kann, den man ihm mit dem Finger auf den Rücken geschrieben hat, obwohl er den Buchstaben nur vom Sehen her kennt, verstehen es die Schimpansen ausgezeichnet, eine gesehene Figur auf Grund ihrer Tastmerkmale wiederzuerkennen.

Diese Ergebnisse zeigen die großen Vorzüge der Methode der Wahl „nach einem Muster“, die es ermöglicht, ohne beschwerliche und langwierige Dressur sofort Schlußfolgerungen über die Fähigkeiten des Tieres zu ziehen. Gewöhnlich stellen wir zwei verschiedene Gegenstände, zum Beispiel einen Kreis und ein Dreieck, einander gegenüber und lassen den Affen die Form auswählen, die wir als die positive gewählt haben. Dies erfordert zahlreiche Versuche. Dann stellen wir einen Kreis einem Quadrat gegenüber, dann das Quadrat einem Dreieck usw. Alles dies erfordert viel Zeit. Bei der Methode der Autorin Kohts dagegen erhält das Tier eine ganze Gruppe von Figuren auf einmal, und seine Reaktion zeigt sofort, ob es die gegebene Form von den anderen unterscheidet.

Die gleiche Methode eignet sich sehr gut zur Erforschung der Abstraktionsfähigkeit. Die Autorin Kohts benutzte Gegenstände verschiedener Größe und verschiedener Form, die aus verschiedenem Material gefertigt waren (Knochenplättchen, Papierstreifen, Stäbchen, kleine Kugeln) und teilweise von der gleichen Farbe, teilweise von verschiedener Farbe waren. Die Aufgabe für das Tier bestand darin, beispielsweise alle Gegenstände von der gleichen Farbe zu wählen, ohne die Unterschiede in bezug auf die anderen Merkmale zu berücksichtigen. Oder aber die Gegenstände waren von der gleichen Farbe, sie besaßen jedoch teilweise die gleiche Größe, teilweise eine verschiedene Größe, und es galt nun, sie ungeachtet der anderen Merkmale nach ihrer Größe zu gruppieren. Es zeigte sich, daß Joni imstande war, derartige Aufgaben richtig zu lösen, und daß er diese Beschäftigung von sich aus als Spiel betrieb. Oft geschah es, daß der Schimpanse aus einer großen Anzahl von Objekten ohne jede Aufforderung alle roten oder alle weißen Objekte neben sich legte. Die Wahl wurde bedeutend erleichtert, wenn die Farben grell waren.

Die allgemeine Schlußfolgerung der Autorin lautet, daß der Schimpanse sich durch einen großen Reichtum an potentiellen Fähigkeiten auf dem Gebiete des Sehens auszeichnet, gleichzeitig aber eine große Armut bei deren praktischer Ausnützung aufweist. Erst spezielle Methoden bringen die wirklichen Fähigkeiten des Tieres zu Tage, die unter seinen natürlichen Lebensbedingungen in nur geringem Maße Anwendung finden. Es wiederholt sich hier die sehr verbreitete biologische Wahrheit, daß das Tier in jeder Hinsicht von der Natur reicher ausgestattet wurde, als es das im täglichen Leben benötigt. Hierin liegt eine tiefe Zweckmäßigkeit, denn die Bedingungen können sich ändern, und dann ist der Organismus nicht machtlos, weil er im Besitz fertiger Reaktionsmöglichkeiten ist, die nur ein unbedeutendes Training erfordern, um zu einem natürlichen Bestandteil des Verhaltens zu werden.

Die Unterscheidung von Formen und Mustern durch Affen wurde schon des öfteren untersucht. Die ältere Literatur über diese Frage stellte STAGNER zusammen. Interessant sind die Ergebnisse NEETS, die sehr gegen den Gestaltcharakter der optischen Wahrnehmung der niederen Affen als allgemeinem Prinzip sprechen. Dieser Autor erörtert drei Fragen: 1. Ist der Affe imstande, eine Figur unabhängig vom Hintergrund zu erkennen? 2. Unterscheidet er die Form als solche, ohne die Verteilung von Licht und Schatten zu berücksichtigen? 3. Beruht die Unterscheidung auf einer Wahrnehmung der Gestalt der gesamten Anordnung der Reize oder kann das Tier auch auf einen positiven Reiz bei Abwesenheit des negativen oder umgekehrt reagieren?

Der Autor arbeitete mit vier Rhesusäffchen im Alter von drei bis fünf Jahren. Seinen Apparat sehen wir in Abb. 55. In A und C befinden sich hochgezogene Türchen. Der Affe tritt aus der Abteilung B in die Abteilung D, von wo aus er zu den zueinander symmetrischen aber durch eine Scheidewand P voneinander getrennten Türen E und E_1 Zutritt hat. In dem Gefäß F befindet sich die Nahrung. Die Formen, die das Tier zu erkennen hatte, wurden paarweise gegeben, indem man sie auf den Türen E und E_1 anbrachte. Bei einer Reaktion auf die positive Figur öffnet sich die Tür, und das Tier erhält seine Belohnung. Bei einer falschen Wahl bleibt sie geschlossen, außerdem erhält das Tier zur Strafe einen elektrischen Schlag durch Drähte, die auf dem Fußboden der Abteilung D befestigt sind.

Die grundlegende Aufgabe bestand darin, ein schwarzes Dreieck von einem schwarzen Kreis zu unterscheiden, wobei sich beide Figuren auf einem weißen Hintergrund befanden. Alle Affen lernten dies nach 140 bis 620 Versuchen; die Reaktionen waren fehlerlos. Jetzt untersuchte der Autor den Einfluß der Konfiguration des Hintergrundes auf die Unter-

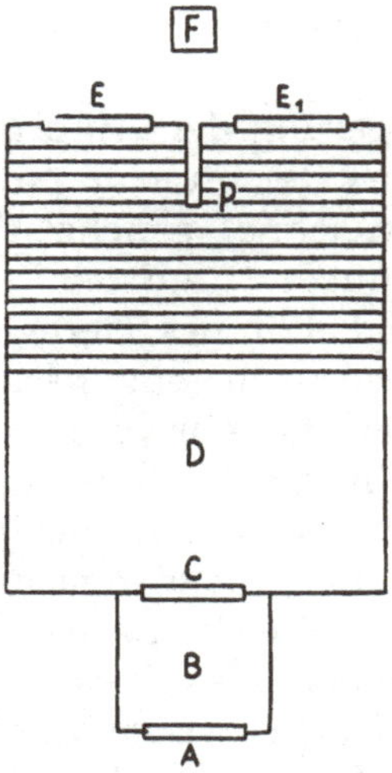

Abb. 55. Der Neetsche Apparat für optische Experimente

scheidung der Figuren. Einige der 20 Figurenpaare, die die Affen zu unterscheiden hatten, sehen wir in Abb. 56. Am Anfang der Reihe stehen zwei grundlegende Figuren, auf die die Affen fehlerlos reagierten. Das Einsetzen von Paar 1 bewirkt eine völlige Desorientierung des Tieres, das nun chaotisch und zufällig wählt. Man kann diesen Versuch als ein Kontrollexperiment betrachten. Er zeigt, daß bei optischer Gleichheit beider Felder die Wahl zufällig ist und daß folglich keine unkontrollierten Reize vorhanden sind, die die Reaktion beeinflussen könnten (Unterschied in der Beleuchtung, verschiedener Geruch usw.). In allen übrigen Fällen waren 90—100 % der Wahlen richtig. Bei diesen Versuchen blieb der

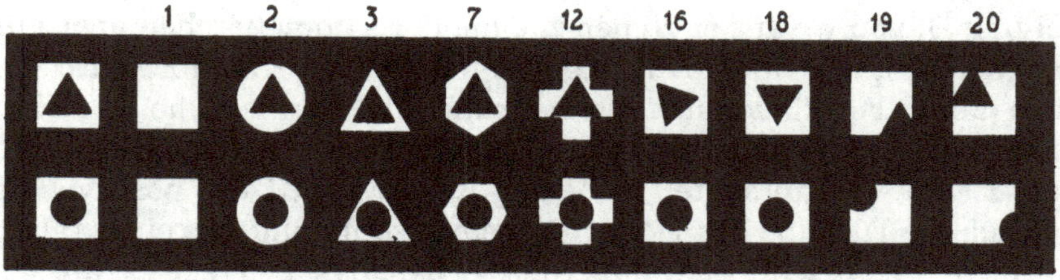

Abb. 56. Die bei den Experimenten Neets einander gegenübergestellten Figuren

Flächeninhalt und die Form beider Grundfiguren stets dieselbe, aber die Form und die Oberfläche des Hintergrundes veränderten sich in bedeutendem Maße. Diese Veränderungen beeinflußten das Ergebnis nicht im geringsten, einer der Affen machte in allen Fällen, außer bei 1, nicht einen einzigen Fehler. Weder die Form des Hintergrundes noch die Lage der Figuren war für die Wahl entscheidend. Das Tier nimmt nicht die Gestalt der ganzen Anordnung, sondern allein die Figur unabhängig vom Hintergrund wahr.

Unmittelbar nach diesen Versuchen ging man zu Experimenten über, bei denen das Dreieck und der Kreis durch andere Figuren ersetzt wurden (Abb. 57). Alle Fälle hatten das eine miteinander gemeinsam, daß immer einer der Bestandteile des Paares entweder der positive Reiz (Dreieck) oder aber der negative Reiz (Kreis) war. Die Ergebnisse waren ziemlich kompliziert und völlig undurchsichtig. Die Aufgaben 21 bis 24 wurden zu 100 % gelöst. Bei diesen Versuchen war bei 21 und 23 nur der positive Reiz (Dreieck) in zwei verschiedenen Lagen, bei den Versuchen 22 und 24 nur der negative Reiz (Kreis) vorhanden, der zweite Bestandteil des Paares dagegen war für den Affen neu. Das fehlerlose Ergebnis zeigt, daß es für eine richtige Reaktion ausreicht, wenn nur einer von zwei Reizen, die in der Anfangsdressur einander gegenübergestellt wurden, anwesend ist. In einem Falle nimmt der Affe die Form wahr, auf die er positiv zu reagieren gelernt hat und wiederholt diese Reaktion, im anderen Falle dagegen sieht er die Figur, auf die er negativ zu reagieren gelernt hat, und wiederholt dies ebenfalls. Es sind dies zwei verschiedene Reaktionen, aber beide führen zu demselben Ziel: zur Erlangung der Belohnung. Beim Versuch 25 war die Wahl zufällig, was nur schwer verständlich ist, weil der positive Reiz vorhanden war. Die Versuche 26—28 ergaben wieder eine Lösung der Aufgabe zu 100 %. Beim Versuch 29 aber versagten die Affen vollständig: die Veränderung der Helligkeitsverhältnisse machte die Unterscheidung der Formen unmöglich. Im Versuch 30 war das Ergebnis positiv, wenn auch nicht völlig einheitlich.

Aus den beschriebenen Experimenten geht hervor, daß eine richtige Reaktion auf eine Form als solche möglich ist und daß eine Gegenüber-

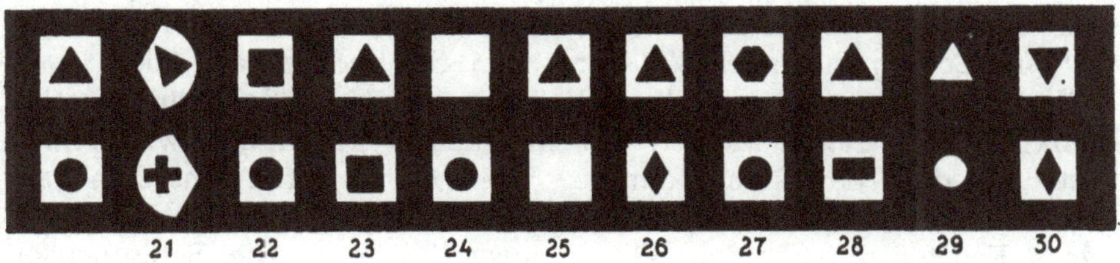

Abb. 57. Gegenüberstellung von Figur und Hintergrund bei den Experimenten Neets

stellung der beiden Reize aus der Anfangsdressur keine notwendige Bedingung für die Unterscheidung ist.

Der Flächeninhalt der grundlegenden Figuren betrug 15,588 Quadratzoll. An jedem Tage wurde der Flächeninhalt regelmäßig verkleinert, bis die Affen aufhörten, beide Formen zu unterscheiden. Ein Affe reagierte noch richtig bei einem Flächeninhalt von 0,1083 Quadratzoll, folglich bei einer 144fachen Verkleinerung. Die Unterscheidung hört auf, wenn der Flächeninhalt 0,0541 Quadratzoll beträgt. Diese Tatsache dient nur zur Orientierung, denn es ist schwer zu beurteilen, aus welcher Entfernung der Affe eine Figur noch erkennt, welcher Flächeninhalt also tatsächlich wirksam ist.

Schließlich ersetzte man bei einer Reihe von Versuchen das Dreieck durch seine Teile, zum Beispiel durch den Umriß des Dreiecks, durch zwei Seiten, durch ein halbiertes Dreieck, durch ein in mehrere Stücke zerlegtes Dreieck usw. Im allgemeinen erkannten die Tiere das Dreieck auf Grund seiner Fragmente, wenn auch die Reaktion oft unerwartet verlief.

Große Bedeutung für diese Fragen haben die gründlichen Untersuchungen von GELLERMANN, der mit Schimpansen sowie mit zwei zweijährigen Kindern arbeitete. Der Autor untersucht, ob das Tier imstande ist, ein Dreieck als solches zu erkennen. Diese Frage macht eine Präzisierung erforderlich. GELLERMANN führt einige Bedingungen auf, die eine Reaktion des Tieres hervorrufen müssen, damit man von einem Erkennen der spezifischen Qualität des Dreiecks in Unterscheidung von anderen Figuren sprechen kann. Das Tier muß also: 1. Ein Dreieck von allen anderen Formen unterscheiden, 2. ein ihm gezeigtes Dreieck in verschiedenen Lagen und Drehungen erkennen, 3. ein Dreieck unabhängig von seiner absoluten oder relativen Größe erkennen, 4. auf alle Dreieckstypen reagieren, 5. sowohl auf ausgefüllte als auch auf Umrißdreiecke reagieren und 6. das Dreieck unabhängig von der Konfiguration des Hintergrundes unterscheiden.

Bei den ersten Versuchen stellte man einander gegenüber: ein weißes Dreieck mit einem Flächeninhalt von 36 Quadratzoll auf schwarzem Grund als positive Figur und eine gleichmäßige schwarze quadratische Fläche mit einem Inhalt von 100 Quadratzoll als negative Figur. Das eine Kind lernte dies nach 20 Wiederholungen, das andere erst nach 220, der eine Schimpanse nach 830 Versuchen, der andere nach 860.

Nachdem die erste Aufgabe beherrscht wurde, stellte man dasselbe weiße Dreieck einem kleinen weißen Quadrat gegenüber, was keinen Unterschied in der Richtigkeit der Wahl hervorrief. Allmählich vergrößerte man den Flächeninhalt des Quadrates (negative Figur), bis das ganze Fenster von weißem Grund ausgefüllt war. Die Schimpansen reagierten bei diesem Experiment fehlerlos, die Kinder begingen bisweilen Fehler.

Danach drehte man das Dreieck in verschiedenem Maße und veränderte zugleich die negative Figur, indem man sie durch einen Kreis ersetzte. Alle Versuchsobjekte reagierten richtig auf das Dreieck. Es ist jedoch interessant, daß nach Drehung des Dreieckes, die Kinder wie die Schimpansen, den Kopf um einen entsprechenden Winkel drehten und erst dann wählten. Mit Hilfe der Drehung des Kopfes erreichten sie die ihnen aus den früheren Experimenten bekannte Lage des Dreiecksbildes auf der Netzhaut wieder. Die Interpretation dieser Tatsache ist ziemlich schwierig. Es ist zweifelhaft, daß sie für die Erkennung eines Dreieckes als solchen spricht. Das Tier sieht nicht das Dreieck unmittelbar, sondern es muß sich zuvor davon „überzeugen", daß es in der Tat mit derselben Form wie zuvor zu tun hat, und es erreicht dies, indem es die Augen auf das Dreieck in derselben Weise einstellt, wie bei der Anfangsdressur. Das Erkennen des Dreieckes scheint trotz aller Drehungen eine Aufgabe zu sein, die für das Tier oder für das kleine Kind zu schwierig ist. Erinnern wir uns daran, wie schwierig es ist, einen auf dem Kopf stehenden Text zu lesen, obwohl wir doch eine große Übung im Erkennen der Buchstaben besitzen. Ein Mensch, der erst vor kurzem Lesen gelernt hat, kann dieses Kunststück nicht vollbringen, und eben in dieser Situation befanden sich die Schimpansen GELLERMANNS.

Die Arbeit GELLERMANNS ist sehr genau, sie umfaßt zahlreiche Abarten des Experiments, wie die Gegenüberstellung zweier Dreiecke, eine Veränderung der negativen Figur, Drehungen der Figur, Umkehrung der Helligkeitsverhältnisse (bei den Kindern störte dies die Richtigkeit der Wahl nicht, bei den Schimpansen führte sie jedoch zu Störungen), Ersetzung der Figuren durch Gruppen von Punkten, Entfernung der Dreiecksspitze, Veränderungen der Dreiecksform, getrennte Vorlage beider kritischer Figuren ohne deren Gegenüberstellung. Die allgemeine Schlußfolgerungen des Autors lauten, daß die Kinder ganz bestimmt das Dreieck als solches erkennen, daß sie von den sechs oben angeführten Bedingungen fünf erfüllen. Daß die Schimpansen die Form als solche erkennen, ist möglich, kann jedoch nicht als sicher betrachtet werden.

Eine andere Arbeit desselben Autors hatte das Ziel, die Bedeutung von Figur und Hintergrund bei der Wahrnehmung von Gestalten durch Schimpansen zu erforschen, wie es ähnlich bei den Experimenten NEETS der Fall war. Wie sich zeigte, kann sowohl der positive als auch der negative Reiz auch dann eine richtige Reaktion hervorrufen, wenn er getrennt, ohne Gegenüberstellung gegeben wird. Diese Schlußfolgerung stellt für uns nichts Neues dar.

Die Wahrnehmungsfunktion der Affen hängt mit der ganzen Psyche der Tiere, mit seiner Vergangenheit und mit seiner individuellen Erfahrung zusammen. Die allgemeinen Gesetze des Sehens sind beim Affen und beim Menschen analog. In beiden Fällen ist der Gestaltcharakter des Sehens gewissermaßen eine tägliche Erscheinung und stellt die leichteste und natürliche Art zu reagieren dar. Aber damit erschöpft sich die Angelegenheit nicht, denn die Tiere, die auf einer Höhe mit dem Menschen stehen, können auch absolute Merkmale von Objekten wahrnehmen, wofür wir soeben in den Arbeiten von Neet und Gellermann Beispiele gefunden haben.

Die physiologische Seite des Sehens, das Problem der Leistungsfähigkeit des Affenauges als optisches Organ war ebenfalls Gegenstand spezieller Untersuchungen. Spence unternahm den Versuch, die Grenzen der Sehschärfe beim Schimpansen festzustellen. Die Tiere mußten parallele schwarze Linien auf einem weißen Hintergrund unterscheiden. Der Abstand zwischen den Linien wurde verändert und gleichzeitig die Beleuchtung des Ganzen so reguliert, daß die Gesamtmenge des Lichtes, das von dem ganzen Reizfeld reflektiert wurde, konstant war. Die Experimente wurden mit zwei Schimpansen, mit einem 5jährigen Mädchen sowie mit zwei erwachsenen Männern durchgeführt. Die Versuchstiere und -personen mußten durch ein Fenster schauen und nach Feststellung eines positiven Reizes nach der Belohnung auf der entsprechenden Seite greifen. Der positive Reiz war eine kreisförmige Fläche mit waagerechten schwarzen Linien, der negative Reiz war ein gleicher Kreis mit derselben Gesamthelligkeit, aber ohne Linien. Als die Unterscheidung ohne Fehler erfolgte, als folglich das Versuchsobjekt das Wahrnehmen der Linien mit der Belohnung verknüpfte, verringerte man nach je fünf Versuchen den Abstand zwischen den Linien, bis keine Unterscheidung mehr erfolgte und die Wahl zufällig wurde. Als die beiden nebeneinander gestellten Flächen von den Versuchspersonen und -tieren

Winkel in Minuten	Schimp. 1	Schimp. 2	Mädchen	Erwachs. 1	Erwachs. 2
1,985	100	100	100	100	100
1,871	90	100	100	100	100
1,737	86	100	100	100	100
1,636	89	100	100	100	100
1,542	75	100	100	100	100
1,464	70	95	95	100	100
1,392	63	90	65	100	100
1,325	53	68	45	100	100
1,265		50		100	100
1,211				83	100
1,160				83	100
1,114				63	100
1,070				60	90
1,030					93
0,993					73
0,961					57

75 m entfernt waren, erhielt man den folgenden Prozentsatz richtiger Lösungen. (Der noch wahrgenommene Abstand zwischen den beiden Linien ist in der Tabelle als Winkel in Minuten angegeben.)

Man kann diese Tabelle ziemlich verschiedenartig interpretieren, je nach dem vereinbarten Beurteilungskriterium. Wenn wir den Moment, in dem die zufälligen Wahlen eintraten (50 %), als den Grenzwert der Sehschärfe annehmen, so ergibt sich, daß die beiden Schimpansen und das 5jährige Mädchen ungefähr gleich scharf sahen, daß aber die Sehschärfe der erwachsenen Männer größer war.

Der niedrigste Winkelwert, der für das Tier noch sichtbar ist, ist bedeutend von der Intensität der Beleuchtung abhängig. In der untenstehenden Tabelle ist die Lichtstärke in Millilambert angegeben. Die Zahlen der Tabelle bezeichnen den geringsten noch zu unterscheidenden Winkelabstand zwischen den Linien in Minuten.

Lichtstärke:	0,0176	0,0904	0,9860	2,9800	28,25
Schimpanse 1	1,79	1,51	1,10	1,03	0,79
Schimpanse 2	0,99	0,67	0,52	0,47	0,54
Mädchen	1,42	1,15	0,89	0,71	0,62
Erwachs. 1	0,90	0,69	0,57	0,49	0,44
Erwachs. 2	0,84	0,67	0,56	0,53	0,48

Die Sehschärfe des Schimpansen ist also ganz offenbar von derselben Größenordnung wie die des Menschen. Aber auf Grund der Kenntnis der Sehschärfe nur zweier Schimpansen kann man keine allgemein gültigen Schlüsse ziehen, denn schon aus der Tabelle geht hervor, daß der eine der beiden Schimpansen erheblich besser als der andere und das 5jährige Kind sah.

Zum Vergleich führe ich eine Tabelle über die Sehschärfe verschiedener Tiere an. Die Zahlen der Tabelle bezeichnen den geringsten erkennbaren Winkelabstand in Minuten. Diese Daten sind insofern ungenau, als die Intensität des Lichtes in den einzelnen Fällen verschieden war und von einigen Autoren überhaupt nicht angegeben wurde.

Autor	Jahr	Tier	Winkel in Min.
Johnson	1914	Cebus	0,95
Hamilton	1933	Taube	2,7–5,8
Johnson	1914	Kücken	4,1–4,2
Lashley	1930	graue Ratte	26–52
Lashley	1930	weiße Ratte	56–58
Hecht	1929	Biene	62–100
Hecht	1933	Drosophila	556

Im Vergleich zu den zahlreichen Kenntnissen über die Sehfunktion der Affen sind unsere Kenntnisse über die Gehörfunktion sehr gering. Ich möchte die Untersuchungen Elders über die Hörschärfe des Schimpansen anführen. Elder experimentierte mit drei Schimpansen im Alter von 3, 5 und 7 Jahren. Als Lautquelle diente ein Tonvariator, der acht voneinander immer um eine Oktave entfernte Töne erzeugte, von 64 Schwingungen in der Sekunde (C) bis zu 8192 Schwingungen (c^6) in der Sekunde. Die Intensität des Tones wurde mit einem speziellen, in Decibeln abgestimmten Gerät gemessen (ein Decibel entspricht ungefähr der minimalen Veränderung der Tonhöhe, die für den Menschen noch eben unterscheidbar ist). Der Schimpanse saß hinter einem Schirm. Nachdem er das Lautsignal erhalten hatte, mußte er auf einen Knopf drücken, wonach eine Belohnung in eine Schüssel fiel. Das Tier durfte nur den Knopf drücken, nachdem es das Signal erhalten hatte. Der Schimpanse hatte um den Kopf ein Band, an dem ein Kopfhörer befestigt war. Als Fehler wurde gewertet, wenn das Tier auf den Lautreiz nicht oder bei Fehlen des Reizes falsch reagierte.

Man erhielt komplizierte Ergebnisse, was sich durch eine Reihe spezieller Bedingungen, wie veränderliche Aufmerksamkeit des Tieres, unterschiedlicher Grad des Strebens nach der Belohnung, Anwesenheit zufälliger Nebenreize usw. erklären läßt. Auf jeden Fall liegt die absolute Schwelle der akustischen Reizbarkeit des Schimpansen tiefer als beim Menschen, das heißt, der Schimpanse hört besser. Im übrigen entspricht auch die sogenannte normale Schwelle des Menschen nicht seiner physiologischen maximalen Fähigkeit, denn nach einem entsprechenden Training könnte der Mensch das Niveau des Schimpansen erreichen. Experimente mit trainierten und nicht trainierten Telefonistinnen z. B. ergaben bei den trainierten eine bessere, ungefähr 12,7 Decibel, Hörfähigkeit. Ich möchte jedoch nebenbei bemerken, daß das gleiche auch auf den Schimpansen zutrifft, der nach einem entsprechenden Training ebenfalls die Schwelle seiner akustischen Wahrnehmung herabsetzen könnte. Beim Menschen ändert sich mit der Höhe des Tones die Empfindlichkeit des Gehörs, dasselbe gilt für den Schimpansen. Höhere Töne hört das Tier besser.

Zum Abschluß wollen wir die Reaktionsgeschwindigkeit des Schimpansen erwähnen, die von Forster untersucht wurde. Reaktionszeit nennen wir den Abstand zwischen dem Wirkungsbeginn des Reizes und dem Beginn der Muskelkontraktion. Die Untersuchungen wurden an vier jungen Schimpansen, zwei Kindern und sechs erwachsenen Menschen durchgeführt. Die Prozedur war folgende:

Nach einem Wortsignal „Fertig“ mußte das Versuchsobjekt einen Knopf drücken und auf den Reiz warten. Der optische Reiz bestand in einem Neonlichtblitz in einem Fensterchen, der akustische in dem Ertönen einer elektrischen Klingel, der Tastreiz darin, daß man ein Solenoid auf der Haut entlang führte. Drei bis fünf Sekunden nach dem Signal wurde jeweils der Reiz gegeben, wonach das Versuchsobjekt einen Knopf betätigen mußte. Wenn es schnell genug war, erhielt es die Belohnung. Im Falle der erwachsenen Menschen war die Belohnung übrigens nur symbolischer Art.

Die Ergebnisse waren ziemlich verschieden, aber sie ergaben weder eine Überlegenheit des Menschen noch des Schimpansen. In der Tabelle ist die kürzeste Reaktionszeit in msek. angegeben.

Versuchsobjekt	Gesichtssinn	Gehörsinn	Tastsinn
Schimpansen	212—296	214—254	130—234
Kinder	232—304	193—236	205—206
Erwachsene	182—282	139—227	148—207

Die Unterschiede sind statistisch nicht gesichert. Die Reaktionszeit ist in allen Fällen annähernd die gleiche.

Obwohl unsere Kenntnisse über die Funktionen der Sinnesorgane der Primaten nur fragmentarisch sind, weisen sie doch deutlich darauf hin, daß es sich hierbei um dem Menschen nahe verwandte Tiere handelt. Ebenso wie die anatomischen und physiologischen Daten beweisen die Tatsachen aus dem Sinnesleben, daß die Gruppe der Primaten eine geschlossene Formenreihe darstellt, in deren Bereich prinzipiell dieselben Abhängigkeitsverhältnisse gelten.

ACHTES KAPITEL

Die Psychologie der niederen Affen

Unter den Untersuchungen zur Psychologie der niederen Primaten ragt die tiefgründige Arbeit KLÜVERS hervor. Sie gibt nicht nur ein komplettes Bild der Wahrnehmungswelt der Tiere, sondern sie besitzt auch besondere Bedeutung in methodischer Hinsicht. Der Autor stellt sich die Aufgabe, zu untersuchen, welche Bestandteile komplexer Situationen für die Reaktionen eines Tieres entscheidend sind. Diese Reaktionen scheinen in nur relativ geringem Grade von den absoluten Merkmalen der wirkenden Reize abhängig zu sein, die Reaktion erfolgt vielmehr auf die Verhältnisse und Abhängigkeiten.

Im Vordergrund steht das Äquivalenzproblem, das auch in der Psychologie des Menschen eine bedeutende Rolle spielt. Jeder weiß, daß wir eine uns bekannte Person auch auf einer kleinen und undeutlichen Fotografie wiedererkennen, und daß wir ein Quadrat selbst dann wiedererkennen, wenn es nur durch vier Punkte dargestellt ist. Wir sprechen davon, daß die Fotografie dem Gesicht „ähnlich“ ist und daß die vier den Ecken des Quadrates entsprechenden Punkte dem Quadrat „ähnlich“ sind. Diese Ähnlichkeit ist eben der Ausdruck der Äquivalenz beider Reize. Wir kennen natürlich nicht die Erlebnisse eines Tieres und können nicht sagen, ob und in welchem Maße für sie eine Ähnlichkeit vorhanden ist. Dennoch kann man, wenn zwei bestimmte Reize die gleiche Reaktion beim Tier hervorrufen, Schlußfolgerungen über die Äquivalenz der Reizwirkung ziehen. Wenn ein Tier in bestimmter Weise auf einen komplexen Reiz, zum Beispiel auf irgendeine komplizierte Situation, zu reagieren lernt und dann seine Reaktion sich trotz der Veränderung einiger Bestandteile dieser Situation nicht ändert, so können wir sagen, daß auch nach der Veränderung eine der vorhergehenden ähnliche oder eben äquivalente Situation für das Tier gegeben ist. Das ist das grundlegende Schema der Methode KLÜVERS.

KLÜVER führte seine Experimente mit einigen Javaäffchen *(Macacus cynomolgus)*, mit einigen Kapuzineräffchen *(Cebus capucinus)*, mit einem *Ateles*, einem *Chrysothrix* und einem Lemur durch.

Das Tier mußte eines von zwei gleichzeitig gegebenen Objekten mit Hilfe einer Schnur heranziehen und erhielt bei einer „richtigen“, das heißt vom Forscher beabsichtigten Reaktion eine Belohnung. Die Erzielung einer fehlerlosen Unterscheidung eines Reizes von einem anderen aus einem gegebenen Paar ist die erste Etappe der Dressur. In der zweiten Etappe sucht man nach Merkmalen der Situation, die für das

Wiedererkennen entscheidend sind. Zu diesem Zweck werden alle Situationsmerkmale außer dem einen untersuchten, verändert. Wenn sich die Reaktion ändert, so gehört das gewählte Merkmal nicht zu den entscheidenden, und man muß dieses unter den veränderten Merkmalen suchen. Wenn dagegen die Reaktion trotz der Veränderung aller Merkmale außer dem einen die gleiche geblieben ist, so ist eben dieses herausgesuchte Merkmal für die Identität entscheidend. Selbstverständlich prüfte man auch, ob zufällige Merkmale vorhanden waren, und insbesondere berücksichtigte man die Möglichkeit unbemerkter Hinweise, die der während des Experiments anwesende Forscher dem Tier gegeben haben könnte. Eine volle Abwesenheit des Experimentators hält KLÜVER übrigens nicht für angezeigt, denn das verringert leicht die Aufmerksamkeit des Affen und man erhält schlechtere Resultate.

Beginnen wir mit den Reaktionen der Javaäffchen auf Gewichtsreize. Der in einem Käfig eingesperrte Affe hat zwei Schnürchen vor sich, die an zwei gleichaussehenden, in gleicher Entfernung vom Käfig stehenden Kisten befestigt sind. Die eine Kiste wiegt 450 g, die andere 150 g. Die Aufgabe besteht darin, an der Schnur zu ziehen, die an der schwereren Kiste mit der Belohnung in Form einer Frucht befestigt ist. Der Affe, der durch das Symbol G. R. bezeichnet wurde, zeigte im Verlauf von sieben Tagen keinen Fortschritt, er ergriff völlig zufällig bald die eine, bald die andere Schnur. Am achten Tage erleichterte man die Aufgabe durch Vergrößerung des Gewichtsunterschiedes. Die schwerere Kiste wog nun 900 g, die leichtere, wie bisher, 150 g. Als auch das zu keinem deutlichen Ergebnis führte, gab man dem Affen am neunten Tage eine Kiste mit einem Gewicht von 1350 g. Im Verlaufe von zehn Tagen, vom Beginn der Experimente an, verglich der Affe, trotz Durchführung von 445 Versuchen, nicht ein einziges Mal den Widerstand beider Schnuren, er ergriff ganz einfach die erste beste Schnur und zog an ihr mit ganzer Kraft. Der erste Vergleich erfolgte am elften Tage. Er bestand darin, daß der Affe nur leicht, mit einer Stärke, die nicht ausreichte, die Kiste tatsächlich heranzuziehen, an der von ihm ergriffenen Schnur zog, dann die andere Schnur ergriff, und erst jetzt stärker zog. Die Zahl der Fehler ging sofort erheblich zurück. Jetzt konnte man nach 20 aufeinanderfolgenden Versuchen stufenweise zu der ursprünglichen Aufgabe zurückkehren, indem man die schwerere der beiden Kisten durch Kisten mit einem Gewicht von nacheinander 900, 750 und 600 g ersetzte. Am 13. Tage stellte man die Kisten von 450 und 150 g einander gegenüber, und das Tier irrte sich nur ein einziges Mal in 25 aufeinanderfolgenden Versuchen. Schon am 16. Tage waren 50 aufeinanderfolgende fehlerlose Versuche zu verzeichnen, das Tier hatte es also gelernt, die schwerere von zwei Kisten zu sich heranzuziehen.

Wir sehen hieraus, nebenbei bemerkt, daß das Lerntempo beim Affen nicht zu vergleichen ist mit dem Lerntempo des Menschen und daß die

Experimente eine große Geduld beim Forscher voraussetzen. Andere Exemplare von Makaken verhielten sich ähnlich, stets verglich das Tier den Widerstand der Schnuren nur einmal oder verzichtete auf einen Vergleich. Dies bedeutet, daß der Affe, wenn er zuerst die Schnur mit dem größeren Widerstand ergriffen hat, an ihr sofort mit ganzer Kraft zieht, wenn er dagegen die Schnur der leichteren Kiste ergriffen hat, so läßt er sie nach einigen Proben los und wendet sich der anderen Schnur zu.

Um das Ergebnis zu prüfen, führte KLÜVER eine Reihe von Verifikationsversuchen durch. Es versteht sich von selbst, daß die gegenseitige Lage der beiden Kisten fortwährend und in unregelmäßiger Reihenfolge, verändert wurde. Oft wurden auch die beiden Schnuren ausgewechselt, um die Gewißheit zu haben, daß das Tier sich nicht nach dem Aussehen, der Stärke, dem Geruch oder der Härte der Schnur richtete. Minimale Unterschiede bestehen in dieser Hinsicht stets und können ein ausreichender Hinweis sein. Um ein Erkennen der schwereren Kiste auf Grund ihres etwas anderen Aussehens auszuschließen, was stets trotz aller Bemühungen von seiten des Experimentators möglich ist, wurde das Gewicht oft von einer Kiste in die andere verlagert. In allen Fällen ließen sich die Affen, die die Aufgabe schon beherrschten, von dem relativen Gewicht der Kisten, das heißt von dem Widerstand beider Schnuren leiten, sie hielten sich dagegen nicht an irgendeine bestimmte Kiste. In zahlreichen Versuchen befand sich die Belohnung in beiden Kisten, folglich war auch der eventuelle Geruch der Kisten der gleiche. Diese Kriterien erbrachten das unbestrittene Resultat, daß das Erkennungsmerkmal der Widerstand war, nicht aber irgendwelche zufälligen Situationsbestandteile; denn nur der Unterschied im Widerstand blieb beständig, alle anderen Situationsmerkmale konnten verändert werden.

Bei den Experimenten reagierten die Tiere auf ein Verhältnis zweier Gewichtswiderstände. Es ist interessant, daß die Affen nach Beherrschung dieser Aufgabe in der Lage waren, auch auf Grund des absoluten Gewichtswiderstandes richtig zu wählen. Wenn man dem Tier nur eine Kiste mit dem Gewicht von 450 g gibt, so zieht der Affe sie schnell zu sich heran. Wenn man jedoch aus der Kiste 300 g herausnimmt, so zieht das Tier die Kiste nur zögernd zu sich heran oder wirft die Schnur sofort nach dem ersten Ziehversuch fort. In diesem Falle entfällt das Vergleichsmoment, die Reaktion erfolgt auf ein absolutes Merkmal. Wir wissen schon aus dem Vorhergehenden, daß eine Reaktion dieses Typs ein längeres Training erfordert und in den behandelten Experimenten in der Tat erst nach einer völligen Beherrschung der grundlegenden Aufgabe erfolgte.

In diesem Stadium führt der Autor nun eine Reihe sogenannter kritischer Versuche durch, bei denen einmal das absolute, ein anderes Mal das relative Gewicht der Kisten verändert wird. Von Zeit zu Zeit verstärkt man die ursprüngliche Gewohnheit, indem man für kurze Zeit zu der Gegenüberstellung von 450 g und 150 g zurückkehrt. Ich führe das Ergebnis dieser Versuche in der folgenden Tabelle an, die sich auf den Affen G. R. bezieht. Die erste Zahl jeder waagerechten Reihe bezeichnet die Anzahl der durchgeführten Versuche, die letzte die Anzahl der begangenen Fehler. Die mittleren Zahlen zeigen das Gewicht der beiden Kisten an. Stets bestand die Aufgabe darin, die schwerere von zwei Kisten zu wählen:

30	1350:450	4	10	900:450	1
10	450:150	0	20	900:450	3
10	450:150	0	20	150:90	0
30	1350:450	9	15	300:150	3
10	450:150	0	7	400:200	1
20	150:50	2	20	450:150	1
30	150:50	3	25	400:200	0
30	450:150	7	25	600:300	0
10	450:150	2	20	500:100	0 usw

Die Ergebnisse sind nicht immer fehlerfrei, sie weisen jedoch deutlich auf die allgemeine Reaktionstendenz hin. In sehr verschiedenen Kombinationen absoluter und relativer Gewichte, von denen ich nur einen Teil in der Tabelle anführe, wählte das Tier stets die schwerere Kiste von zweien, das heißt, es reagierte auf das Verhältnis. Schon bei der ersten Gegenüberstellung in der Tabelle, 1350:450, mußte der Affe die Kiste ablehnen, die er bis dahin ständig gewählt hatte (450 g), bei der Gegenüberstellung 150:50 mußte er die Kiste wählen, die er bis dahin abgelehnt hatte (150 g). Das bedeutet, daß die Unterscheidung auf Grund relativer Merkmale außer Frage steht. Alle diese Situationen rufen dieselbe Reaktion hervor, sie sind also für das Tier äquivalent, das dominierende Merkmal ist das „schwerer als".

Als man Kisten mit dem Gewicht von 325 und 275 g einander gegenüberstellte, wurde die Wahl zufällig, der Affe unterschied diese beiden Gewichte nicht voneinander. Wir haben hier die Grenze der Unterscheidungsfähigkeit. Diese Zahlen sagen übrigens nichts über die wirkliche Muskelanstrengung des Tieres aus, die nicht durch das Gewicht der Kisten, sondern durch deren Reibung am Boden hervorgerufen wird. Messungen der Reibungsgröße fehlen in der Arbeit Klüvers.

Es sei noch einmal festgestellt, daß das Tier bei der großen Mehrzahl der Fälle jedesmal nur einmal den Gewichtswiderstand vergleicht: Nach kurzem Ziehen erkennt es die leichtere Kiste und wirft dann die Schnur fort, oder aber, wenn es auf die Schnur mit dem größeren Widerstand trifft, zieht es sie mit ganzer Kraft zu sich heran, ohne sie mit der zweiten

Schnur zu vergleichen. Der Autor verlängerte beide Schnuren und legte sie dann in Windungen aus, damit der Widerstand der Kiste sich nicht sofort nach dem ersten Zugversuch herausfühlen ließ (Abb. 58). Eine derartige Anordnung des Experiments änderte nichts an der erlernten Reaktion, die schwerere Kiste zu ziehen, obwohl die Schnur jetzt verlängert war. Auch jetzt stellte kein Affe mehr als einen Vergleich in einem Versuch an. Sobald sich der Widerstand der Schnur der Kiste von 150 g fühlen ließ, warf das Tier die Schnur fort, dagegen wird bei einem Schnurwiderstand von 450 g der Prozeß des Heranziehens nicht unterbrochen. Den Vergleich führt das Tier bis zu Ende durch.

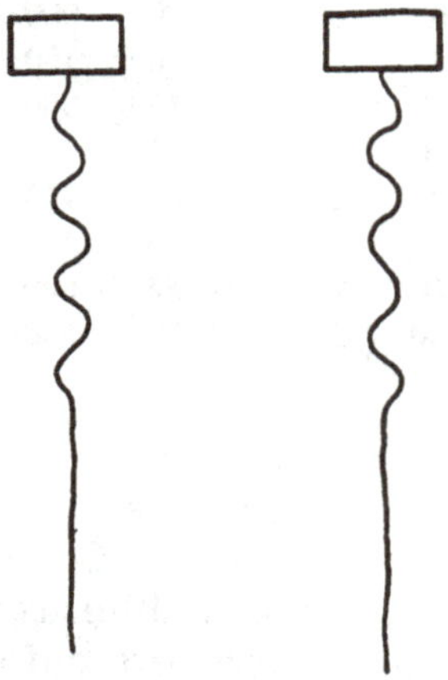

Abb. 58. Schema des Klüverschen Experiments: Ziehen an Schnüren

Bei einer Reihe von Experimenten gab Klüver beiden Kisten noch verschiedene Merkmale neben dem Gewichtsunterschied. Zuerst veränderte er das Aussehen der Frontseite beider Kisten. Beispielsweise klebte er auf eine der beiden Kisten ein rotes Quadrat, auf die andere ein blaues, auf die eine einen schwarzen Kreis, auf die andere ein schwarzes Rechteck usw. Das Gewicht der Kisten blieb weiterhin 450 und 150 g, in 100 Versuchen dieser Art reagierten die Affen 97mal positiv auf die Kiste von 450 g; die Veränderung im Aussehen beider Kisten war folglich ohne Bedeutung.

Ebenfalls ohne Bedeutung war eine Veränderung des Abstandes beider Kisten. Selbst als die schwerere Kiste zweimal weiter als die leichtere entfernt war, reagierten die Tiere richtig und wählten stets die Kiste von 450 g.

Eine Veränderung der Kistenzahl beseitigte die Richtigkeit der Reaktionen nicht. Man stellte vier Kisten, alle in der gleichen Entfernung vom Käfig, auf. Ihr Gewicht war 600, 150, 150 und 150 g. Darüber hinaus unterschieden sich die Kisten durch ihr Aussehen voneinander. In 40 mit zwei Affen durchgeführten Versuchen wählten die Tiere 35mal die schwerere Kiste.

Man unternahm nun den Versuch, den Kisten einen verschiedenen emotionalen Wert beizugeben. An der Frontseite jeder Kiste wurde ein Käfig mit einer lebenden Ratte aufgestellt, die Ratten waren von verschiedener Größe und Farbe. Eine der Kisten wog 1000 g, die andere 335 g. In 117 Versuchen erfolgten 108 richtige Reaktionen auf die schwerere Kiste, folglich rief auch diese Anordnung des Experiments keinerlei Störung hervor.

Diese zahlreichen Modifikationen der Grundaufgabe mögen etwas ermüdend erscheinen. Ich führe sie aber an, um den Arbeitsstil Klüvers, seine Gründlichkeit zu zeigen. Diese Genauigkeit ist nötig, denn sie gibt uns das Recht, mit wissenschaftlicher Exaktheit zu beurteilen, welche Situationsmerkmale die Stabilität der Reaktion entscheiden. Das einzige, in allen Anordnungen des Experiments wiederkehrende Merkmal war der Gewichtsunterschied, folglich stellt eben dieser das Erkennungsmerkmal dar.

Die erworbene Fähigkeit, Kisten von 450 und 150 g Gewicht zu unterscheiden, blieb auch nach einer Unterbrechung von 151 Tagen vollständig erhalten. Es war jedoch ein wichtiges Detail zu verzeichnen. Die Affen zogen in 99 % der Fälle die Kiste nur dann zu sich heran, wenn sie den Widerstand beider Schnuren verglichen hatten. Wenn das Tier die Schnur der leichteren Kiste gegriffen hatte, warf es sie nach kurzem Ziehen wieder fort, nahm die Schnur der schwereren Kiste und zog sie heran. Wenn der Affe zuerst die Schnur der schwereren Kiste ergriffen hatte, warf er sie nach kurzem Zugversuch wieder fort, ergriff die andere Schnur, warf sie nach kurzem Probieren ebenfalls fort, und ergriff erst dann endgültig die erste Schnur. Das ist eine völlig andersartige Reaktion. Offenbar war nach der Unterbrechung von 151 Tagen die Erinnerung an die absolute Anstrengung geschwunden; erhalten geblieben war aber die Reaktion auf das relative Merkmal, auf das „schwerer als". Die Reaktion auf absolute Merkmale ist schwerer zu erwerben und verschwindet leichter aus dem Gedächtnis. Um wieviel schwerer es ist, eine absolute Reaktion zu erwerben, zeigt das folgende Experiment. Man ließ den Affen 250mal hintereinander nur eine Kiste mit einem Gewicht von 300 g heranziehen. Als man sofort danach die Gewichte von 300 und 900 g gegenüberstellte, reagierten alle Affen positiv auf 900 g, das heißt auf die schwerere Kiste der beiden, nicht aber auf die Kiste, die sie soeben so viele Male herangezogen hatten.

Nach einem analogen Schema führte Klüver eine Versuchsreihe über die Unterscheidung von Tönen durch. Zwei Töne, die durch zwei in Kisten eingebaute elektrische Summer erzeugt wurden, unterschieden sich voneinander durch eine Reihe von Merkmalen, wie Intensität,

Gleichmäßigkeit, Tonhöhe usw. Die Aufgabe bestand darin, den lauteren Ton zu wählen. Wenn der Affe eine Schnur spannte, ertönten die Summer, solange er daran zog. Der Affe G. R. beherrschte die Aufgabe nach 29 Tagen und 1195 Versuchen, seine letzten 31 Versuche waren fehlerlos. Der Verlauf der Dressur war sehr unregelmäßig, die Fehlerkurve fiel ziemlich stufenweise. Der Affe F. R. lernte dies schneller, seine Fehlerkurve fiel plötzlich und blieb auf einem niederen Stand.

Man führte eine Reihe von Kontrollversuchen durch, wobei man systematisch zahlreiche nicht akustische Merkmale der Situation veränderte. Stets trat die erworbene Gewohnheit in ganzer Stärke zutage, die Wahl erfolgte mit Sicherheit auf Grund des Unterschiedes beider Töne.

Im folgenden Stadium der Untersuchung analysierte man, welche lautlichen Merkmale für die Wahl entscheidend waren. Zu diesem Zwecke stellte man dem in den bisherigen Experimenten positiven Ton b_1 einen erheblich lauteren Ton b gegenüber. In 190 Versuchen reagierte der Affe nur 18mal positiv auf b_1 und 172mal auf b, das heißt, er wählte in der übergroßen Mehrzahl der Fälle auf Grund des Stärkeverhältnisses beider Töne, nicht auf Grund der absoluten Stärke. Als man die Summer durch Autohupen, also durch Laute von völlig anderem Klang, ersetzte, wählten die Tiere auch weiterhin den lauteren Ton. Ein ähnliches Resultat erbrachte die Gegenüberstellung zweier elektrischer Klingeln von verschiedener Stärke. Als man den Ton als den positiven Reiz einer nicht tönenden Kiste gegenüberstellte, erfolgte eine starke Störung in der Reaktion, ja eine völlig zufällige Wahl.

In diesen verschiedenen Abarten des Experiments stellten die angewandten Paare von Lautreizen für den Affen äquivalente Reize dar. Dennoch hält es der Autor nicht für endgültig geklärt, welche Lautmerkmale für die Wahl entscheidend sind. Angesichts der Kompliziertheit der Situation kann man nur mit einem hohen Wahrscheinlichkeitsgrad behaupten, daß die Affen auf den lauteren von beiden Tönen reagierten. Nach einer Unterbrechung von 200 Tagen war das erworbene Unterscheidungsvermögen noch voll erhalten.

Zahlreiche Experimente waren der Unterscheidung von optischen Zeichen gewidmet. Ich will von dem überaus reichhaltigen Material nur die interessantesten Tatsachen anführen. Die Methode bestand weiterhin darin, Kisten heranzuziehen, auf deren Vorderseite sich verschiedene Zeichen befanden. Die Affen lernten es, die mit dem größeren schwarzen Rechteck bezeichnete Kiste heranzuziehen. Bei den kritischen Versuchen reagierten die Tiere wiederum auf den Größenunterschied, nicht auf die absolute Größe. Das entscheidende Merkmal war der Flächeninhalt der Figuren, nicht deren Form. Nach einer Überkreuzung der Schnuren, die zu den Kisten führten, wählten die Affen in den ersten Versuchen zufällig, später paßten sie sich jedoch der Situation an und wählten wieder richtig. Dies kennzeichnet schon einen hohen Grad der Fähigkeit, die Bewegungskoordination umzustellen. Schließlich hatte das Tier auch nach der Überkreuzung der Schnuren vor sich zwei Schnurenden, die genau so wie bei der vorherigen Aufgabe lagen, und auch die beiden Kisten standen ganz genauso da wie vorher. Die Veränderung der Reaktion zeugt von einer gewissen Einblicknahme des Tieres in die Ganzheit der Situation, also davon, daß es den Zusammenhang zwischen Schnur und Kiste begreift. Es ist zweifelhaft, ob die Interpretation SPENCES in diesem Falle Anwendung finden kann.

Man bestimmte die Grenze der möglichen Unterscheidung. Aus einer Entfernung von 125 cm unterscheidet ein Makake zwei Rechtecke mit einem Flächenverhältnis von 1,06 : 1. Dies stellt jedoch die Grenze der Unterscheidungsfähigkeit des Auges dar. Dagegen unterscheidet er ohne Schwierigkeiten ein Verhältnis von 1,16 : 1. Überhaupt ist die Schärfe der Sinnesorgane der Affen ziemlich bedeutend. Ein Javaäffchen nimmt einen Faden wahr, den es in einem Winkel von 2′ 30″ sieht, ein *Cebus*, wenn er den Faden in einem Winkel von 16″,5 sieht. Mit dem Tastsinn kann der *Cebus* einen Faden von einer Stärke von 0,204 mm fühlen, was noch nicht die Leistungsgrenze darstellt.

Weiterhin untersuchte man die Gleichwertigkeit von vollen und umrißhaften geometrischen Figuren, die entweder in Form einer größeren oder kleineren Zahl von Punkten dargestellt waren. Außerdem untersuchte man die Fähigkeit, Helligkeit, Farben, stetiges von unterbrochenem Licht zu unterscheiden, erforschte die Reaktion auf plötzliche Veränderungen des Reizes usw. Hierbei verdient das gute Gedächtnis des Affen hervorgehoben zu werden. Einige Gewohnheiten bleiben noch nach einer Unterbrechung von 368 Tagen erhalten.

In dem Kapitel über die Arbeiten KÖHLERS habe ich Experimente beschrieben, bei denen einige Schnüre zu der Belohnung führen, aber nur eine davon deren Erlangung ermöglicht, die anderen aber neben der Belohnung vorbeilaufen oder sie nicht erreichen. Ähnliche, aber viel abwechselungsreichere Experimente stellte KLÜVER an. Es ist interessant, daß die Javaäffchen mit derartigen Aufgaben ganz und gar nicht schlechter zurecht kamen als die Schimpansen. Dieses Ergebnis stellt keine Überraschung dar. Die Affen, die ja hauptsächlich auf Bäumen leben, haben in ihrem Leben oft mit derartigen Situationen zu tun, wenn sie zum Beispiel an einem Zweig hängende Früchte mit Hilfe irgendeines Nebenzweiges heranziehen müssen, der mit dem mit der Frucht behangenen Zweig zusammenhängt. Aufgaben dieses Typs sind für die Affen nichts Neues. Wir werden übrigens im weiteren sehen, daß andere niedere Affen eine derartige Aufgabe noch präziser lösen.

In den folgenden Experimenten stellt KLÜVER einen gesonderten Reiz einer Gruppe gleichartiger Reize gegenüber. Wir trafen schon vorher auf diese Methode bei der sogenannten „unausgeglichenen Technik“

(NISSEN). In einer Entfernung von 100 cm vom Käfig stehen vier gleichartige Kisten. Auf der Vorderseite der einen ist ein schwarzer Kreis aufgeklebt, auf den drei übrigen befinden sich gleichartige schwarze Quadrate. Ein Javaäffchen, das zum ersten Male zu derartigen Versuchen herangezogen wurde, wählte in 75 von 80 Fällen sofort den Kreis. Es reagierte also auf den Reiz, der sich von den anderen unterschied. Sofort danach wurde ein schwarzes Quadrat drei schwarzen Kreisen gegenübergestellt, das heißt, man drehte nun die Versuchsbedingungen um, indem nur das Vorhandensein eines sich von den drei übrigen unterscheidenden Reizes beibehalten wurde. In 25 Versuchen wählte der Affe 25mal das Quadrat, also den Reiz, den er in den vorangegangenen Experimenten abgelehnt hatte. Bei einer Gegenüberstellung gelber Kreis — drei blaue Kreise wurde der gelbe Kreis in 100 Versuchen 91mal gewählt. Die Zahl der Experimente dieser Art ist sehr groß und alle ergaben sie ein übereinstimmendes Resultat.

Noch deutlicher ist dies im Falle des Kapuzineräffchens. Schon am ersten Tage wählte der Affe, der bisher noch zu keinerlei Experimenten herangezogen war, bei einer Gegenüberstellung: schwarzes Quadrat — drei weiße Quadrate das schwarze Quadrat in 48 % der Fälle, was erheblich den Zufallswert (25 %) übersteigt. Am folgenden Tage wählte der Affe bei derselben Anordnung des Experiments das schwarze Quadrat in 90 % der Fälle. In weiteren Testen wählte er: ein blaues Quadrat gegenüber drei gelben, ein dunkles Quadrat gegenüber drei hellen, ein schwarzes Quadrat, das sich 150 cm entfernt befand, gegenüber drei gleichen Quadraten, die 100 cm entfernt waren, ein schwarzes Quadrat mit einem Flächeninhalt von 288 cm^2 gegenüber drei schwarzen Quadraten mit einem Flächeninhalt von je 144 cm^2, eine Kiste mit einem Gewicht von 210 g gegenüber drei Kisten mit einem Gewicht von je 1050 g, ein weißes Quadrat mit einem schwarzen Streifen gegenüber drei rein weißen Quadraten usw.

Wenn man bei derartigen Experimenten plötzlich die Aufgabe einführt, nur zwei Reize zu unterscheiden, das heißt, wenn man an Stelle dreier gleichartiger negativer Figuren nur eine einzige vorlegt, so bleibt die Reaktion unverändert. In dieser Weise bedeutet eine Dressur auf mehrere Reize auf einmal eine große Zeitersparnis im Vergleich zu der gewöhnlichen Dressur, bei der von Anfang an nur zwei Reize, ein positiver und ein negativer, einander gegenüberstehen.

Eine große Bedeutung besitzen auch die Experimente, die mit dem Gebrauch von Geräten verbunden sind, denn sie bieten die Möglichkeit, Vergleiche anzustellen. Nach YERKES' Meinung gebrauchen die niederen Affen keine Geräte, es besteht ein „Abgrund" zwischen ihnen und den Anthropoiden. Dieser Behauptung tritt KLÜVER entschieden entgegen, der zahlreiche Experimente mit einem *Cebus* anstellte. Die dem Tier gestellten Aufgaben kann man ganz allgemein charakterisieren. Ein

Stückchen Banane befindet sich außerhalb des Bereichs der Arme des Affen, die Lösung der Aufgabe besteht stets darin, irgendeine „Brücke“ zwischen dem Tier und dem begehrten Objekt mit Hilfe dieses oder jenes Gegenstandes herzustellen. Der Affe ist an einer Leine festgebunden und hat nur einen begrenzten Handlungsbereich. Einige der Experimente wollen wir beschreiben.

Das Kapuzineräffchen hat einen Stock mit einem gebogenen Ende zur Verfügung, der irgendwo seitlich liegt. Unabhängig von der Lage des Stockes löst das Tier am Ende die Aufgabe stets richtig, das heißt, es bringt die Krümmung des Stockes hinter die Frucht und zieht die Belohnung zu sich heran. Es ist interessant, daß, wenn der Affe hierbei Schwierigkeiten hat, und der Experimentator die Belohnung durch Hinzufügung eines Bananenstückchens vergrößert, sich das Ergebnis sofort verbessert. Daraus geht hervor, wie vorsichtig man dabei sein muß, Schlüsse über die Intelligenz eines Affen beim Ausbleiben einer Lösung zu ziehen. Es kann dies von einem tatsächlichen Fehlen entsprechender Fähigkeiten abhängen, doch ist es sehr oft ganz einfach durch ein ungenügendes Interesse bedingt, und es fällt nicht immer leicht, das eine vom anderen zu unterscheiden.

Die Banane liegt auf dem Fußboden, im Bereich des Tieres stehen zwei Tische, auf einem von ihnen liegt ein Stock mit einer Krümmung am Ende, der für den Affen vom Fußboden aus nicht zu sehen ist. Das Verhalten des Tieres in dieser Situation erinnert lebhaft an schon bekannte Bilder. Es setzt sich aus einer Reihe mehr oder weniger vernünftiger Lösungsversuche, die aber aus zufälligen und nicht mit der Lösung der Aufgabe im Zusammenhang stehenden Bewegungen bestehen, zusammen. Der Affe versucht zuerst, die Banane mit der Hand zu erreichen, doch ohne Erfolg. Er läuft durch den Raum, greift nach einem Tischbein und zieht daran mit ganzer Kraft. Wenn es abbräche, wäre das Tier im Besitz des notwendigen Gerätes, sein Verhalten entbehrt also nicht jeglichen Sinnes. Nach einer Weile richtet der Affe sich am Tisch empor, schaut auf ihn, schließlich klettert er auf den Tisch. Von dort aus sieht er den Stock auf dem anderen Tisch liegen. Von diesem Moment an werden die Handlungen des Tieres geschlossen und konsequent, jede Bewegung bringt es der Erlangung der Belohnung näher. Der Affe springt sofort auf den Fußboden herab, klettert auf den anderen Tisch, ergreift den Stock, steigt wiederum auf den Fußboden herunter, steckt den Stock durch das Gitter, bringt dessen Krümmung hinter die Frucht und zieht die Belohnung zu sich heran.

Eine Banane hängt hoch oben, unter ihr steht ein Tisch, und auf dem Tisch liegt ein Stock. Das Kapuzineräffchen sieht sofort die Frucht, richtet sich am Tisch empor, klettert hinauf, berührt den Stock mit den Händen und schaut auf die Banane. Dennoch macht es von dem Stock keinen Gebrauch, sondern klettert wieder auf den Fußboden und läuft durch den Raum, wobei es fortwährend auf die Frucht schaut und laut schreit. Es klettert zum zweiten Male auf den Tisch und richtet sich auf den Beinen auf, kann aber die Frucht nicht erreichen. Schließlich ergreift es den Stock, stellt sich auf beide Beine, richtet sich hoch empor, und schlägt mehrere Male mit dem Stock gegen die Frucht. Die Banane fällt herab und wird gefressen. Alles das dauert 9 Minuten und 30 Sekunden. Beim nächsten Mal unter gleichen Bedingungen klettert der Affe sofort auf den Tisch und schlägt die Frucht mit dem Stock herunter; das ganze dauert 3 Sekunden.

Außerhalb des Bereiches des Affen liegen auf dem Fußboden vier Bananenstückchen. Unten an der Wand liegt auf dem Fußboden eine Zeitung, die teilweise durch eine schwere Kiste festgedrückt wird. Der Affe versucht nicht, die Frucht unmittelbar zu erreichen, sondern er reißt nach einigen Momenten drei Zeitungsstückchen ab, faltet eines von ihnen in den Händen zusammen und zieht damit eine Frucht zu sich heran. Nachdem er sie aufgefressen hat, schaut er sich um, reißt wieder ein Stückchen von der Zeitung ab, faltet es mit der Hand auf dem Fußboden und erreicht so die zweite Banane. Dies ist ein Beispiel nicht nur für den Gebrauch, sondern auch für die Anfertigung eines Gerätes.

Der Affe löst auch eine Reihe anderer Aufgaben: er setzt sich in den Besitz einer Frucht, indem er mit einem Stock einen Holzring heranzieht, an den die Kiste mit der Belohnung mit Hilfe einer Schnur angebunden ist, er erreicht die Frucht mit einem an eine Schnur gebundenen Stock, nachdem er den am Ende des Stockes befindlichen Nagelbolzen entfernt hat, er zieht eine Kiste unter eine hängende Banane, schiebt eine Kiste hinweg, die ihm den Zugang zur Frucht verwehrt, stößt eine Frucht mit Hilfe eines Stockes aus einem Rohr, zieht eine Banane mit einem Stück Draht, einer Schnur, dem Stück eines Netzes heran usw.

Dennoch löste das Kapuzineräffchen einige Aufgaben nicht. Es war nicht imstande, wenn es nötig war, eine Frucht mit einem Stock von sich wegzustoßen. Allerdings wurde dieses Experiment schon nach sechs Minuten abgebrochen. Es war auch nicht imstande, einen Turm aus zwei Kisten zu bauen (bei den Experimenten Bierens de Haans baute ein *Cebus* ihn jedoch sogar aus drei Kisten), es verstand es nicht, aus weichem Draht einen Haken zu biegen und mit ihm die Belohnung zu erlangen. Aber es erfolgte in vielen Fällen eine Lösung, wenn das Gerät nicht direkt sichtbar war oder weit vom Ziel entfernt lag; der Affe beseitigte auch Hindernisse und fertigte Geräte an. Beachtung verdient die Hartnäckigkeit des Tieres bei seinen Bemühungen. In manchen Fällen weiß sich der *Cebus* besser zu helfen als Anthropoiden.

Gleichzeitig versagten andere Affen Klüvers: Javaäffchen, ein *Chrysothrix,* ein *Ateles* und besonders ein Lemur bei derartigen Versuchen völlig. Der *Cebus* ist ihnen allen sehr stark überlegen.

Sehr interessant ist der Versuch, den Affen eine Reihe von Filmen vorzuführen, wie „Affen und Kriechtiere“, „Hunde und Katzen“, „Der Gebrauch von Geräten durch einen *Cebus*“, „Spielende Kinder“ und andere. Der Lemur schenkte den Bildern überhaupt keine Aufmerksamkeit, er reagierte nur auf den Lärm der Vorführmaschine. Ähnlich benahmen sich die Makaken. Andere Affen dagegen reagierten unzweifelhaft auf die Bilder, besonders ein Kapuzineräffchen. In dem Moment, als eine Pythonschlange erschien, zeigte es größte Angst: es schrie, versteckte sich in einem Winkel, von wo aus es das Bild nicht sehen konnte, ließ Urin und Kot. Nach einigen Monaten rief dasselbe Bild eine ähnliche Reaktion hervor. Auch der Anblick eines Löwen erweckte Schrecken. Der *Cebus* betrachtete oft die Filme mit einer derartigen Aufmerksamkeit, daß er während der Vorführung auf nichts anderes reagierte.

Die Experimente KLÜVERS erschöpfen, obwohl sie vielseitig sind, natürlich nicht alle Probleme in der Psychologie der niederen Affen. Wir besitzen aber so vor allem gewisse Tatsachen, die es uns erlauben, gewissermaßen die Affen nach ihren psychischen Fähigkeiten einzuordnen. YERKES gab der Anschauung Ausdruck, daß der psychische Abstand zwischen einem Schimpansen und einem Menschen geringer ist als der zwischen einem Schimpansen und einem Makaken oder zwischen einem Makaken und einem Lemur. Eine solche Darstellung stimmt jedoch nicht mit den neueren Forschungen überein. In vielen Fällen ist das Verhalten der Anthropoiden nicht viel besser als das Verhalten der unteren Primaten. Besondere Aufmerksamkeit verdient der *Cebus,* das heißt die amerikanischen Kapuzineräffchen. Ihrem systematischen Ort nach gehören die *Cebidae* zu den niederen Affen; zusammen mit allen Breitnasen muß man sie für primitiver als die Affen der alten Welt halten. Hiermit stimmen nicht völlig bestimmte anatomische Verhältnisse überein. Wenn wir die Daten von LECHE und TILNEY zusammenstellen, so erhalten wir die folgende Tabelle. In jeder waagerechten Reihe bezeichnet die erste Zahl das Körpergewicht in Gramm, die zweite das Hirngewicht und die dritte das Verhältnis beider.

Cebus	1290	69,5	18,5
Makake	4310	126	34,2
Gibbon	9490	130	73

Die beträchtliche relative Entwicklung des Gehirns ist aus der beigefügten Zeichnung ersichtlich (Abb. 59), in der sofort die hohe Stirn des Kapuzineräffchens ins Auge fällt.

Auch nach seinem Verhalten gehört der *Cebus* zu den hochbegabten Formen. Wir verfügen hier über vergleichende Untersuchungen. FJELD führte eine Reihe von Versuchen mit einem Makaken *(Macacus rhesus)* mit dem Ziel durch, die Grenzen der Fähigkeiten des Tieres bei Aufgaben bestimmter Art festzustellen. In der Hauptsache mußte der Affe in zeitlich bestimmter Reihenfolge bewegliche kleine Plattformen betreten. Im ersten Stadium mußte er auf die Plattform 1 treten. Im zweiten Stadium war der Weg 1 — 2 richtig. Im dritten Stadium führte

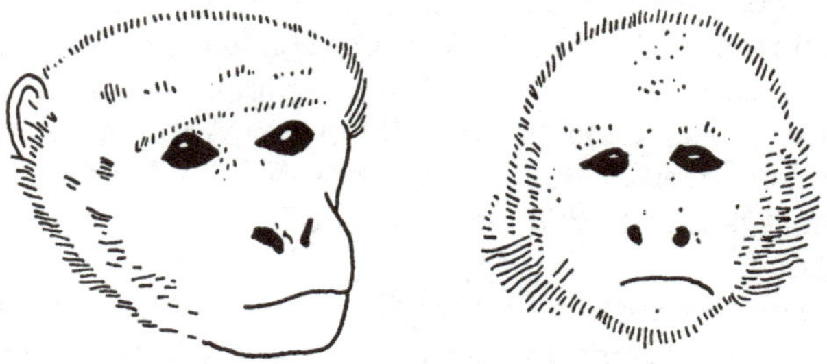

Abb. 59. Links — ein *Cercopithecus,* rechts — ein *Cebus.* Man achte auf die hohe Stirn und den großen Abstand zwischen den Nasenlöchern des Kapuzineräffchens

der Weg über 1 — 2 — 3. Im vierten Stadium war der Weg 1 — 2 — 3 — 2, im fünften Stadium 1 — 2 — 3 — 2 — 1, im Stadium sechs 1 — 2 — 3 — 2 — 1 — 2 usw. bis zu 23 aufeinanderfolgenden Plattformen. Die Grenze der Leistung, die für 14 Rhesusäffchen festgestellt wurde, schwankte zwischen 2 und 22 Plattformen, im Durchschnitt lag sie bei etwa 7,4. Die männlichen Tiere wiesen eine bedeutend höhere Grenze als die weiblichen auf; die durchschnittliche Grenze lag für die Männchen bei 9 (von 3 bis 22), für die Weibchen bei 4 (von 2 bis 13). Ein Vergleich mit anderen Tieren die nach derselben Methode untersucht wurden, ergab folgende Grenzen:

Meerschweinchen	Grenzen: 0–1	Durchschnittlich: 0,5
Ratte	„ 0–2	„ 0,9
Katze	„ 3–7	„ 3,6
Rhesus	„ 2–22	„ 7,4

Die Überlegenheit des Affen über die anderen Säugetiere ist sehr bedeutend. Koch verglich die Lerngrenzen des *Macacus* und des *Cebus,* wobei er sich desselben Apparates bediente wie Fjeld. Es ergab sich, daß die Grenzen der Leistungen prinzipiell die gleichen waren. Dennoch beherrschten die Kapuzineräffchen verschiedene Unterrichtsstadien nach einer nur ungefähr halb so großen Zahl von Versuchen.

Nach Bierens de Haan ist ein Kapuzineräffchen imstande, eine Pyramide aus drei Kisten zu bauen, wenn es dies auch ungeschickt tut und sie oft umfällt. Seine Fähigkeiten treten gegenüber den Leistungen des Schimpansen und des Orangs zurück, aber sie übersteigen erheblich die Fähigkeiten der anderen niederen Affen. Es löst die Bauaufgabe selbst dann, wenn die Kisten in drei Ecken des Käfigs stehen und, wenn eine von ihnen völlig abseits steht und nicht mit den anderen zusammen sichtbar ist. Durch stufenweises Steigern der Schwierigkeiten der Aufgabe kann man bei vielen Aufgaben eine Lösung erzielen.

Spezielle vergleichende Untersuchungen führte Galt durch, der mit einigen *Cebus*-Exemplaren, mit mehreren *Macacus rhesus*-Exemplaren und mit einem Gibbon arbeitete. Die Affen mußten eins von zwei Quadraten wählen, die sich voneinander durch Farbe und Größe in den verschiedensten Kombinationen unterschieden. Mit zunehmender Steigerung der Schwierigkeiten blieben zuerst alle Rhesusäffchen zurück, dann blieb der Gibbon zurück und erst zum Schluß versagten die Cebusaffen. Daraus ergibt sich eine Leistungsabstufung: *Cebus*-Gibbon-Rhesusaffe.

Dennoch ist der Vergleich des Fähigkeitsgrades eine komplizierte Angelegenheit und sein Ergebnis hängt in bedeutendem Maße von der Methode der Untersuchung ab. Lehrreich ist in dieser Hinsicht die Arbeit von Roginski, der mit zwei Paviangattungen *(Papio porcarius* und *Papio hamadryas)*, mit Makaken *(Macacus rhesus* und *Macacus nemestrinus)* sowie mit einem Mandril *(Mandrilus leucophaeus)* arbeitete. Die Affen erlangten in seinen Experimenten eine Belohnung mit Hilfe eines Stockes, zogen die Frucht mit einer Schnur zu sich heran, umgingen Hindernisse auf dem Wege zum Ziel, holten eine Belohnung unter Kisten verschiedener Größe und Form hervor. Im allgemeinen zeigten die Affen eine weit höhere Fähigkeit, als man hätte erwarten können. Besonders gute Ergebnisse verzeichnete ein Makake *(Macacus nemestrinus)*, der die Belohnung mit einer Schnur heranzog. Auf den beigefügten schematischen Zeichnungen (Abb. 60) bezeichnet X. die Position des Tieres. Der Kreis entspricht der Belohnung, die Zahlen bezeichnen die Reihenfolge der ausgeführten Griffe. Das Tier löste alle Aufgaben außer der letzten (38), wobei es sich ausgezeichnet orientierte, welche der Schnuren mit dem Ziel verbunden waren und welche nur neben ihr vorbeiführten. Beim 38. Versuch hatte eine der Schnuren, die wellenförmig ausgelegt war, eine Länge von 2,5 m. Der Makake ergriff zuerst die Schnur 1, erst danach ergriff er die Schnur 2 und holte sie mit den Händen ein, bis die Frucht sich genügend genähert hatte, um sie zu erreichen.

Im allgemeinen ist es überaus schwierig, Affen nach ihren Fähigkeiten genau einzuordnen. Wenn man die gesamten, den Tieren gestellten Aufgaben berücksichtigt, so stehen die Anthropoiden ohne Zweifel an erster

Stelle. Den *Cebus* und einige Affen der Alten Welt muß man an die zweite Stelle setzen, der Rest der amerikanischen Affen an die dritte Stelle, und am Schluß der Reihe befindet sich der Lemur. Die relativ hohen Fähigkeiten des Kapuzineräffchens stellen ein Rätsel eigener Art dar. Es ist anzunehmen, daß wir noch nicht imstande sind, diese Fragen in der richtigen Weise zu untersuchen. Die Verwandtschafts- und genealogischen Verhältnisse sind zumindest in großen Zügen klar,

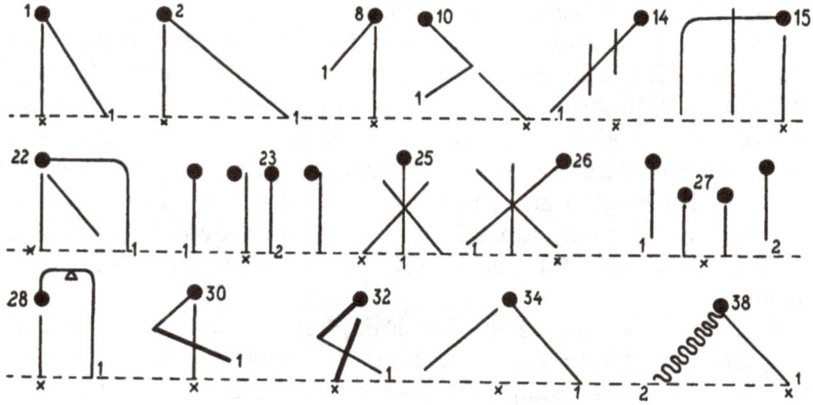

Abb. 60. Schema der Lage der Schnüre bei den Experimenten Roginskis

soweit es sich um anatomische Merkmale handelt. Dagegen können sich die Merkmale des Verhaltens in standardisierten Versuchssituationen in diesem oder jenem Maße ausgleichen, und wir verfügen vorläufig noch nicht über Tests, die uns eine untrügliche Messung des Intelligenzgrades ermöglichen könnten.

Wenn die Versuchssituation in ihren wesentlichen Merkmalen mit Situationen übereinstimmt, die dem Tiere aus dem Leben in Freiheit bekannt sind, erhält man offensichtlich bessere Ergebnisse. Die Lebensbedingungen der Affen können jedoch äußerst mannigfaltig sein, wir kennen sie nur wenig, und deshalb sind verschiedene Überraschungen möglich. Die ganze Frage macht eine erschöpfende biologische Analyse erforderlich.

Ich will nun einen kurzen Überblick über die anderen, die Psychologie der niederen Affen betreffenden Tatsachen geben.

Aus den sehr zahlreichen und überaus mannigfaltigen Untersuchungen geht klar hervor, daß man das Verhalten dieser Tiere nicht in irgendwelchen mechanistischen Schemen fassen kann. In dieser Hinsicht führen die niederen Affen zu denselben Schlußfolgerungen wie die Anthropoiden. Das Verhalten des Affen ist weder stereotyp noch zufällig. Das Tier kann vielleicht chaotische Bewegungen ausführen, die gar nicht zum Ziele führen, dennoch sind sie alle, so oder so, auf das Ziel gerichtet und könnten unter gewissen Voraussetzungen dazu führen, daß das Tier es erreicht. Das Tier schätzt seine Möglichkeiten oft falsch ein, es führt irgendwelche Handlungen im falschen Moment oder nicht präzise genug aus, aber stets kann man in seinem Verhalten einen gewissen Sinn erblicken.

Wenn der Affe zwischen zwei Reizen, einem positiven, das heißt einem, der zur Belohnung führt, und einem negativen die Auswahl treffen soll, so trifft er in der überwiegenden Mehrzahl der Fälle seine Wahl auf Grund der relativen Merkmale des Reizes, nicht auf Grund von absoluten Kennzeichen, das heißt, er reagiert auf der Basis eines Vergleiches. Dennoch erfolgt in einzelnen Fällen auch eine Reaktion auf absolute Merkmale. Diese Erscheinung illustriert eine Arbeit von BIERENS DE HAAN. Dieser Autor stellte zwei Schattierungen grauer Farbe einander gegenüber und forderte von dem Tier die Wahl der dunkleren Schattierung. Als er nach völliger Beherrschung dieser Aufgabe die positive Schattierung der Dressur einer noch dunkleren Schattierung gegenüberstellte, wählte der Affe in 18 von 20 Fällen die vorherige Schattierung, das heißt, er reagierte auf das absolute Merkmal der Schattierung. Tatsächlich wählte das Tier jetzt die hellere Schattierung von beiden, also dieselbe, die auch bei der vorhergehenden Aufgabe positiv war. Als man dagegen beim Verifikationsversuch die ursprünglich negative Schattierung (hell) einer noch helleren gegenüberstellte, wählte der Affe die ursprüngliche Schattierung, das heißt, er wählte die dunklere Schattierung von beiden. Die Reaktion erfolgte auf das relative Merkmal, die Wahl des Tieres fiel auf die Schattierung, die von ihm bei der vorhergehenden Aufgabe ständig abgelehnt wurde (dieses Ergebnis ist in 19 von 20 Fällen zu beobachten). Wir haben in der Arbeit KLÜVERS gesehen, daß bei der Unterscheidung des Widerstandes zweier Schnüre ebenfalls die Reaktion auf das Verhältnis überwiegt, obwohl der Affe unter bestimmten Voraussetzungen sich auch nach dem absoluten Widerstand richten kann. Es ist jedoch sicher, daß die Reaktion auf relative Merkmale die häufigere Erscheinung ist.

Interessant ist, daß auch bei den niederen Affen die Fähigkeit zur Abstraktion vorhanden ist. Dieses Problem muß jedoch genau präzisiert werden. ROBINSON charakterisiert die Abstraktion als die Aussonderung bestimmter Bestandteile aus dem Ganzen einer komplexen Situation, als Erfassung dessen, was verschiedene Situationen miteinander gemein haben. Der objektive Ausdruck einer Abstraktion ist also die Gleichartigkeit der Reaktion auf eine Reihe von Situationen, die nur ein gemeinsames Bestandteil besitzen.

Die ersten experimentellen Untersuchungen auf diesem Gebiete wurden von RÉVÉSZ durchgeführt. Im Anfangstraining (T) verwandte er vier verschiedene Figuren, die sowohl nach ihrer Form als auch nach ihrer

Farbe verschieden waren. Von ihnen führte nur eine zur Belohnung, das heißt, sie war die „richtige“. Als die Rhesusäffchen nach einer gewissen Zahl von Versuchen gelernt hatten, ständig auf die positive Figur zu reagieren, untersuchte man, ob für diese Wahl die Form oder die Farbe entscheidend sei. Zu diesem Zwecke stellte man sofort nach dem Trainingsversuchen (T) Abstraktionsversuche (A) an. Auch hier handelte es sich um vier farbige Figuren, eine von ihnen entsprach der richtigen Figur aus der Versuchsreihe T der Farbe nach, eine andere der Form nach, dagegen waren die beiden restlichen Figuren völlig anders. Man führte die Experimente nach der Methode der mehrfachen Wahl von Yerkes durch, benutzte aber nur vier Kisten. In den Versuchen A waren jedesmal zwei Türen geöffnet, und der Affe konnte entweder nach der Form oder nach der Farbe wählen. Sehen wir uns ein konkretes Beispiel an. In den Versuchen T stellte man zur Wahl: einen gelben Kreis als die richtige Figur, und ein blaues Rechteck, ein rotes Dreieck sowie ein grünes Trapez. Im später folgenden Versuch A legte man dem Tier vor: ein gelbes Dreieck, einen roten Kreis, ein blaues Quadrat und ein grünes Trapez. Die Türen der Kisten mit den zwei ersten Kennzeichen waren zu öffnen. Das eine dieser Kennzeichen stimmte mit der ursprünglichen positiven Figur (gelber Kreis) in der Farbe, das andere in der Form überein. Wie sich zeigte, haben die Affen die Tendenz, eher die Form als die Farbe wiederzuerkennen, die Mehrzahl der Wahlen erfolgte auf Grund der Formenidentität. Eine Zufälligkeit der Wahl steht hier außer Betracht, denn es geschah nicht ein einziges Mal, daß das Tier eine Figur wählte, die nicht mit der positiven Figur aus der Versuchsreihe T entweder in der Farbe oder in der Form übereinstimmte.

Wenn man von Beginn an das Tier nur auf Farbe dressiert, so müßte die Farbreaktion gesteigert werden. In den Versuchen der Reihe T benutzte der Autor vier Dreiecke von gleicher Form, aber von den Farben grün (das richtige Dreieck), blau, rot und orange. Nach Festigung der Reaktion auf das grüne Dreieck stellte man beim Versuch A einander gegenüber: ein grünes Quadrat, einen blauen Kreis, ein gelbes Fünfeck und ein violettes Trapez. Das Tier griff sofort nach dem grünen Quadrat, reagierte also auf die Farbe. Aus einer Kombination: grüner Kreis, blaues Dreieck, gelbes Trapez und orangefarbener Halbkreis wählte der Affe ohne zu Zögern den grünen Kreis. Es scheint, daß die Reaktion auf die Farbe gefestigt war. Dennoch erbrachte das folgende Experiment ein anderes Ergebnis. In diesem Falle standen einander gegenüber: ein orangefarbener Kreis, ein grünes Fünfeck, ein gelbes Quadrat und ein blaues Trapez. Man hätte erwarten müssen, daß das Tier das grüne Fünfeck wählte. In Wirklichkeit jedoch wählte der Affe den orangefarbenen Kreis, er reagierte also auf Grund der Form, indem er den Kreis wählte, der beim vorhergehenden Versuch die positive Figur dargestellt hatte. Die Reaktion auf die Form scheint trotz allem zu überwiegen. Dies stimmt nicht mit dem Verhalten kleiner Kinder überein, die eine offensichtliche Bevorzugung der Farbe zeigen.

Révész stellt die Hypothese auf, daß die Entwicklung der Hände und Finger des Affen und seine Fähigkeit, Gegenstände geschickt zu handhaben, das Tier gewisermaßen dafür empfänglich zu machen, die Form vor allen anderen Merkmalen eines Gegenstandes zu erkennen und zu unterscheiden. Beim Menschen spielt der Tastsinn eine gewaltige Rolle bei dem Erkennen der Welt, was schon aus dem Reichtum an Ausdrücken unserer Sprache hervorgeht, die ursprünglich mit der Tätigkeit der Hand zusammenhängen, im Laufe der Zeit aber zu reinen Abstraktionen wurden. Hierher gehören die Ausdrücke: begreifen, auffassen, behandeln, verhandeln, berühren, Begriff, Eindruck, grasp, comprehend, handle, manipulate, impression, u. ä. Die Geschicklichkeit der Hände ist nicht eine Folge der Intelligenz des Affen, sondern umgekehrt, seine Intelligenz ist die Folge der Entwicklung seiner Hand. Zu den gleichen Schlußfolgerungen sind wir schon oben gekommen.

Diese äußerst erfindungsreichen Untersuchungen beweisen eindeutig die Fähigkeit des Affen, gewisse Merkmale von Gegenständen von anderen abzusondern, was man eine primitive Form von Abstraktion nennen kann. Selbstverständlich nicht im menschlichen Sinne, nicht in der Bedeutung der Herausbildung irgendwelcher allgemeiner Begriffe, wofür wir bei den Tieren keinerlei Beweise haben. Es ist jedoch wahrscheinlich, daß unsere hochentwickelte Fähigkeit, allgemeine Begriffe zu bilden, ihren Ursprung in der ursprünglichen rein praktischen Fähigkeit hat, bestimmte Merkmale von Gegenständen von anderen Merkmalen abzusondern. Andererseits kranken diese Untersuchungen an einem gewissen Schematismus. Sie berücksichtigten nicht den einfachen Umstand, daß der Affe gleichzeitig auf die Form und die Farbe reagieren kann, und daß diese beiden Objektmerkmale unter natürlichen Verhältnissen eine verschiedene Rolle spielen können. Der Affe kann eine Frucht von Blättern und Blüten auf Grund ihrer Form unterscheiden, ob die Frucht reif und eßbar ist, erkennt er dagegen auf Grund ihrer Farbe. Ganz bestimmt besitzt die Entwicklung der Hände und Finger eine große Bedeutung in der Welt des Affen, aber bestimmt keine größere als der Gesichtssinn der bei den Primaten ausgezeichnet ausgebildet ist. Dagegen könnte man in unserer Sprache weitaus mehr ursprünglich mit der Sehfunktion als mit dem Tastsinn zusammenhängende Ausdrücke finden.

In den Untersuchungen von Klüver und Nissen stießen wir auf die Wahl eines Reizes, der von den anderen verschieden ist. Versuche dieser Art wurden mehrfach, vor allem von Robinson durchgeführt, der sie zur Analyse der Abstraktionsfähigkeit benutzte. Er schuf Situationen, in denen das Tier auf Verhältnisse reagieren mußte, und kein absoluter Reiz richtig sein konnte. Ein Makake, *Macacus cynomolgus*, hatte diejenige von drei Kisten auszuwählen, die sich von den beiden anderen unterschied. In der einen Versuchsreihe war die eine Kiste gleichförmig grau und zwei Kisten grau mit schwarzen Kreisen, in der zweiten Versuchsreihe hatte die eine Kiste einen Kreis, die beiden anderen waren gleichförmig grau. Diese beiden Anordnungen wurden in unregelmäßiger Reihenfolge angewandt, stets galt die Wahl derjenigen Kiste, die von den anderen als richtig, ohne Rücksicht auf das Vorhandensein oder Nichtvorhandensein eines Kreises verschieden war. In jedem Falle hatte die kritische Kiste eine andere Lage gegenüber den anderen Kisten, hierbei galt im Laufe eines Tages fünfmal die graue Kiste als die richtige und fünfmal die Kiste mit dem Kreis. An die Kisten waren Schnüre gebunden, an denen das Tier ziehen mußte; aber es konnte nur die richtige Kiste zu sich heranziehen, denn die anderen waren von hinten befestigt. Anfangs ergriff das Tier jede der drei Schnüre und kam oftmals wieder auf die Schnur zurück, die sich als nicht erfolgbringend erwiesen hatte. Bisweilen griff der Affe, nachdem er richtig gezogen hatte und nachdem sich die Kiste mit der Belohnung genähert hatte, nicht gleich nach der Belohnung, sondern versuchte zuvor die anderen Schnüre. An den folgenden Unterrichtstagen war das Verhalten des Tieres regelmäßiger. Die Lernkurve ergab ungleichmäßige Fortschritte. Ich führe unten die Ergebnisse von aufeinanderfolgenden ungraden Versuchstagen (richtige Wahlen in Prozenten) an. Es ist zu berücksichtigen, daß die Wahrscheinlichkeit einer zufälligen Wahl 33 % beträgt.

Tage:	1	3	5	7	9	11	13	15	17	19	21
%	38	12	37	20	26	60	78	60	70	56	45
Tage.	23	25	27	29	31	33	35	37	39	41	43
%	30	80	75	53	80	75	65	75	70	100	84

Der erzielte Fortschritt ist deutlich und die exakte, kritische Anordnung der Experimente erlaubt den Schluß zu ziehen, daß der Affe fähig ist, auf Grund von Verhältnissen unter Ausschluß der absoluten Situationsmerkmale zu wählen.

Es existiert eine Reihe von Arbeiten der belgischen Schule, die unter der Leitung von Verlaine durchgeführt wurden und einen sehr hohen Abstraktionsgrad beim Makaken feststellen. Die Mehrzahl dieser Versuche wurde mit einem Männchen namens Coco angestellt. Alle Experimente betrafen die Fähigkeit der Affen, optische Erfahrungen zu verallgemeinern. Ich will nur einige Beispiele anführen. In den Anfangsversuchen wurden Ergebnisse erzielt, die mit dem übereinstimmten, was schon vorher über den Makaken bekannt war. Noch einmal zeigt es sich, daß das Tier leichter auf Grund von Relationen als von absoluten Merkmalen wählt. Bisweilen beobachtete man eine Kombination beider

Reaktionsarten. So lehrte man zum Beispiel Coco, das kürzere von zwei Rechtecken zu wählen. Danach diente in einer Reihe von Versuchen ein Rechteck mit einer Länge von 12 cm stets als das positive Kennzeichen, das anderen Rechtecken mit einer Länge von 6—20 cm gegenübergestellt wurde, die also entweder länger oder kürzer als das positive Rechteck waren. Nachdem diese Aufgabe beherrscht wurde, legte man dem Affen Rechteckspaare vor, die kein Rechteck von 12 cm Länge enthielten. Als man beispielsweise Rechtecke von 10 oder 14 cm einer Reihe anderer Rechtecke gegenüberstellte, wählte das Tier bei jeder Kombination das Rechteck, das in seiner Länge den 12 cm am nächsten kam, er hielt sich also an die absoluten Merkmale und lehnte die zu langen und die zu kurzen Rechtecke ab. Wenn jedoch der Unterschied zwischen den Rechtecken des gegebenen Paares sehr erheblich war, so wählte Coco eher das kürzere von zwei Rechtecken. Folglich ist eine Reaktion sowohl auf absolute als auch auf relative Merkmale möglich.

Interessant ist die Methode Verlaines, die Reize ständig zu verändern, die zur Erforschung der Fähigkeit, Formen zu verallgemeinern, benutzt wird. Coco mußte als positiv jedes Dreieck wählen, wobei es davon 216 Abarten gab, und jede andere Figur ablehnen, von denen 324 Abarten vorhanden waren. Weder die Dreiecke noch die anderen Figuren wiederholten sich jemals. Coco lernte diese Aufgabe sehr schnell zu beherrschen, denn schon nach 20 Versuchen reagierte er fehlerfrei auf das Dreieck als solches. Die weiteren Aufgaben stellten eine Reihe von Triumphen für den Affen dar, der erstaunlich schnell alle Schwierigkeiten überwand. Man hieß Coco Figuren erkennen, von denen er nur eine Seite und zwei Winkel sah. Diese Aufgabe wurde sofort gelöst, bei 200 Versuchen beging Coco nur zehn Fehler. Ferner schnitt man eine Figur aus Papier in zwei Teile und zeigte beide dem Affen in einer Entfernung von 15 mm voneinander. Coco reagierte ohne Fehler positiv, denn beide Stücke bildeten zusammen ein Dreieck. Danach drehte man nach Durchschneiden einer Figur deren eine Hälfte um, und Coco mußte sie „in Gedanken" zurückdrehen und zu der geometrischen Gesamtform zusammensetzen. Die Lösung erfolgte sofort. In weiteren Versuchen schnitt man aus der Mitte eines Dreieckes verschiedene Figuren, legte dem Tier eines von diesen Dreiecken vor und legte das kleine Papierstück daneben. Wenn das Papierstück zu dem Loch in der Mitte paßte, so galt der Reiz als richtig. Auch diese Aufgabe löste Coco nach wenigen Versuchen.

Die Experimente der Autorin Tellier gehen noch weiter. Die Autorin lehrte Coco, positiv auf Tierzeichnungen, von einer Motte bis zu einem Löwen, zu reagieren und Zeichnungen ganzer Pflanzen, Blätter oder Blüten abzulehnen. Im ganzen waren es 26 Tiere und 18 Pflanzen. Nach 70 Versuchen reagierte Coco ohne Fehler, obwohl er jede Zeichnung höchstens dreimal sah. Nachdem er in 446 Versuchen 202 Fehler gemacht hatte, verstand er es, die Vierfüßler zu wählen und Vögel abzulehnen. Noch schwieriger waren die Aufgaben mit wirklichen Pflanzen und Tieren. Zum Beispiel galt von zwei Gegenständen die Zeichnung eines Hundes als positiv, zwei trockene Rosinen als negativ. Der Affe mußte den Gegenstand wählen, der dem ihm gezeigten Muster, im gegebenen Falle einer Hornisse näherstand. Da dies ein Tier ist, mußte Coco also den Hund wählen und die Rosinen ablehnen. Im anderen Falle galt die Zeichnung eines Kückenkopfes als positiv, die Zeichnung einer Tulpe dagegen als negativ; als Muster diente ein lebender Fisch in einem Glasgefäß. Coco mußte den Kopf des Kückens als den Teil eines Tieres wählen. Wie gewöhnlich hatte Coco hierbei keine Schwierigkeiten. Man gab dem Affen 13 Paare von Gegenständen aus verschiedenem Material, das Tier mußte, nachdem man ihm das Muster gezeigt hatte, den Gegenstand aus dem entsprechenden Material wählen. Zum Beispiel war der positive Reiz eine Zange, der negative ein Bleistift, als Muster diente ein Nagel. Die Lösung bestand in der Wahl der Zange als des metallenen Gegenstandes. Die Lösung erfolgte ohne Fehler. Man untersuchte, ob Coco bemerkte, daß der Mensch beim Teetrinken den Zucker in die Tasse und nicht auf die Untertasse legte. Um dies zu kontrollieren, gab man Coco eine Tasse als positiven Reiz, eine Untertasse als negativen und ein Stückchen Zucker als Muster. Coco wählte ohne zu zögern die Tasse.

Diese sehr zahlreichen Arbeiten ermöglichten es, viele Schlußfolgerungen über die Intelligenz der Affen zu ziehen, wenn sie wirklich Vertrauen verdienten. Man kann ihnen auf keinen Fall einen erheblichen Erfindungsgeist absprechen. Man kann bezweifeln, daß ein Mensch, dem man den Kopf eines Kückens neben einer Tulpe gezeigt und einen lebenden Fisch als Muster gegeben hat, erraten wird, daß er das Kücken wählen soll, weil es ein Tier ist, nicht aber die Tulpe, denn man stellt sie gewöhnlich in ein Gefäß mit Wasser. Die sensationellen Ergebnisse stellen ein lehrreiches Beispiel dafür dar, zu welchen Schlußfolgerungen man gelangen kann, wenn man die Untersuchungsmethode nicht kritisch anwendet. Verlaine ließ die Kontrollversuche völlig außer acht und aus diesem einfachen Grund kann man seine Schlußfolgerungen nicht ernst nehmen. Höchstwahrscheinlich ließ sich Coco bei seiner Wahl von irgendwelchen nebensächlichen Hinweisen, sicherlich von unbewußten Bewegungen des Experimentators leiten, der die Aufgabe selbst löste und dem Affen unwillkürlich zeigte, wonach er greifen sollte. Zahlreiche Autoren arbeiteten mit Makaken, doch gelang es niemandem, auch nur angenähert ähnliche Ergebnisse zu erhalten. Lashley schreibt in einer kritischen Übersicht über die Arbeiten der Schule Verlaines, daß man sie zu derselben Kategorie rechnen müsse wie die berühmten Pferde aus Elberfeld und die Hunde von Mannheim.

Weit schlechter zeigten sich die Affen in den Versuchen von Révész, die dieser vergleichsweise mit Affen und mit kleinen Kindern anstellte. Auf dem Tisch stehen 5—8 gleichartige Schachteln nebeneinander. In die Schachtel 1 wird Schokolade gelegt. Das Kind versucht, in verschiedenen Schachteln die Schokolade zu finden, bis es auf die richtige trifft. Beim nächsten Mal wird die Schokolade in die Schachtel 2, beim dritten Mal in die Schachtel 3 gelegt usw. Das Kind muß das System des Vorgehens erraten. Von 30 Kindern im Alter von 4—12 Jahren fanden 12 das System schon nach drei Wiederholungen des Experiments heraus, zwei nach vier, zwei nach zwei, sieben nach fünf, vier nach zehn und drei Kinder versagten überhaupt. Die Kinder wenden grundsätzlich drei Suchmethoden an. 1. Sie beginnen bei Nr. 1 oder 8 und gehen in der Reihenfolge der Schachteln vor. 2. Sie wählen ohne bestimmte Ordnung. 3. Sie beginnen bei der Schachtel, in der sich die Schokolade das letztemal befunden hat. Analoge Versuche mit Makaken brachten überhaupt keine Ergebnisse, selbst wenn nur zwei Schachteln vorhanden waren, erfolgte die Wahl zufällig. Bei den Experimenten Yerkes' lernte es ein Makake nach 480 Versuchen, abwechselnd die erste und die letzte Tür in einer Kistenserie zu wählen. Das war jedoch eine leichtere Aufgabe.

Man stellte den Affen also eine einfachere Aufgabe. In eine von 5 bis 8 Schachteln wird Schokolade gelegt, nachdem das Tier sie gefunden und gefressen hat, legt man neue Schokolade in dieselbe Schachtel. Ich führe ein Beispiel für die Reaktion eines Kindes an. Ein siebenjähriges Mädchen, acht Schachteln, als richtig gilt Nr. 6. Die Wahlen erfolgten in der Reihenfolge: 1. 4, 3, 2, 5, 6; 2. 6; 3. 7, 8, 6; 4. 7, 6; 5. 7, 8, 6; 6. 6; 7. 6; Die Aufgabe ist gelöst. Jetzt ist Schachtel Nr. 3 die richtige. Die Reaktionen erfolgen in der Reihenfolge: 1. 6, 5, 8, 7, 4, 2, 3; 2. 4, 3; 3. 4, 5, 3; 4. 3; 5. 3; 6. 4, 3; 7. 3; 8. 4, 3; 9. 3; 10. 3. Im allgemeinen suchte das Kind die Schokolade nur einmal an dem letzten Platz. Die Mehrzahl der Kinder läßt sich von ihrem topographischen Gedächtnis, nicht von der Abstraktion, zum Beispiel dem Zählen, leiten.

Dieselben Experimente mit einem Rhesusäffchen bereiteten diesem zu große Schwierigkeiten. Nach 45 Wiederholungen behielt das Tier nicht die absolute Lage der richtigen Kiste im Gedächtnis (Nr. 5), aber schon vom 17. Versuch an reagierte es regional, das heißt es wählte die Kisten Nr. 3, 4 oder 5. Etwas erleichtert wird die Wahl, wenn die Tür der richtigen Kiste mit irgendeiner farbigen Figur bezeichnet ist, doch auch jetzt kann von einer fehlerfreien Reaktion noch nicht die Rede sein.

Die Arbeit von Révész schätzt die Abstraktionsfähigkeiten des Rhesus überaus niedrig ein. Der Affe ist mit Sicherheit in der Lage, auf Verhältnisse zwischen Reizen reagieren zu lernen, die Fähigkeit, die verschiedenen Situationen gemeinsamen Merkmale zu erfassen, ist ihm nicht fremd, dennoch müssen wir Fähigkeiten dieser Art, wie sie Verlaine angibt, für völlig phantastisch halten.

Weit höher ist die Befähigung der Cebusart, eine Tatsache, auf die wir noch einmal zurückkehren werden. Im Zoologischen Garten von San Diego befand sich im Jahre 1934 ein Kapuzineräffchen *(Cebus appella)* namens Trader (Händler). Dieser Affe hatte die interessante Angewohnheit, alle möglichen, vom Boden aufgehobenen Gegenstände gegen Futter einzutauschen. Carpenter und Locke kauften das Tier zu Versuchszwecken. Wenn der Experimentator die Hand nach Trader ausstreckte mit den Worten: „Gib mir etwas", hob das Kapuzineräffchen ein Holzstückchen, eine Handvoll Feilspäne, einen Strohhalm oder ein Stückchen Papier von der Erde auf und gab es ihm in die Hand. Wenn der Experimentator die Annahme verweigerte, gab Trader ihm etwas anderes. Wenn man den Gegenstand nahm und ihm kein Futter gab, bot Trader wieder etwas anderes an, doch nach einigen Wiederholungen verlor er das Interesse und ging hinweg. Bisweilen übrigens geriet Trader in Wut.

Mit diesem Affen wurde eine Reihe systematischer Experimente durchgeführt. In drei Ecken eines Zimmers stehen Schüsseln, in jeder Schüssel liegen 25—30 Pokerspielmarken: in der einen rote, in der anderen weiße und in der dritten blaue. Die Schüsseln werden unregelmäßig umgestellt, um Positionsgewohnheiten zu vermeiden. Für eine rote Spielmarke erhält Trader ein Stückchen Apfelsine, für eine blaue einen Nußkern und für eine weiße ein Stück Banane. Das Tier lernt es bald, nur Spielmarken zum „Handel" zu verwenden, es versuchte nicht mehr, dem Experimentator andere Gegenstände zu geben. Hierbei gibt der Affe in ganzen Reaktionsserien nur Spielmarken von einer Farbe, was eventuell auf die Bevorzugung einer Speise hinweist. Beispielsweise gibt Trader 15—20 blaue Spielmarken, danach springt er plötzlich auf eine andere Farbe über. Im Verlauf von 649 Versuchen gab Trader: 251mal eine weiße Spielmarke, 216mal eine blaue und 182mal eine rote Spielmarke. Dieses Ergebnis ist so wenig vom zufälligen Ergebnis entfernt, daß man aus ihm nicht viele Schlüsse ziehen kann.

Die folgenden Experimente wurden ein Jahr nach den oben beschriebenen durchgeführt. Man verstreute auf dem Boden des Käfigs ohne Ordnung Spielmarken: 8 weiße, 8 blaue und 8 rote. Die Spielmarken wurden alle 3—4 Tauschakte erneuert, damit ihre Gesamtzahl im Käfig die ganze Versuchsdauer hindurch annähernd konstant blieb. Die Belohnung wurde wie zuvor gegeben. Trader greift nach der Spielmarke und gibt sie dem Experimentator. Oft geht er nach der Spielmarke bis zum entgegengesetzten Käfigende, obwohl dieselbe Spielmarke neben ihm liegt, bisweilen hält er die Spielmarke schon in der Hand, wirft sie dann fort und gibt eine andere. Wenn der Experimentator, nachdem ihm der Affe die Spielmarke gegeben hat, die Hand langsam zurückzieht, gibt ihm Trader eine zweite von derselben Farbe dazu. Nicht immer frißt das Tier die erhaltene Belohnung, ja, es nimmt sie nicht einmal immer, wenn es auch vielleicht fortfährt, Spielmarken zu geben. Die Tätigkeit wird zu einer Art Vergnügen. In 907 Versuchen gab Trader 300 rote Spielmarken, 327 blaue und 258 weiße. Die Wahl hat deutlich Zufalls-Charakter, von irgendeiner Vorliebe für eine bestimmte Farbe kann nicht die Rede sein.

Man gab ihm nun grüne Spielmarken, für die er Brot, eine sehr wenig gewünschte Nahrung, erhielt. Nichtsdestoweniger gab Trader nach 36 Stunden Hungers in 150 Versuchen: 37 rote Spielmarken, 48 blaue, 30 weiße und 35 grüne. Nur zu Anfang fraß Trader das Brot, später warf er es ständig weg, was ihn jedoch nicht daran hinderte, die grünen Marken zu geben.

Schließlich gab man ihm je 6 rote, blaue, weiße und gelbe Spielmarken. Diese letzteren wurden im Falle ihrer Abgabe wieder in den Käfig geworfen, ohne daß man eine Belohnung gab. In 120 Versuchen reichte Trader dem Experimentator 29mal eine gelbe Spielmarke, was fast genau dem Zufallswert entspricht (30). Dennoch lernte er es allmählich, die gelben Spielmarken immer seltener zu geben. So wurde in aufeinanderfolgenden Serien, jede zu zehn Versuchen, die gelbe Spielmarke 4, 2, 4, 6, 6, 0, 2, 1, 1, 0, 0, 2mal gereicht.

Im allgemeinen gibt es keinen Beweis dafür, daß es ein *Cebus* verstand, die Farbe einer Spielmarke mit einer bestimmten und bevorzugten Nahrungsart zu verknüpfen. Die Schimpansen Wolfes lösten diese Aufgabe weitaus präziser. Dennoch kann man auch dem Kapuzineräffchen eine gewisse Symbolik nicht absprechen. Es verknüpft den Akt der Aushändigung der Spielmarke mit der Nahrung, unterscheidet die wertlosen Spielmarken von den wertvollen, und die bisweilen ausbrechende Wut, wenn man ihm mehrere Male die Belohnung für eine Spielmarke verweigert hat, beweist, daß das Tier eine Belohnung erwartet und die Spielmarke als Mittel zur Erreichung des Zieles benutzt. Die Vergangenheit Traders ist nicht bekannt, und man weiß nicht, wie er das „Handeln“ erlernt hat.

Ein interessantes Problem ist das sogenannte Zählen, das beim Affen zum ersten Male von Kinnaman untersucht wurde. Dieser Autor stellte 21 Kisten in eine Reihe und lehrte zwei Rhesusäffchen, die vierte Kiste vom Ende aus zu wählen. Danach mußten die Affen die zweite, fünfte, erste, neunte, elfte, achte, dritte, zehnte und siebente Kiste vom Ende in der angegebenen Reihenfolge wählen. Einer der Affen unterschied die Zahlen in den Grenzen 1—6 (ein Männchen), ein anderer in den Grenzen 1—3 (Weibchen). Selbstverständlich kann in diesem Falle nicht von einem richtigen Zählen die Rede sein, die Tiere merkten sich ganz einfach die Lage der Kiste und fixierten in ihrem Gedächtnis ein gewisses Situationsbild.

Präziser sind die Experimente Woodrows, der die Methode der Bezeichnung der „zeitlichen Aufmerksamkeitsabstufung“ (temporal range of attention) anwandte. Die Methode besteht darin, daß zwei aufeinanderfolgende Tonserien auf das Tier einwirken, die sich in ihrer Anzahl um einen unterscheiden. Die Töne wurden von einem elektromagnetischen Hämmerchen erzeugt und waren mit den Bewegungen eines Pendels mit einer Pendelperiode von 1,5 Sek. synchron. Gleichzeitig mit dem letzten Ton der Serie hob sich der Vorhang des Apparates, und das Tier sah ein verhülltes Fensterchen, hinter dem ein Gefäß mit Nahrung stand. Im Falle einer richtigen Reaktion durfte der Affe nach der Belohnung greifen, im Falle eines Fehlers entfernte man schnell das Gefäß und hemmte die Reaktion mit dem Ruf „No“. Bald genügte allein der Ruf, die Reaktion zu hemmen, es hatte sich ein bedingter Reflex herausgebildet. Jedesmal erzeugte man zwei Tonserien, die sich um einen Schlag unterschieden, und das Tier mußte nach der längeren Serie nach der Belohnung greifen, dies aber nach der kürzeren Serie unterlassen. Sorgfältig wurden alle sekundären Kennzeichen berücksichtigt: Der Experimentator war für den Affen unsichtbar, die Töne waren von einer konstanten Höhe, und sie wurden in ganz gleichmäßigen Zeitabständen gegeben. Im übrigen versagten alle Versuchstiere bei längerer Serie, was allein schon beweist, daß sie sich keiner nebensächlichen Situationsmerkmale bedienten. Die Experimente wurden mit drei Rhesusäffchen durchgeführt.

Ein Affe, der mit dem Symbol D bezeichnet wurde, lernte es mit einem hohen Grade von Sicherheit, drei Töne von einem, drei von zweien, vier von drei und mit geringerer Sicherheit fünf von vier Tönen zu unterscheiden. Eine Gegenüberstellung von fünf und sechs Tönen führte zu keinem Ergebnis. Der Affe Y beherrschte die Unterscheidung drei von einem, drei von zweien und vier von dreien, aber nicht fünf von vier. Das Versuchstier J zeigte, nachdem es die Fähigkeit, drei von zwei Tönen zu unterscheiden, erworben hatte, eine beträchtliche Verschlechterung der Ergebnisse und fiel ab.

Von Interesse sind gewisse Einzelheiten dieser Experimente. Zuerst möchten wir darauf aufmerksam machen, daß beim Menschen die Grenze des Erkennens von Mengen ohne Zählen durch die Unterscheidung acht von sieben oder acht von neun gegeben ist, wenn die Töne durch Unterbrechung von je 1,5 Sek. getrennt sind. Die Leistung der Affen war also nicht grundsätzlich von der menschlichen unterschieden. Dennoch ließ sich nie und bei keinem Affen mit Bestimmtheit entscheiden, ob tatsächlich die Zahl die Reaktion bestimmte. Als einer der Rhesusaffen den Unterschied zwischen drei und zwei beherrschte, verdoppelte man den Abstand zwischen den zwei Schlägen, so daß sowohl die Serie der beiden Töne wie auch die der drei Töne drei Sekunden dauerte. Unter diesen Bedingungen verschwand sofort die erworbene Gewohnheit, der Affe hörte auf, drei von zwei Tönen zu unterscheiden. Man kann jedoch nicht sagen, daß die Dressur überhaupt nur auf die Gesamtdauer des Reizes erfolgte, denn auch bei dieser Anordnung vermochte der Affe zu lernen, drei von zwei zu unterscheiden, wobei 87,5 % richtige Reaktionen erreicht wurden. Einen Affen lehrte man, auf das Geräusch eines im selben Rhythmus herabfallenden Gefäßes mit Nahrung zu reagieren. Das Tier lernte es, vier von drei zu unterscheiden. Als man nun anstatt des Gefäßes einen kleinen Hammer mit derselben Lauthäufigkeit verwendete, mußte der Rhesus noch einmal von vorn zu lernen beginnen. Die Reaktion hat nichts mit der Zahl als solcher gemein. Es steht fest, daß sie von nicht näher bekannten Eigenschaften der Laute abhängt.

In dem Verhalten des Affen war bei ähnlichen Experimenten eine Art von Konflikt zu beobachten. Falsche Reaktionen erfolgten in der Regel nach einer längeren Zeit als richtige. Zu Beginn des Experiments greift das Tier ohne zu zögern nach der Nahrung, die Reaktionszeit ist kurz. Nach einer gewissen Zahl von Versuchen zieht sich die Reaktion in die Länge und das Verhalten des Tieres wird gleichförmig, ohne Rücksicht darauf, ob das Tier nach der Belohnung greift oder sie unberührt läßt.

Wenn auf Versuche mit Unterscheidungsserien drei von zwei eine Unterscheidungsserie vier von drei folgt, so beginnt die Kurve der Aufgabenbeherrschung sofort bei einem hohen Niveau, was auf einen bedeutenden Grad von Transponierung, das heißt auf den Einfluß der vorhergehenden Aufgabe auf die folgende hinweist. Dennoch fällt die Kurve bald auf die Zufallsgröße und steigt erst dann wieder allmählich bis zur Lösung an. Der Affe vergißt gleichsam das, was er gelernt hat, und lernt noch einmal von Anfang an. Alle diese Tatsachen weisen auf den äußerst komplizierten Charakter der Reaktionen des Tieres hin, den wir noch nicht richtig zu ergründen vermögen. Aber mit einem eigentlichen Zählen hat diese Reaktion nichts gemein.

Bei den Experimenten Woodrows wurden die Tonserien immer in Paaren gegeben, so daß der Affe sie vergleichen und auf das „mehr als“ reagieren konnte, ebenso wie er die hellere von zwei Schattierungen oder das größere von zwei Gewichten wählt. Kuroda wandte eine etwas andere Methode an. Seine Affen mußten zum Beispiel zwei Laute bald von einem, bald von dreien unterscheiden, das heißt, der Faktor des „mehr als“ war nicht konstant. Das erfordert von dem Tier eine höhere Abstraktionsstufe. Die Experimente wurden mit einem Exemplar des *Macacus cynomolgus* unter Benutzung eines Apparates zur siebenfachen Auswahl durchgeführt. In einer Höhe von 3 cm über jeder der sieben Nahrungsöffnungen befand sich ein rundes Fensterchen von 2 cm Durchmesser, daß man von hinten beleuchten konnte. Das Licht war das Kennzeichen dafür, daß sich in dem betreffenden Fensterchen die Nahrung befand.

Zuerst lehrte man das Tier, die Öffnung zu wählen, über der das Fensterchen erleuchtet war. Nachdem das Tier die Belohnung erhalten hatte, erlosch das Licht in dem Fensterchen, und die Nahrungsöffnung wurde verdeckt. Der Affe lernte das erst nach 757 Wiederholungen. Der Erfolg trat so spät ein, weil das Tier in den ersten Versuchen einen Mangel an Aufmerksamkeit sowie eine ständige Tendenz zeigte, auf die Öffnung zuzustreben, in der sich die Belohnung beim letzten Male befunden hatte. Die Lösung erfolgte ziemlich plötzlich.

In der zweiten Versuchsphase galt es, einen Klingelton von zweien zu unterscheiden. Die Klingel ertönte vor Enthüllung der Nahrungsöffnungen, das Aufblitzen des Lichtes in den Signalfensterchen erfolgte in unregelmäßiger Reihenfolge, entweder nach Betätigung der Klingel oder vorher. Wenn zwei Laute ertönten, befand sich in der Öffnung unter dem beleuchteten Fensterchen eine Frucht, wenn nur ein Laut ertönte, gab es keine Belohnung. Auch diese Verknüpfung festigte sich nach 700 Wiederholungen.

In der dritten Versuchsphase fügte man einen dritten Ton zu den vorhergehenden einem und zwei Tönen hinzu. Die Einfügung dieses neuen Faktors beseitigte völlig die schon fixierte Gewohnheit. Trotz 2837 Wiederholungen wählte der Affe nur in ungefähr 30 % der Fälle genau, daß heißt, er wählte völlig zufällig, obwohl die Lage der Öffnungen Nr. 1, 2 und 3 konstant blieb. Folglich unterscheidet der Affe, wenn die Reize nicht gleichzeitig, sondern nacheinander auftreten, die Zahlen überhaupt nicht. Die Methodik Kurodas scheint unnötig kompliziert zu sein und kann irgendwelche, die Reaktion hemmende Bestandteile enthalten. Tauben unterschieden bei den Experimenten O. Köhlers 5 von 6 von nacheinander auftretenden Reizen, und es ist kaum anzunehmen, daß der Affe ihnen nachsteht. Diese ganze Frage erheischt noch eine Erklärung. In jeder Versuchsanordnung ist eine Reaktion auf die Menge möglich und wahrscheinlich, die das Tier mit einer bestimmten Handlungssumme mißt.

Gallis lehrte zwei Exemplare des *Macacus sinicus,* ihnen vorgelegte Würmer bis zu einer bestimmten Zahl zu nehmen, sie danach aber unberührt zu lassen. Die Tiere unterschieden gut zwei von drei, aber nicht mehr.

Bierens de Haan leugnet gänzlich die Fähigkeit zum Zählen beim Tier. In allen Fällen handelt es sich entweder um eine Unterscheidung der Lage der Gegenstände, der Größe einer Gruppe von Gegenständen auf Grund eines einfachen Vergleiches, bei zeitlicher Aufeinanderfolge der Reize unterscheidet das Tier sie auf motorischer oder auf kinästhetischer Basis. Bei den Experimenten von Gallis und in den eigenen Experimenten Bierens de Haan handelte es sich nicht um ein Zählen bis drei, sondern um die Festigung einer rhythmischen Gewohnheit: zwei positive Reaktionen, eine negative.

In der kürzlich erschienenen Arbeit der Autorin LADYGINA-KOHTS untersuchte diese die Fähigkeit zur Unterscheidung von Zahlen bei einem jungen Schimpansen und wandte dabei die uns schon bekannte Wahl nach einem Muster an. Vor dem Tier liegt eine bestimmte Zahl von Gegenständen, man zeigt ihm eine Gruppe der gleichen Gegenstände und fordert von ihm, dieselbe Zahl aus den vor ihm liegenden auszuwählen. Es wurden verschiedene Modifikationen der Methode angewandt. Das Ergebnis war kläglich. Der Schimpanse unterschied nur mit großer Mühe 1 von 2. Auffallend ist jedoch, daß der Prozentsatz der richtigen Reaktionen auf drei gezeigte Gegenstände erheblich höher lag, wenn das Tier die Gegenstände mit dem Tastsinn wählte, indem es sie mit der Hand in einen Sack steckte. Dieses Ergebnis läßt uns an der Anwendbarkeit der Methode zur Lösung ähnlicher Fragen zweifeln. Die Fähigkeiten des Schimpansen wurden bei diesen Experimenten stets als zu niedrig bewertet.

Die Fähigkeit zu zählen entwickelte sich beim Menschen als Ergebnis vieler Tausende von Kulturjahren, und auch heute leben auf der Welt menschliche Stämme, die nur bis 5 zählen können. Auf keinen Fall können wir erwarten, daß der abstrakte Begriff der Zahl bei irgendeinem Tier existiert. Die elementaren Lebensforderungen führen jedoch das Tier zu der Notwendigkeit, eine Menge abzuschätzen. Dort aber, wo diese Frage Lebensbedeutung hat, kann die Einschätzung sehr genau sein. Ein Gibbon beurteilt mit großer Präzision die Muskelanstrengung, die er anwenden muß, um von Ast zu Ast zu springen, und wenn man den Ast um 1 cm wegzieht, gleicht das Tier das sofort aus. In anderen Fällen ist die Einschätzung weniger genau, doch erkennt eine Hündin in gewissen Grenzen, daß man ihr eines ihrer Jungen weggenommen hat, der Affe dagegen unterscheidet einen größeren Bananenabschnitt von einem kleineren. Das ist kein Zählen, sondern nur eine Einschätzung, die sich aus einer Einschätzung der notwendigen Anstrengung entwickelt hat. In unserer eigenen Praxis sind derartige Akte von Mengeneinschätzungen eine tägliche Erscheinung, und man darf unsere Fähigkeit hierbei nicht überschätzen. Der Mensch unterscheidet ohne zu zählen eine Gruppe von sieben Gegenständen von einer Gruppe von sechs Gegenständen, vielleicht 7 von 8. Ein Makake unterscheidet dagegen 5 Reize von 6. Es ist das eine Fähigkeit derselben Größenordnung, sie geht auf eine primitive Einschätzung der Muskelanstrengung zurück und eignet sich wenig zu einem Beweis für die Existenz einer Abstraktionsfähigkeit.

Zum Abschluß will ich kurz über die Nachahmung sprechen. Ich erwähnte schon in einem der früheren Kapitel, daß THORNDIKE und WATSON kategorisch die Existenz eines Nachahmungstriebes beim Affen verneinten. Zahlreiche Autoren arbeiteten an diesem Problem und sprachen sich in der Mehrzahl negativ über die Nachahmungsfähigkeit aus. Die Technik der durchgeführten Experimente war jedoch in der Regel mangelhaft, denn man gab dem Tier zu viele Reize gleichzeitig. Bei den Versuchen von SHEPHERD stieß der Affe mit einem Stock eine Frucht aus einer Glasröhre, und ein anderer Affe schaute ihm dabei zu; aber dies beeinflußte nicht im geringsten dessen eigene selbständige Reaktionsweise. Es ist jedoch nicht bekannt, ob dieser Affe tatsächlich den Manipulationen seines Freundes zuschaute, in welchem Maße er auf sie achtete oder womit er in dem gegebenen Augenblick beschäftigt war. Die Bedingungen sind zu kompliziert, als daß man etwas Positives daraus folgern könnte.

Die einzige kritische Arbeit auf diesem Gebiet ist eine Abhandlung von WARDEN und JACKSON. Diese Autoren formulieren eine Reihe von Kriterien für eine tatsächliche Nachahmung. 1. Um das Vorhandensein einer Nachahmung festzustellen, muß man dem Tier eine neue und genügend schwierige Aufgabe stellen. Anderenfalls kann die Lösung infolge einer zufälligen Konvergenz der Bewegungen, nicht aber infolge einer Nachahmung auftreten. 2. Die Reaktion des Nachahmenden muß sofort erfolgen, nachdem ihm von dem Nachzuahmenden die Lösung demonstriert wurde. 3. Man muß das Element der Übung ausschließen, das zu einer selbständigen Lösung führt, was schon keine Nachahmung mehr darstellt. 4. Die Tätigkeit des Nachahmers muß mit der Tätigkeit des „Modells" identisch sein. 5. Es ist notwendig, die Zufälligkeit der Lösung auszuschließen. Die Autoren benutzten zwei identische Käfige, die nebeneinander aufgestellt waren. Jeder Käfig enthielt die gleiche Kiste, in derselben Lage, in jedem Käfig saß ein Affe. Zuerst beleuchtete man den Käfig des Modellaffen bei einigen demonstrativen Lösungen. Danach löschte man das Licht über dem Käfig des Modells und zündete es über dem Käfig des nachahmenden Affen an, dem man eine Minute zu arbeiten erlaubte. Es wurden 354 Versuche mit 15 Rhesusäffchen durchgeführt. Trotz der strengen Kriterien zeigten die Affen in 46,3 % der Fälle eine deutliche Nachahmung. Ein völliges Fehlen einer Nachahmung, das heißt, ein selbständiges Verhalten des Nachahmers, war nur in 24,6 % der Fälle zu beobachten.

Das Ergebnis von WARDEN und JACKSON ist verständlich und richtig. Man kann sich nicht vorstellen, daß bei den Affen, so hervorragend gesellschaftlichen Tieren, die Nachahmung nicht eine biologische Rolle spielen sollte. Wenn ein Affe aus einer ganzen Herde eine reiche Fruchtstelle findet, so benachrichtigt er keineswegs die Herde davon, sondern die Menge weiß aus seinen Bewegungen, was geschehen ist und folgt ihm. Wenn das Leittier einer Herde eine Gefahr wahrnimmt, ergreift es die Flucht und die Herde folgt ihm. Jedes Tier der Herde steht unter der ständigen Beobachtung seiner Gefährten, die sich bei jeder Aktion ihm anschließen. Derartige Beispiele aus dem täglichen Leben der Affen kann man zu Hunderten anführen, das einfache biologische Gefühl diktiert uns sofort die Schlußfolgerung, zu der der Experimentator auf dem Wege mühseliger Untersuchungen gelangt.

Gleichzeitig muß man einen Umstand berücksichtigen, der von den Experimentatoren wenig beachtet wird. Bei den Affen ist das Verhältnis von Herrschaft und Unterordnung außergewöhnlich. Es ist das eine überaus verwickelte Angelegenheit, die wir im folgenden Kapitel eingehender besprechen werden. Hier genügt es zu bemerken, daß man nicht erwarten kann, daß jeder Affe jeden nachahmt. Der tieferstehende Affe wird die Bewegungen des höherstehenden nachahmen, aber nicht umgekehrt. Außerdem schafft, wie schon bemerkt, die veränderliche Aufmerksamkeit des Affen und die Vielseitigkeit seiner Interessen Bedingungen, unter denen eine Kontrolle der Nachahmungsfunktion äußerst schwierig ist. Das Ausbleiben einer Nachahmung hängt sehr oft ganz einfach von der fehlenden Aufmerksamkeit des Affen für die Handlungen des „Modells" ab.

Zum Schluß will ich die Frage der physiologischen Einhändigkeit des Affen anschneiden. Es ist bis zum heutigen Tage noch nicht geklärt, weshalb eigentlich der Mensch zum überwiegenden Teile Rechtshänder ist. Die Entscheidung dieser Frage ist um so schwieriger, als eine traditionelle Bevorzugung der einen Hand existiert, die sich den Kindern sofort von der Geburt an einprägt, und die es erschwert zu erkennen, ob und in welchem Maße die Einhändigkeit ein angeborenes Merkmal ist. Die meisten Theorien über die Einhändigkeit setzen voraus, daß sie ein ausschließlich menschliches Merkmal ist.

Es ist daher interessant zu erkunden, wie die Verhältnisse bei den Affen aussehen. In der älteren Literatur stimmten die Autoren nicht überein. Für die einen sind die Affen einhändig, für die anderen beidhändig, für wieder andere ist die Einhändigkeit verschieden. Klüver zeigte in der oben zusammengefaßt wiedergegebenen Arbeit, daß das Ergebnis von der Technik der Untersuchung abhängen kann, denn ein und dasselbe Tier kann in einer Situation einhändig, in einer anderen beidhändig sein, oder aber die Einhändigkeit ändert ihre Richtung. Dieser Autor notierte, mit welcher Hand der Affe nach der Schnur griff, die zu der Kiste mit der Belohnung führte. Eines von zwei Javaäffchen ergriff die Schnur 438mal mit der rechten Hand und 249mal mit der linken, das andere 198mal mit der rechten und 97mal mit der linken Hand. Das Übergewicht der einen Hand ist zu unbedeutend, als daß man eine entschiedene Einhändigkeit daraus folgern könnte, doch wurde festgestellt, daß das Tier die Schnur mit der rechten Hand ergreift, wenn deren Ende sich außerhalb des Käfigs befindet, und mit der linken, wenn das Schnurende innerhalb des Käfigs liegt. In 206 speziellen Verifikationsversuchen, in denen das Schnurende außerhalb, 5 cm vom Gitter entfernt lag, ergriff der Affe es 206mal mit der rechten Hand, die Einhändigkeit war also absolut. Wenn sich das Schnurende im Käfig 5 cm vor dem Gitter befand, so benutzte das Tier 44mal die linke Hand und nur dreimal die rechte.

Gründliche Untersuchungen in dieser Frage wurden von KOUNIN durchgeführt, der mit vier Rhesusäffchen *(Macaca mulatta)*, mit einem *Ateles* und drei Kapuzineräffchen *(Cebus)* arbeitete. Er wandte vier verschiedene Methoden an:

Methode 1. Der Affe befand sich in einem runden Käfig, in der Mitte des Fußbodens war eine Öffnung von 5 cm Durchmesser. Unter der Öffnung, in einer Tiefe von 20—27 cm, stellte man ein Gefäß mit Nahrung auf. Der Affe mußte, um die Frucht zu erreichen, die eine Hand tief in die Öffnung stecken.

Methode 2. In der Wand des Käfigs befand sich direkt über dem Boden eine Öffnung von 5 cm Durchmesser. Der Affe konnte die Nahrung erreichen, wenn er die Hand durch die Öffnung steckte.

Methode 3. Es wurde notiert, mit welcher Hand der Affe einen Stock handhabte, wenn er damit eine Frucht zu sich heranzog.

Methode 4. Sie diente zur Untersuchung der Monokularität. Gewöhnlich vergessen wir, daß der Mensch nicht nur „einhändig", sondern auch „einäugig" und „einohrig" ist. Es galt, dies auch bei den Affen zu untersuchen. Man bohrte eine Öffnung mit einem Durchmesser von 1 Zoll in die Metallwand des Käfigs und steckte eine luftdicht anliegende Porzellanröhre in die Öffnung. Die Öffnung befand sich in Höhe der Augen des Affen. Wenn der Affe, nachdem er ein leichtes Geräusch gehört hatte, und nachdem man das Nahrungsgefäß an der Verlängerung der Rohrachse aufgestellt hatte, mit einem Auge in die Röhre schaute, öffnete sich ein Türchen über dem Rohr, und der Affe erhielt die Belohnung.

Mit Hilfe dieser vier Methoden registrierte man die Bevorzugung im Gebrauch der rechten oder linken Hand bzw. des Auges durch die Affen. Das Ergebnis gibt die Tabelle wieder. R bezeichnet die rechte Seite, L die linke, die Zahlen entsprechen dem Prozentsatz der Griffe.

Tier	Methode 1		Methode 2		Methode 3		Methode 4	
	R	L	R	L	R	L	R	L
Rhesus 1	1	99	14	86	20	80	—	—
Rhesus 2	94.	6	100	0	37	63	1	99
Rhesus 3	22	78	99	1	84	16	—	—
Rhesus 4	—	—	27	73	—	—	—	—
Ateles	98	2	0	100	82	18	—	—
Cebus 1	100	0	99	1	94	6	100	0
Cebus 2	100	0	100	0	100	0	100	0
Cebus 3	2	98	0	100	11	89	100	0

Wie aus der Tabelle hervorgeht, zeigte das Rhesusäffchen 1 ein gewisses Übergewicht seiner linken Hand, das Rhesusäffchen 2 ist in den

Situationen 1 und 2 rechtshändig, aber stärker linkshändig in 3. Die Ergebnisse der Rhesusäffchen 3 und 4 sind veränderlich und ungenau. Der Ateles zeigt eine veränderliche Bevorzugung. Die Cebusäffchen 1 und 2 sind ausgesprochen rechtshändig, das Cebusäffchen 3 ist linkshändig. Was die Bevorzugung des einen Auges betrifft, so ist diese zwar stets eindeutig, sie stimmt aber nicht immer mit der Bevorzugung der Hand überein. Das Rhesusäffchen 2 ist überwiegend rechtshändig, aber linksäugig.

Im allgemeinen besteht bei den Affen ein Vorrang der Organe einer Körperseite, obwohl es richtiger wäre, von einem höheren oder geringeren Grade von Einseitigkeit als von einer absoluten Einseitigkeit zu sprechen. Die Einseitigkeit des *Cebus* tritt viel deutlicher hervor als die des Rhesusäffchens, und das steht höchstwahrscheinlich mit der beträchtlich höheren Fähigkeit zur Handhabung von Gegenständen im Zusammenhang. Wir wissen bereits, daß der *Cebus* den Rhesus beträchtlich beim Gebrauch von Geräten und überhaupt bei der Lösung verschiedener Aufgaben übertrifft.

Diese Tatsachen bilden die Grundlage für die Behauptung, daß die Einseitigkeit des Menschen eine primäre Erscheinung, nicht aber ein erworbenes Merkmal ist, obwohl die Erziehung natürlich eine sehr hohe Bedeutung besitzt.

NEUNTES KAPITEL

Das Sozialleben der Affen

Die komplizierten Wechselbeziehungen zwischen den Einzeltieren einer Herde und die Struktur des sozialen Lebens der Primaten war Gegenstand zahlreicher Untersuchungen. Wir besitzen auf diesem Gebiete eine umfangreiche Arbeit von ZUCKERMAN, die in hohem Maße auf eigenen ausgedehnten Untersuchungen beruht.

Die soziale Ordnung der Affen steht mit ihrem Geschlechtsleben und mit den Fragen ihrer Fortpflanzung in engem Zusammenhang. Bei zahlreichen niederen Säugetieren existiert im Laufe eines Jahres eine sogenannte anoestrale Periode, in der jegliche Geschlechtsaktivität verschwindet, und die Geschlechtsorgane einer vorübergehenden Degeneration oder jedenfalls einer bedeutenden Reduktion ausgesetzt sind. Bei den Affen ist das anders. Ihr Geschlechtsleben ist nicht auf bestimmte Perioden begrenzt.

Bei den Affen der Alten Welt findet man eine Folge von monatlichen Menstruationszyklen, wenn keine Trächtigkeit vorliegt. Hierbei ist periodisch ein starkes Anschwellen der Geschlechtsteile des Weibchens zu beobachten, was mit charakteristischen Veränderungen im Verhalten verbunden ist. Beim Schimpansen dauert ein derartiger Zyklus 34 bis 36 Tage, die Blutung geht im Laufe von 3 bis 6 Tagen vor sich, und bei den anderen Anthropoiden scheinen die Verhältnisse ähnlich zu sein.

Neben den Geschlechtsfaktoren spielen ökologische Faktoren bei der Entstehung des Herdenlebens eine bedeutende Rolle, man kann aber behaupten, daß die sozialen Verhältnisse bei allen Affen wenig differenziert sind. Im übrigen kennen wir sie nicht genauer.

Die größte Aufmerksamkeit widmet ZUCKERMAN dem Herdenleben der Paviane, die er in den Kolonien der Zoologischen Gärten in London und München sowie in der freien Natur in Südafrika beobachtete, wo diese Tiere in Herden bis zu 2000 Stück leben und der Landwirtschaft riesige Schäden zufügen. Wie bei allen Affen läßt sich auch bei den Pavianen ein Verhältnis von Herrschaft und Unterordnung beobachten. Diese Erscheinung ist in der Tierwelt sehr verbreitet. Wir treffen sie in einem gewissen Maße schon bei manchen Kriechtieren, und bei den Vögeln ist sie sehr ausgeprägt. In einer Hühnerschar auf dem Bauernhof werden ständig Kämpfe geführt, in deren Folge spontan eine „Ausscheidung der Konkurrenten“ stattfindet. In der Regel erweist sich ein Tier am Ende als das tüchtigste von allen, vom Augenblick seines endgültigen Sieges an darf es jedes andere picken und vertreiben, ohne einen Protest von

Seiten des Überfallenen erwarten zu müssen. Die Hühner sind durch ihre Rangordnung gekennzeichnet: Das Tier A herrscht über alle übrigen, das Tier B ist A untergeordnet, aber es pickt und terrorisiert die restlichen Tiere, das Tier C ist A und B untergeordnet, aber es terrorisiert die übrigen usw. Dies ist ein Beispiel für eine gradlinige Rangordnung. Es sind Fälle einer dreiecksförmigen Rangordnung bekannt, bei denen A über B, B über C und C wieder über A herrscht.

Bei den Affen ist diese Erscheinung ungleich komplizierter. Die strukturelle Grundeinheit der Affenschar ist die Familie, die sich aus einem Männchen und mehreren, seinen Harem bildenden Weibchen zusammensetzt. Das Männchen, der sogenannte „Overlord", terrorisiert die Weibchen und läßt kein anderes Männchen an sie heran. Da bei den Affen die Gesamtzahl der Männchen ungefähr der Zahl der Weibchen entspricht, ergibt sich, daß die Mehrheit der Männchen vom Geschlechtsleben ausgeschlossen ist, denn die Overlords erlauben ihnen das nicht. Diese einsamen Junggesellen sind die Ursache für verschiedene Unruhen in der Kolonie. Im allgemeinen erkennen die Junggesellen das Supremat des Overlords an und ordnen sich ihm unter. Der Overlord reitet dem widerspenstigen Junggesellen oder dem ungehorsamen Weibchen auf, indem er dieselbe Stellung einnimmt, wie sie ein Männchen während des Geschlechtsaktes einnimmt. Wenn das Aufreiten ein Zeichen für die Oberherrschaft ist, so ist das Einnehmen der weiblichen Geschlechtshaltung, die Einstellung auf den Kopulationsakt, das Kennzeichen für die Unterordnung.

In einer Paviankolonie, die sich aus mehreren Familien zusammensetzt, herrscht im allgemeinen „Geschlechtstreue": die den Overlord umgebende Weibchengruppe verkehrt geschlechtlich nur mit ihm. Dennoch beschreibt ZUCKERMAN zahlreiche Fälle von „Verrat". Wendet sich z. B. der mit etwas anderem beschäftigte Overlord ab, so kann sich im selben Moment eines seiner Weibchen dem neben ihr stehenden Junggesellen anbieten, der dann aufreitet. Plötzlich sieht der Overlord das. Sofort stürzt das Weibchen zu ihm, winselt, bietet sich ihm an und droht ihrem „Verführer" mit Blicken und indem sie mit den Händen auf die Erde schlägt. Als Folge dessen fällt der Overlord über den Verführer her und mißhandelt ihn. In einem anderen Falle bleibt das Weibchen 40 Sekunden allein, während ihr Despot irgendeinem anderen Weibchen über den Platz nachläuft, und während dieser Zeit bietet sie sich zwei Männchen an, die sich sofort danach zurückziehen, nach der Rückkehr des Overlords bietet sich das Weibchen ihm an.

Die Herrschaft erstreckt sich auf alle Arten des Verhaltens. Wenn eine Gruppe von Affen auf freiem Gelände frißt und Nahrung im Überfluß zur Verfügung hat, so ernährt sich jedes Tier normal. Anders ist es in den Zoologischen Gärten. In den Käfig gegebene Nahrung nimmt das herrschende Tier für sich, und gewöhnlich machen die unterworfenen

Tiere nicht einmal den Versuch, nach dem Futter zu langen. Gibt man einem solchen schwächeren Tier die Nahrung in die Hand und der Overlord ist in der Nähe, so wird die Nahrung meistens nicht angenommen, selbst nicht bei starkem Hunger. Man kann mit Sicherheit voraussagen, daß der Overlord jeden angreift, der es in seiner Anwesenheit wagt zu fressen, wenn seine Backentaschen nicht völlig ausgestopft sind, wenn er also noch nicht völlig gesättigt ist. Wenn aber der Angefallene

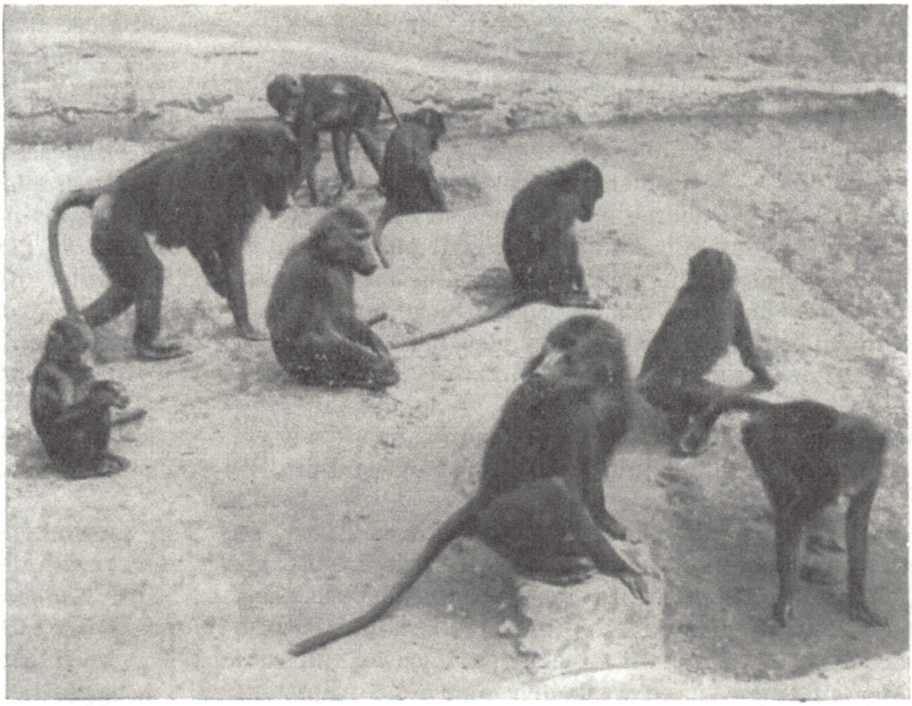

Abb. 61. Paviankolonie im Warschauer Zoologischen Garten

nicht ohne Widerspruch den Inhalt seiner Backentasche abgibt, so weist ihn der Overlord ganz empfindlich zurecht und drückt außerdem mit dem Finger den ganzen Inhalt der Backentaschen heraus. In Fällen extremer Herrschaft können untergebene Tiere direkt vor Hunger zugrunde gehen. Ein Pavianpaar erhielt in einen Käfig sechs Bananen, die nacheinander einmal für das Männchen, einmal für das Weibchen hineingeworfen wurden. Das Männchen ergiff sie alle, und das Weibchen, das ein Junges zu stillen hatte, protestierte nicht im geringsten Maße. Hätte sich das Weibchen in der Brunstzeit befunden, hätte es etwas abbekommen.

Die Oberherrschaft betrifft nicht nur das Fressen, sondern auch andere Objekte. Ein kleiner Pavian ergreift einen Eimer oder einen verlorenen

Handschuh. Ein erwachsenes Männchen nähert sich ihm, und sofort wirft der kleine Affe den ergriffenen Gegenstand fort und läuft schreiend davon. Die Herrschaft tritt auch bei erhaltener Strafe zutage. Es ist ein ganz gewöhnlicher Fall, daß Affen anderen Affen ihre Strafe „abgeben", die man ihnen gerade erst verabfolgt hat. Hierbei gibt sie natürlich das dominierende Tier dem untergebenen ab. Zwei Affen lebten in einem Käfig. Das herrschende Tier holte man täglich zu Experimenten, die es nicht sehr liebte. Jedesmal nach seiner Rückkehr verabfolgte es seinem Partner „Strafe". Ein erwachsenes Pavianweibchen, das allein in einem Käfig lebte, ging gern an das Gitter und ließ sich streicheln oder lausen *. Man brachte nun einen anderen Affen in den Käfig, der das Weibchen zu terrorisieren begann. Nach einigen Tagen hörte das Weibchen auf, an das Gitter zu gehen und reagierte nicht auf die Einladungen seiner menschlichen Freunde. Als man jedoch ihren Peiniger entfernte, kehrte die Äffin wieder zu ihren früheren Gewohnheiten zurück. Im allgemeinen wird das Weibchen ständig durch das Männchen terrorisiert und in zahlreichen Situationen ist ihre Haltung völlig passiv. Eine Ausnahme bilden die relativ seltenen Fälle, in denen das Weibchen das dominierende Tier ist. Wir werden darauf etwas später zurückkommen.

Innerhalb einer Gruppe besteht normalerweise ein gewisser Gleichgewichtszustand in der festen Regelung der Verhältnisse von Herrschaft und Unterordnung. Dieser Zustand ist jedoch zeitlich begrenzt und kann leicht in einen anderen übergehen, wenn zum Beispiel in einem Kampf nicht der Overlord, sondern ein anderer Affe siegt. In einer Gruppe scheint sich jedes Tier in einer ständigen potentiellen Furcht zu befinden, daß es ein anderer stärkerer Affe terrorisieren könnte.

Zuckerman beschreibt das Verhalten von fünf Weibchen, die mit einem Männchen zusammen lebten. Vor Bildung dieser Gruppe, als das Männchen noch nicht da war, zeigten die Weibchen eine bestimmte Rangskala, was im Verhalten beim Fressen, in aggressiven Reaktionen u. ä. zum Ausdruck kam. Als das Männchen hinzukam, unterwarfen sich alle Weibchen, aber ein kleines Weibchen herrschte über die anderen vier. Dieses Weibchen griff ohne Furcht nach der gereichten Nahrung, ohne daß das Männchen protestierte; die anderen Weibchen durften nicht dasselbe tun. Nach einer Woche zeigten die vier erwachsenen Weibchen Anzeichen von Brunst. Das Männchen wurde erregbar, und besonders reizte ihn sexuell ein Weibchen, mit dem er oft geschlechtlich verkehrte und das er dauernd verfolgte, wobei er es ins Genick biß. Jetzt veränderte sich plötzlich das Verhalten des kleinen Weibchens. Es begann, Furcht vor dem Männchen zu zeigen und warf oft kreischend eine schon empfangene Frucht wieder fort, sobald sich ihr das Männchen näherte. Das Männchen interessierte sich in dieser Zeit vorwiegend nur

* Tembrock gebraucht hierfür den Ausdruck „absuchen".

für ein Weibchen, immer für das, das die deutlichsten Kennzeichen von Brunst aufwies. Nur dieses Weibchen durfte in seiner Anwesenheit fressen.

Die Junggesellen, die zu einer Herde gehören, bilden bisweilen Freundeskreise, halten sich zusammen auf, lausen sich gegenseitig und frönen der Homosexualität. Wird ein Partner der Gruppe überfallen, kommen die anderen ihm zu Hilfe. Wenn zwei Paviane kämpfen, beteiligen sich gewöhnlich andere, die auf Seiten des schwächeren stehen, und bisweilen nimmt die ganze Kolonie an dem Kampf teil. Schließlich hat das aggressivste Tier die ganze Gruppe gegen sich. Normalerweise benehmen sich die Junggesellen den Weibchen gegenüber gleichgültig, bisweilen jedoch attackieren sie ein Weibchen eines Harems, wobei sie ihr Leben aufs Spiel setzen. Ganz bestimmt greift der Overlord ein und tötet sehr oft seinen Rivalen. Das Verhalten des einen Männchens beeinflußt die anderen, hieraus ergeben sich äußerst interessante „Sexualkämpfe“, die die Mehrzahl der Tiere der Kolonie umfassen und gewöhnlich mit Totschlag enden.

Wir wollen die Beschreibung eines derartigen Kampfes anführen. Seit einer gewissen Zeit hielt sich ein Junggeselle ständig in der Nähe des von ihm erwählten Weibchens auf, rührte sie jedoch nicht an und beobachtete aufmerksam das Verhalten ihres Overlords. Fünf Tage vor dem Ausbruch des Kampfes drohte der Junggeselle dem Overlord mit der Faust, wurde jedoch vertrieben. Am Tage des Kampfes ergriff der Junggeselle plötzlich das Weibchen und bezwang es. Das Weibchen verhielt sich völlig passiv, der Overlord achtete jedoch, was sehr ungewöhnlich war, nicht auf diesen Vorgang. Eine Reihe anderer Männchen versammelte sich in aggressiver Haltung, der Overlord vertrieb sie von Zeit zu Zeit, reagierte aber nicht darauf, daß der Junggeselle von seinem Weibchen Besitz ergriff. Am nächsten Tage überwältigte der Overlord sein Weibchen und verlor es nochmals zugunsten desselben Junggesellen. Dieser Zustand dauerte einige Tage hindurch an mit dem Unterschied, daß das Weibchen von Hand zu Hand ging und mehreren Junggesellen der Reihe nach gehörte, was in einem allgemeinen Kampf vor sich ging, bei dem man sich das Weibchen gewaltsam entriß. In den Unterbrechungen lauste das Weibchen seinen augenblicklichen Verführer oder aber ihr Verführer lauste sie, er drohte den anderen Männchen und deckte das Weibchen mit seinem ganzen Körper, die anderen Männchen aber griffen ihn an und versuchten, das Weibchen unter ihm hervorzuziehen, wobei sie es bissen und zwickten. Ein derartiger Kampf dauert mehrere Tage hindurch und endet in der Regel mit dem Tode des Weibchens, das trotz der vielen davongetragenen Wunden stets die Haltung absoluter Passivität bewahrt. Selbst über der Leiche des Weibchens geht der Kampf weiter, und der Overlord beteiligt sich dann mit den anderen. Es geschieht selten, daß bei dem Sexualkampf irgendein

Männchen zugrunde geht, das Weibchen jedoch stirbt fast immer. Nach dem Tode des Weibchens versammeln sich die Männchen rings um die Leiche, lausen sie und verkehren geschlechtlich mit ihr.

Dieses sadistische Verhalten der Tiere kann man in ziemlich natürlicher Weise erklären. Angesichts der speziellen Struktur der Kolonie und der Oberherrschaft der Overlords ist die ganze Schar der Männchen von dem normalen Geschlechtsleben ausgeschlossen. Diese Männchen können ihr sexuelles Bedürfnis nicht befriedigen, denn die Overlords lassen dies nicht zu. Bisweilen jedoch wird infolge der überaus leichten Erregbarkeit des Affen der Geschlechtstrieb des Junggesellen so übermächtig, daß er ihm ein Übergewicht über den Overlord verleiht und der Overlord erkennt dies ohne Kampf an. Es genügt hierfür die Haltung des Junggesellen. Diese Verhältnisse wurden unter künstlichen Bedingungen, in den Kolonien der Zoologischen Gärten, auf begrenztem Raume beobachtet. In der Natur können sich derartige Situationen in normalerer Weise entwickeln, dennoch ist angesichts des Herdenlebens der Paviane eine Reihe von Männchen unzweifelhaft zum Zölibat verurteilt, und es bleibt ihnen entweder die von den Affen in großem Ausmaße betriebene Homosexualität oder die Onanie.

Das Verhältnis der erwachsenen Paviane zu den Jungen unterliegt ebenfalls oft einer gewissen Widernatürlichkeit. Bei den Weibchen ist es gewöhnlich eine freundschaftliche Einstellung. Die zu den verschiedenen Harems gehörenden Weibchen ergreifen jedes Junge, umarmen es, lausen es und spielen mit ihm. Das Männchen dagegen tötet oft das Kind. Ein Pavian, der Junggeselle war, trug nach Tötung eines fremden Kindes die Leiche eine ganze Woche hindurch mit sich herum, spielte mit ihm und zwickte es. Ein anderer junger Pavian tötete eine junge Katze und trug diese ebenfalls ständig mit sich herum, wobei er ihr die Haare ausriß. Bei der Beurteilung dieses Verhaltens muß man sich vor Anthropomorphismus sowie davor hüten, sie als „Sadismus", „Grausamkeit" oder „Mutterliebe" zu klassifizieren. Charakteristisch ist in dieser Hinsicht das Verhalten eines Rhesuspaares, das von Yerkes beschrieben wird. Das Kind des Rhesus kam tot zur Welt. Die Mutter wollte es nicht abgeben und trug es überall mit sich herum; und auch der Vater interressierte sich für die Leiche, beide untersuchten oft die Augen des toten Affen. Dies dauerte fünf Wochen, bis die Leiche zu einer Mumie ausgetrocknet war. Die Mutter warf die Leiche immer öfter hin, brach ihr immer wieder irgendeinen Körperteil ab und hörte schließlich auf, sie zu beachten. Es ist anzunehmen, daß es sich in diesem Falle nicht um Mutterliebe handelt, sondern einfach um eine Reaktion auf Fell, die bei Affen stets leicht hervorzurufen ist. Wenn ein Junges stirbt und aufhört, an der Mutter zu saugen, hören deren Milchdrüsen auf zu funktionieren, und dementsprechend ändert sich das Verhalten. Die mütterliche Reaktion auf ein lebendes Junges, die allen Weibchen eigen ist und einen tiefen biologischen Sinn für die Erhaltung der Spezies hat, macht einem Verhalten völlig anderer Art Platz, das eher mit dem Spiel verwandt ist. In ähnlicher Weise behandelt das Männchen das Junge oft als Spielzeug, sein Spiel ist jedoch so brutal, daß das Junge eingeht, was jedoch nicht unbedingt zum Abbruch des Spieles führt. Ein solches Verhalten ist natürlich für die Spezies schädlich; deshalb trat ihm auch die Mutter entgegen und beschützte das Junge vor dem Männchen.

Zuckerman folgert auf Grund seiner Beobachtungen, daß die Entwicklung des sozialen Lebens des Menschen durch Zustände verlaufen sein muß, die den heute bei den Affen bestehenden Verhältnissen ähnlich waren, denn das Geschlechtsleben aller Primaten, die Grundlage ihres Zusammenlebens, ähnelt einander sehr. Dennoch war der Mensch, wie es scheint, stets monogam, was mit der Art der Nahrung zusammenhängen kann. Die Affen sind Pflanzenfresser, und das Männchen kann seinen um ihn herum fressenden Harem bewachen. Der Mensch aber war ein Allesfresser, er war in hohem Maße von der Fleischnahrung abhängig, die er auf Jagdzügen erbeutete. Wenn während seiner Abwesenheit andere sein Weib verführt hätten, wäre die Existenz der Familie kaum zu denken.

Die Herrschaft der männlichen Tiere, die manchmal, wie alles bei den Affen, karikaturartige Formen annimmt, kann eine große biologische Bedeutung haben. Der Overlord ist gewöhnlich das in vieler Hinsicht hervorragendste Tier: er ist der Stärkste, Aggressiveste, Geschickteste in den Kämpfen und wahrscheinlich der Intelligenteste von allen. Diese Tatsache wurde jedenfalls bei den Hühnern beobachtet, stets löste das dominierende Tier am leichtesten Aufgaben verschiedenster Art. Für die Spezies ist es nützlich, daß gerade die besten Tiere die Weibchen befruchten und das Geschlecht fortführen. Es ist dies eine geschlechtliche Zuchtwahl eigener Art, wenn auch etwas anders, als sie Darwin angenommen hatte. Nach Darwins Meinung, dessen Theorie der geschlechtlichen Zuchtwahl sich hauptsächlich auf das Verhalten von Vögeln stützte, „gefällt" das beste, hervorragendste Männchen den Weibchen am meisten, die es dann sehr gern erhören. Dieser Standpunkt ist anthropomorphistisch. Man kann sich nur schwer damit einverstanden erklären, daß bei den Vögeln eine ästhetische Beurteilung vorhanden ist. Deshalb ist die Anschauung von Gross annehmbarer, daß das beste Männchen ganz einfach das Weibchen am stärksten reizt. Bei den Affen kann von einer Wahl des Männchens durch das Weibchen keine Rede sein, denn das Männchen zwingt sich dem Weibchen durch seine Kraft auf, tut ihm Gewalt an. Der schließliche Effekt ist jedoch in beiden Fällen der gleiche.

Dennoch ist die Frage der Oberherrschaft so verwickelt und mit so vielen wichtigen biologischen Momenten verknüpft, daß wir zu ihr zurückkehren müssen. Interessant sind die Beobachtungen von MASLOW und seinen Mitarbeitern, die mehrere Affengattungen, besonders die niederen, betreffen. MASLOW führte seine ersten Beobachtungen im Zoologischen Garten „Vilas Park Zoo" in den USA an ungefähr 35 Affen verschiedener Gattung durch. Schon eine einfache Beobachtung zeigt das in der Gruppe dominierende Tier, seine Herschaft kommt in sehr verschiedenen Situationen zum Ausdruck. Ein solches Tier tritt selbstsicher auf, stößt die anderen fort, die sich auch ohne Protest entfernen, geht an die Vorderseite des Käfigs, wenn etwas zu erhalten ist, ist der ständige Initiator aller Aktionen der Gruppe. Die Dominanz kann von verschiedener Stärke sein. Bei völliger Unterordnung berührt das untergebene Tier in Anwesenheit des Despoten keine Speise, wenn sich dieser auch weit entfernt befindet, und eilt oft so weit wie möglich davon, wenn eine Frucht in den Käfig geworfen wird. Wenn die Dominanz nicht so stark ausgeprägt ist, vertreibt der Despot die anderen und ergreift selbst die Nahrung. Das dominierende Tier verhält sich stets wie ein Männchen und das unabhängig von seinem Geschlecht. Diese Tatsache ist besonders interessant, sie zeigt nämlich, daß die ursprüngliche Geschlechtsreaktion symbolischen Transformationen unterworfen werden kann; sie wird zu einem Akt, der mit dem tatsächlichen Geschlechtsleben nichts gemein hat. Die dominierende Äffin reizte gleichermaßen Weibchen wie Männchen auf, wobei sie die Bewegungen wiederholt, die für das Männchen beim Kopulationsakt charakteristisch sind. Dagegen ist das typische Verhalten des unterworfenen Tieres weiblich; es zeigt eine Stellung wie beim Geschlechtsakt und das wieder unabhängig von dem wirklichen Geschlecht des Tieres. Die Reaktion des untergebenen Tieres verändert sich in Abhängigkeit von dem Grad der Oberherrschaft und schwankt von Versuchen aktiver Verteidigung über Passivität oder Flucht bis zu einem Kriechen am Boden als Zeichen voller Ergebenheit.

Wenn auch das dominierende Weibchen die männliche Kopulationshaltung einnimmt, so verändert sich sein Verhalten in der Brunstperiode total. Dann wird das Verhalten des Tieres weiblich, es nimmt die weibliche Stellung ein, und schlagartig verliert das Weibchen seinen ganzen dominierenden Einfluß. Der ursprüngliche Geschlechtstrieb ist dann so stark, daß die erworbene Handlungssymbolik unterdrückt wird. Hierbei kann die geschlechtliche Erregung des Männchens eine große Rolle spielen, die einen starken Reiz darstellt, so daß die Unterordnung überwunden und das unterworfene Tier in ein dominierendes verwandelt wird. Die schnelle Subordination zieht in der Regel eine Unterwerfung auch in anderen Handlungssphären nach sich, zum Beispiel bei der Erbeutung von Nahrung. Interessant ist folgender Fall. In einer Gruppe von drei Affen herrschte das Weibchen A über das Weibchen B und beide Weibchen herrschten über den männlichen Affen. Die Rangordnung war folglich: A — B — Männchen. Als A in der Brunst war, verwandelte sich das Verhalten radikal: das Männchen bezwang sie ständig, biß sie, zwickte sie und ließ sie nicht fressen. Das Weibchen A verwandelte sich aus einem aggressiven, dominierenden Tier in einen unterworfenen Feigling. Jetzt dominierte in der ganzen Gruppe das Weibchen B, das heißt, die Rangordnung war folgende: B — Männchen — A. So blieb es bis zu dem Augenblick, da sich B in der Brunst befand. Nun wurde B zum untergebenen Tier, und in der Gruppe dominierte das Männchen, die Reihenfolge der Dominanz war: Männchen — A — B.

Bei jungen Tieren sind die Verhältnisse weniger durchsichtig, eine Dominanz existiert auch; sie ist jedoch ziemlich schwankend und kann sich von Fall zu Fall ändern.

In jeder Gruppe besteht eine gewisse Rangordnung, ein Tier ist stets der Führer der Gruppe. Aber die fixierte Rangordnung kann während des Spiels für Augenblicke verschwinden. Dann können die dominierenden Tiere vor den untergebenen Tieren eine weibliche Stellung einnehmen, und die untergebenen können sie zwingen. Während des Spiels gibt es keinen Terror, keine Furcht, das herrschende Tier legt gleichsam für einen Moment seine Macht ab und wird den anderen gleich. Dies dauert bis zum Ende des Spiels, doch danach kehren die gewöhnlichen Beziehungen von Herrschaft und Unterordnung wieder. Solche Erscheinungen finden sich meistens bei jungen Affen, die mehr zum Spielen geneigt sind.

Die Erscheinung der sogenannten „Prostitution", die man nicht anthromorphistisch auffassen darf, ist bei den Affen verbreitet. Maslow interpretiert sie als Anzeichen oder Symbol der Unterwerfung, als eine eher soziale als sexuale Erscheinung, die darin besteht, daß das Tier in gewissen Situationen die weibliche Begattungsstellung einnimmt, auch wenn der Despot davon keinen Gebrauch macht. Man stellte in den Käfig eine Schüssel mit Nahrung, die für alle Tiere ausreichend war. Das dominierende Tier setzte sich neben die Schüssel und stopfte seine Backentaschen mit Händen und Füßen voll, drohte den anderen und ließ sie nicht an das Futter heran. Darauf näherten sich die anderen Tiere zögernd der Schüssel, jedes in der halb weiblichen Haltung der Unterwerfung, wonach ihnen zu fressen erlaubt wurde. Eine große Rolle spielte sicherlich der Umstand, daß der Despot gesättigt war und sich sein Herrschaftstrieb vermindert hatte.

In der Regel ist eine einmal gefestigte Rangordnung in der Gruppe stabil und bleibt in den verschiedenartigsten Situationen erhalten. Einzig und allein die Krankheit eines Despoten oder die Brunst eines Weibchens verändern sofort die Dominanzverhältnisse.

In einer weiteren Arbeit unterziehen Maslow und Pflanzbaum diese Erscheinungen einer systematischen Analyse. Sie arbeiteten mit 20 Affen verschiedener Arten, mit jungen und alten. Die Tiere wurden zu Paaren in zwölf verschiedenen Kombinationen gehalten, wobei man Tiere einer Spezies, möglichst eines Alters und von annähernd gleichem Körpergewicht aussuchte. Aus den zahlreichen Beobachtungen und Protokollen geht hervor, daß das dominierende Tier:

1. fast die ganze, für beide gegebene Nahrung für sich nimmt (beobachtet in 97 % der Fälle),
2. stets die männliche Kopulationshaltung, nie die weibliche einnimmt (98 %),
3. seinen Partner fast immer ohne Widerstand terrorisiert (99 %),
4. der Initiator von Kämpfen und ständig der Sieger ist (85 %),
5. zweimal häufiger Initiator der Spiele ist (65 %),
6. aktiver bei der freien Exploration, bei der Untersuchung neuer Dinge u. ä. ist (65 %),
7. mehr Neigung zeigt, seinen Partner zu lausen, als sich von diesem lausen zu lassen (62 %),
8. nie die Flucht ergreift und nie vor dem anderen kriecht.

Alle entgegengesetzten Merkmale charakterisieren das unterworfene Tier.

In der überwiegenden Mehrzahl der Fälle stellte sich das Verhältnis von Herrschaft und Unterordnung sofort ein. Nur selten wird die Herrschaft im Kampf errungen; vielmehr nimmt das Tier sofort die dominierende Haltung ein, und das andere Tier erklärt sich in natürlicher Weise mit der Rolle des unterworfenen einverstanden. Wenn zu der Gruppe ein neues Mitglied hinzukommt, so nimmt es gewöhnlich die ihm zukommende Position ein. Entweder ist es sofort unterworfen, oder aber es tritt in dominierender Haltung auf, die die anderen Tiere ohne Kampf anerkennen. Nur manchmal wird der Neuankömmling von dem Führer der Gruppe gebändigt und auf einen untergeordneten Platz verwiesen.

Es ist nicht leicht festzustellen, welche Faktoren für Herrschaft und Unterordnung entscheidend sind. Nach Meinung Zuckermans spielen hierbei die Körpermaße, die bessere Entwicklung der Hauer und die größere Kampflust eine Rolle. Dennoch klären allein die Körpermaße gewiß nicht die ganze Angelegenheit. Die beiden übrigen Faktoren setzen voraus, daß die Oberherrschaft im Kampf errungen wird. Bei den Beobachtungen von Maslow und Pflanzbaum war dies jedoch nicht der Fall, in der Mehrzahl der Fälle wurde die Herrschaft ohne physische Gewalt erreicht. Es ist das eine kompliziertere Frage, die Herrschaft ist das Ergebnis der sozialen Stellung, der Aggressivität, des Temperaments und in bedeutendem Maße des physischen Mutes. Bei zehn der zwölf untersuchten Paare bildete sich die Oberherrschaft bei einem Kampf um Nahrung heraus. Der Hunger ist jedoch nur ein verschärfender Faktor, er kann das beschleunigen, was auch so eingetreten wäre.

Maslow präzisiert seinen Standpunkt in einer anderen Arbeit, in der er mit sechs Rhesusäffchen, mit vier Männchen und zwei Weibchen arbeitete. Ihre Charakteristik ist aus der Tabelle ersichtlich.

Name des Affen	Geschlecht	Körpergewicht
Blue	Männchen	8′ 15″
Whitey	,,	8′ 15″
Naomi	Weibchen	6′ 10″
Red	Männchen	6′ 11″
Christy	,,	6′ 5″
Catherine	Weibchen	5′ 4″

Die Tiere wurden zu je zweien in das Versuchszimmer geführt und 10 Minuten darin belassen. In chronologischer Reihenfolge waren die Kombinationen folgende:

1. Serie: Blue — Red, Naomi — Catherine, Whitey — Christy.
2. Serie: Blue — Whitey, Christy — Catherine, Naomi — Red.
3. Serie: Whitey — Red, Naomi — Christy.
4. Serie: Whitey — Naomi, Red — Catherine.
5. Serie: Red — Christy, Whitey — Catherine.

Blue starb nach Abschluß der zweiten Serie, deshalb enthielten die übrigen Serien nur je zwei Paare. Bei jedem beobachteten Paar wurde ein Verhältnis von Herrschaft und Unterordnung festgestellt. Danach untersuchte man das Verhalten in größeren Gruppen. Hierfür ließ man die zwei Affen mit dem geringsten Dominierungsgrad in einen großen Käfig, gab dazu am folgenden Tage einen dritten von nächsthöherer Stellung innerhalb der Rangordnung usw. bis alle fünf Tiere versammelt waren. Die Affen blieben ständig zusammen.

Die Ergebnisse der Beobachtungen in den Paaren waren sehr übereinstimmend und ermöglichten die Aufstellung einer Rangordnung: Blue — Whitey — Naomi — Red — Christy — Catherine. In den verschiedenen Kombinationen zu zweien erhielt man in 11 Fällen folgende Prozentzahlen für die Herrschaft: das dominierende Tier reißt die ganze Nahrung in 80 % der Fälle an sich, in 99,9 % der Fälle terrorisiert es den Partner, nimmt nie dem Partner gegenüber die weibliche Stellung ein und kriecht nie vor ihm, ergreift nie die Flucht, ist in 97 % der Fälle Initiator der Kämpfe und Sieger.

Es besteht eine deutliche Beziehung zwischen Oberherrschaft und Körpergewicht, sicher als Ausdruck des Alters; dennoch tritt dies nur in Fällen eines großen Gewichtsunterschiedes zutage. Wenn das Körpergewicht annähernd gleich ist, sind andere Faktoren entscheidend. Zum Beispiel dominierte Naomi ganz deutlich über Red trotz des fast gleichen Körpergewichtes.

Das Verhalten der Affen in den größeren Gruppen ist nicht aus ihrem Verhalten in der Paarsituation vorauszusehen. Eine Gruppe aus drei Tieren ist qualitativ von einer Gruppe aus zwei Tieren verschieden. Zu Anfang sperrte man Christy und Catherine, die beiden Tiere mit dem schwächsten Herrschaftsgrad, in einen gemeinsamen Käfig. Ihr Verhalten war typisch, beide standen auf gleicher Stufe, ohne daß irgendwelche Herrschaftserscheinungen zu beobachten gewesen wären. Als man ein drittes Tier, Red, hinzugab, der seinem nächsten Untergebenen, Christy, seine Macht spüren ließ, begann dieser auch Catherine zu terrorisieren, was er bisher nicht getan hatte. Das „mittlere" Tier, im gegebenen Falle Christy, schließt sich dem dominierenden Tier gleichsam an, zieht dessen Gesellschaft der des untergeordneten vor, beide höheren Tiere bilden in der Rangordnung eine gemeinsame Gruppe. Hierbei werden die Terrorakte gegenüber dem schwächsten Tier eher von dem mittleren als von dem dominierenden Affen begonnen. Wenn einer der beiden Catherine attackierte, schloß sich der andere dem Angreifer an.

Durch die Hinzugabe eines vierten Tieres, Naomi, wurden ziemlich verwickelte Verhältnisse geschaffen, denn dies war ein brünstiges Weibchen, und ihr Machtstreben war relativ schwach. Dennoch bildeten die beiden dominierenden Tiere, Naomi und Red, eine geschlossene Gruppe; alle anderen Affen aber wurden kampfeslustiger als vorher.

Das besondere Verhalten von Catherine verdient Beachtung. Dieses Weibchen besaß ein starkes Streben zur Herrschaft, doch konnte sie als die schwächste von allen nichts ausrichten. In der größeren Gruppe schloß sich Catherine regelmäßig dem Angreifer an oder attackierte andere Tiere. Als Catherine zum ersten Male über Christy herfiel, schlossen sich Naomi und Red ihr an, aber mit dem Moment, da Christy dem gemeinsamen Angriff erlag, unterwarf er sich jedem der drei anderen auch gesondert. Das hinderte nicht daran, daß Catherine auch weiterhin von Naomi und Red mißhandelt wurde. Schließlich mußte man Christy aus dem Käfig nehmen, denn sein Leben war durch die ständigen Angriffe gefährdet.

Als man noch Whitey hinzufügte, behandelten ihn alle Affen als fremden Neuankömmling, also ausgesprochen feindlich. Catherine griff ihn ständig an, und ihr schloß sich der Rest an, so daß man auch Whitey entfernen mußte. Bei diesen Beobachtungen verloren Christy und Whitey völlig ihre höhere Stellung in der Rangordnung. Als man nach einer gewissen Zeit Whitey und Catherine gemeinsam einsperrte, stellten sich die ursprünglichen Verhältnisse wieder her: Whitey dominierte weiter, doch war seine Herrschaft ziemlich schwach und eher gewährt als erkämpft.

Es ist eine regelmäßige Erscheinung, daß Tiere, die sich an ein gewisses Zusammenleben gewöhnt haben, ein großes Übergewicht über einen Neuankömmling besitzen, wenn dieser auch vorher zum dominierenden Typ gehört hat.

Das Problem der Herrschaft umfaßt viele interessante Seiten. Seine Beziehung zum ursprünglichen Geschlechtsakt steht außer Zweifel, dennoch ist auch seine Verselbständigung in Form einer gewissermaßen symbolischen Reaktion gesichert. Da, wie wir gesehen haben, die Erscheinung der Herrschaft nicht ständig an das Geschlecht gebunden ist, müssen wir die Schlußfolgerung ziehen, daß diese Haltung nicht unmittelbar von den Geschlechtshormonen abhängig ist. Beim Weibchen ist das Aufreiten eine ganz offensichtlich nachgeahmte Tätigkeit und dient, wie auch beim Männchen, zur Unterordnung des Partners, gleichsam dazu, ihm seinen Willen aufzuzwingen. Die Erscheinung des Aufreitens als Ausdruck der Herrschaft ist in vieler Hinsicht vom eigentlichen Geschlechtsakt verschieden, es fehlen hier eine Reihe von charakteristischen Bewegungen und Reaktionen, die Erregung des Zwingenden ist ziemlich schwach und seine Aufmerksamkeit leicht abzulenken. Darüber hinaus ist das Aufreiten offensichtlich für das unterworfene Tier unangenehm, es zeigt Furcht, legt sich hin, reißt sich los und schreit. Alles das ist in beiden Erscheinungen sehr verschieden.

Die Einnahme der weiblichen Haltung durch ein unterlegenes Tier als Symbol der Unterwerfung tritt in verschiedenen Situationen auf. Wenn das dominierende Tier Anzeichen von Zorn zeigt, sich drohend nähert, auf das untergebene Tier in besonderer Weise blickt u. ä., nimmt der unterlegene Partner sofort weibliche Stellung ein. Jeder Affe, ob dominierend oder nicht, nimmt die Unterwerfungshaltung gegenüber unbekannten, unangenehmen Reizen ein. Ein junger Mandril nahm die weibliche Haltung ein, als man ihn mit einem Streichholz brannte. Es gibt auch Situationen, in denen das dominierende Tier die Unterwerfungshaltung einnimmt. Zum Beispiel terrorisierte der Despot seinen Unterworfenen, jetzt aber wollte er, daß dieser ihn lauste. Der Unterlegene zeigte nur Furcht und will fliehen. Da nahm das dominierende Tier die weibliche Haltung ein, gleichsam zum Zeichen dafür, daß er ihm nichts tun werde, und sofort begann das unterlegene Tier, seinen Peiniger zu lausen.

Maslow vermerkt übrigens, daß sich eine Einteilung der Geschlechtsakte in regelrechte, mit einer Befruchtung zusammenhängende, und in Dominierungsakte nicht genau durchführen läßt. In vielen Fällen beruht nämlich die Motivierung auf einer Herrschaft, später aber wird die ausgeübte Tätigkeit sexuell erregend und kann sogar zu einem richtigen Sexualakt führen. Eine Einteilung beider Motivierungen ist relativ und nur in extremen Fällen exakt. Die geschlechtliche Erregung des Männchens im Ergebnis der Mißhandlung des Unterlegenen erinnert an Symptome des Sadismus; das passive Verhalten des Weibchens beim Geschlechtsakt, dessen Ergebnis oft der Tod ist, erinnert an Symptome des Masochismus.

Trotz der zahlreichen anthropomorphistischen Elemente in den Anschauungen Maslows ist dieses Problem äußerst interessant. Die Tatsachen zeigen, daß zahlreiche Einzelheiten des sozialen Lebens der Affen mit Geschlechtsfunktionen in Beziehung stehen, doch werden in der großen Gruppe diese Funktionen in gewissem Maße natürlich, sie nehmen die Nuance einer bestimmten Symbolik an, indem sie sich mehr oder weniger in reine Formen der Dominanz verwandeln, die eine bestimmte soziale wie auch biologische Bedeutung haben. Die oben beschriebenen sadistischen Kämpfe der Männchen, die zum Tode des Weibchens führen, gehören zu den seltenen Erscheinungen, und es ist anzunehmen, daß sie mit dem Altern des Overlords, mit dessen Krankheit oder mit anderen Erscheinungen seiner abnehmenden Lebensaktivität zusammenhängen. Die Existenz eines Overlords selbst ist biologisch bestimmt nützlich, denn sie dient einer Auslese. Außerdem sind die verschiedensten Abweichungen möglich, zu denen vor allem Fälle weiblicher Dominanz gehören. Charakteristisch ist jedoch, daß in der Brunstperiode, wenn das Weibchen bereit ist, seine eigentliche biologische Rolle zu erfüllen, fast alle Spuren einer Dominanz verschwinden, und das zu Anfang untergebene Männchen, das geschlechtlich erregt ist, zum Herrn der Situation wird.

In den Affenkolonien bestehen neben der Oberherrschaft und dem Geschlechtsakt stets Freundschaftsbande zwischen manchen Tieren, wovon ich schon früher sprach. Besonders findet sich das bei Anthropoiden. In der Kolonie Köhlers hielt sich das Weibchen Rana, die ständig von den anderen Tieren gestoßen wurde, zu Konsul, dem jüngsten Tier der Gruppe. Tschego, eine erwachsene Äffin, war mit Grande befreundet und Chica trennte sich nicht von Tercera. Im täglichen Leben war die Freundschaft kaum merkbar, aber sie trat sofort in Augenblicken der Furcht und der Gefahr zutage. Die befreundeten Tiere pflegten zusammen zu schlafen. Bei den jungen Tieren, von denen oben die Rede war, kann die Freundschaft eine gewisse sexuelle Basis haben. Bingham weist auf eine Reihe von Tätigkeiten bei Schimpansen hin, die ursprünglich nicht sexueller Natur sind, sondern eher in den Bereich des Spieles gehören, aber später Bestandteile des Geschlechtsaktes werden. Hierher gehören: 1. das gegenseitige Pressen und Umarmen, 2. das Erforschen des Körpers des Partners mit Händen und Mund, 3. Flucht und Ausweichen, 4. Scheindrohungen, Scheinkämpfe, 5. Temperamentausbrüche, die den Partner zu den Reaktionen 1 und 2 anregen, 6. Schmücken, kokettierendes Spiel, 7. Erektion bei Männchen und Erregung bei Weibchen in verschiedenen nicht sexuellen Situationen, 8. Erregung der Geschlechtsorgane durch Kontakt. Was den Geschlechtsakt selbst angeht, so entwickelt er sich stufenweise durch eine lange Reihe von angenäherten Reaktionen in einer Weise, die sehr an den Lernprozeß erinnert. Es ist keineswegs so, daß das Tier von Geburt an die Fähigkeit, den Geschlechtsakt auszuführen, in fertiger Form besitzt. Selbst bei Ratten sind die ersten Akte unbeholfen, und erst mit der Zeit erlangen sie die Fähigkeit, sich anzupassen. Bei geschlechtlich reifen Affen ist die sexuelle Reizbarkeit sehr stark. Ein Schimpansenmännchen, das mit mehreren Weibchen zusammenlebte, verkehrte täglich mit allen, wobei er sie mit Gewalt durch Schläge und Bisse zum Akt zwang. Deshalb spielen die Geschlechtsfunktionen im Leben der Affen eine überragende Rolle. Es wäre jedoch ein Fehler, ihnen eine ausschließliche Bedeutung zuzuschreiben.

In der Tat gibt Yerkes ein etwas anderes Bild bei der Beschreibung des Lebens des Schimpansen innerhalb der Familie. Zwei miteinander befreundete Weibchen brachten fast gleichzeitig Junge zur Welt, wonach sie ein ganzes Jahr zusammen in einem Käfig mit ihren Kindern lebten. Es wurden keinerlei feindliche Akte und keinerlei Herrschaftsansprüche beobachtet, und jedes Weibchen hütete ihr Kind. Ein Männchen, das mit einem Weibchen in einem Käfig lebte, war anfangs rauh und feindlich, sie dagegen schüchtern, auf Verteidigung bedacht und nie offensiv. Später änderten sich die Verhältnisse und es trat eine dauerhafte beiderseitige Freundschaft ein. Beide Schimpansen suchten sich gegenseitig ab, das Männchen liebkoste oft das Weibchen. Während der Trächtigkeit und der Stillperiode wurde nicht ein einziges Mal ein Geschlechtsakt beobachtet. Das Männchen war interessierter, aber passiver Beobachter bei der Geburt des Kleinen und störte das Weibchen nicht im geringsten. Die Mutter dagegen nahm die Verteidigungshaltung ein und schützte ihr Junges sowohl vor dem Männchen als auch vor Menschen. Das Zusammenleben mit dem Männchen wirkte sich in keiner Weise negativ auf den Schimpansen aus. Eine Reihe anderer Beobachtungen scheinen darauf hinzuweisen, daß das Familienleben des Schimpansen im allgemeinen ruhig und harmonisch verläuft. Es kann sein, daß der Schimpanse von Natur aus monogam ist, was jedoch noch eine Überprüfung erfordert.

Man darf diese Tatsachen wegen der großen individuellen Verschiedenheit der Affen nicht zu sehr verallgemeinern; es sind verschiedene Fälle von Terror und Boshaftigkeit möglich, die Verteidigungshaltung des Weibchens, das sein Kind vor dem Männchen schützt, zeigt, daß sie notwendig werden kann.

In der schon mehrmals zitierten Arbeit von Wojtonis finden wir interessante Einzelheiten über das Herdenleben der niederen Affen. Der sexuelle Faktor spielt sicher eine hervorragende Rolle bei der Herausbildung der Formen des Zusammenlebens und für die Struktur der Herde. Dennoch ist es eine tendenziöse Interpretation, wenn man sich allein auf den Geschlechtsfaktor bezieht. Die Lebensbedingungen der

Paviane im Zoologischen Garten verschärften zum Beispiel bei den Beobachtungen ZUCKERMANS offensichtlich stark die Beziehungen zwischen den Männchen, sie machten die Kämpfe noch erbitterter, begünstigten Erscheinungen von Egoismus und Despotismus und entstellten den Charakter der Beziehungen zwischen den Tieren. Außer sexuellen Beziehungen spielt auch das Streben von Mutter und Kind nach gegenseitiger Annäherung eine Rolle. Das gegenseitige Absuchen der Affen („grooming") interpretiert ZUCKERMAN ziemlich primitiv als physiologische Reaktion auf das Fell. In Wirklichkeit ist dies eine weit kompliziertere Handlung. Als man junge Schimpansen mit Läusen verseucht hatte, befreiten sich die Affen nicht durch Absuchen von den Schmarotzern. In entwickelter Form ist das „grooming" weder vom Geschlecht noch vom Alter abhängig. Wie es scheint, ist dieser Vorgang für beide Partner gefühlsmäßig angenehm, jedenfalls entstehen auf dieser Basis dauernde Verbindungen von zwei Tieren, und es kann ebenfalls einer der Faktoren des Herdenlebens sein.

Auf keinen Fall kann man sich damit einverstanden erklären, daß sich die Verhältnisse von Herrschaft und Unterwerfung auf dem Wege von Gewalt gebildet haben sollen. Oft stellt sich dieses Verhältnis nach dem ersten Zusammentreffen zweier Affen, gewöhnlich ohne jeglichen Kampf, allein infolge der Haltung beider Partner ein. In dieser Hinsicht teilt WOJTONIS ganz die Meinung MASLOWS und PFLANZBAUMS.

Das Verhältnis zwischen Mutter und Kind hat allgemeinere Bedeutung, man kann hier eher von einem Verhältnis: erwachsener Affe — Junges oder sogar noch allgemeiner: stärkerer Affe — schwächerer Affe sprechen. Erwachsene Makaken und Paviane interessierten sich lebhaft für ein fremdes Junges, sie stießen bei seinen Anblick besondere Laute aus, liebkosten das Junge und legten ihm gegenüber überhaupt ein freundliches Verhalten an den Tag.

Affen von gleichem Alter oder von gleichem Geschlecht halten sich oft zusammen auf, streben zueinander und reagieren lebhaft darauf, wenn irgendein Tier aus der Gruppe entfernt wird; nach dessen Rückkehr erfolgt eine stürmische Begrüßung mit kräftigen Umarmungen. Die Entfernung eines dominierenden Tieres aus einer Gruppe von vier männlichen Affen rief eine Aufregung unter den übrigen hervor, und der kleinste Affe schrie lange und laut.

Nach ZUCKERMAN ist die Herrschaftshaltung des stärkeren Tieres unlösbar mit dauernden Kämpfen und mit Gewalt verbunden. WOJTONIS widerspricht dem kategorisch und erklärt die Ergebnisse ZUCKERMANS durch die Anomalität der Lebensbedingungen im Zoologischen Garten. Gerade die Existenz eines Verhältnisses von Herrschaft und Unterordnung beugt Kämpfen in der Herde vor, es ist ein biologisches Verschmelzungsprinzip. Bei den Beobachtungen ZUCKERMANS war die Zahl der Tiere übermäßig groß, und es waren dreimal mehr Männchen als

Weibchen vorhanden. In der Voliere der Station in Suchumi, wo WOJTONIS arbeitete, lebten 20 Paviane, hierunter drei Männchen, jedes mit seinen Weibchen. Es gab zwischen den Männchen überhaupt keine Kämpfe. Das Verhältnis der Unterordnung besteht nicht nur darin, daß der schwächere vor dem größeren zurücktritt, Furcht und passive Haltung zeigt, sondern auch darin, daß er zu dem stärkeren strebt, seinen Schutz sucht, worauf das stärkere Tier mit freundlicher Reaktion antwortet. Wenn man aus einer Gruppe von Affen den Führer, also das dominierende Tier, entfernt, lamentiert das am stärksten unterworfene Weibchen am lautesten. Ebenso deutlich sind die Verhältnisse von Herrschaft und Unterordnung in einer Gruppe, die nur aus Weibchen besteht, oder in einer Gruppe junger Affen.

WOJTONIS bestätigt die Beobachtung, daß die weibliche Stellung oft unter Männchen oder unter Weibchen zu finden ist. Bevor ein schwächeres Tier ein Stück Nahrung in Anwesenheit eines stärkeren Affen aufnimmt, zeigt es ihm gegenüber die weibliche Unterwerfungshaltung. Das gleiche tut das Tier, wenn es sich neben einen dominierenden Affen hinsetzt oder auch nur an ihm vorübergeht. Dieser Akt ist kaum verständlich, in keinem Fall ist er ein rein sexueller Akt. Wahrscheinlich geht es eher um die Unterordnung, bisweilen um eine freundschaftliche Haltung, denn manchmal nimmt der dominierende Affe dem schwächeren Tier gegenüber die Haltung des Weibchens ein.

Nach den Beobachtungen WOJTONIS sind die Formen der sozialen Beziehungen zwischen den Tieren einer Affenherde verschieden. 1. Sexuelle Beziehungen. Die Affen vermehren sich das ganze Jahr hindurch, und die Männchen halten sich ständig mit den Weibchen zusammen auf. 2. Eine überaus langdauernde Verbindung ist die zwischen Mutter und Kind, denn die Kindheit zieht sich bei Affen sehr lange hin. 3. Es besteht ein unmittelbares Streben einiger Tiere zu anderen, in der Herde bilden sich Paare, die sich am liebsten zusammen aufhalten, was nicht vom Geschlecht abhängig ist. Derartige Paare handeln gemeinsam, spielen miteinander, pflegen ein gegenseitiges „grooming" und stellen sich gemeinsam einem Angriff entgegen. 4. Infolge der leichten Bildung von „zeitweiligen Verbindungen" gehen alle diese Formen des Zusammenlebens oft auf andere Objekte über. So schützt zum Beispiel eine erwachsene Äffin nicht nur ihr eigenes Kind, sondern auch andere schwächere Tiere.

Es sind also nicht nur die sexuellen Beziehungen und das Familienleben der Affen von Entscheidung für das Herdenleben der Tiere. Dabei spielt ebenfalls die gegenseitige Hilfe eine Rolle, die bei Tieren, die leicht den Angriffen von Räubern ausgesetzt sind, von großer Bedeutung ist. In der Kolonie KÖHLERS kamen die Schimpansen dem Tier zu Hilfe, dem eine Strafe verabfolgt wurde, und das dabei charakteristische Töne von sich gab. Als die Tiere herangewachsen waren, wurde ein derartiger

Massenangriff direkt zur Gefahr. Die Schimpansen konnten ruhig auf dem Platz spielen, und keiner von ihnen wußte mit Sicherheit, um was es ging. Es genügte jedoch ein Schrei in einem beliebigen Moment, daß sich die ganze Kolonie wild auf den Angreifer stürzte. Ähnlich ist es bei Pavianen. Seinerzeit konnte man diese Erscheinung in dem Film „Afrika spricht“ beobachten. Als ein Leopard einen jungen Pavian angriff, warf sich die ganze Herde von mehreren Dutzend Affen ohne Zögern auf den Räuber und vertrieb ihn.

Wir wollen in diesem Zusammenhang die Frage der sogenannten Kooperation bei den Affen besprechen, die schon des öfteren untersucht wurde. NISSEN und CRAWFORD beschreiben das „Betteln“ eines Schimpansen. Sie untersuchten die Nahrungsgemeinschaft von sechs zu je einem Paar in Käfigen gehaltenen Schimpansen in acht verschiedenen Kombinationen. Jedesmal befanden sich die zwei zusammengehörigen Tiere eines Paares in benachbarten Käfigen, und jeder konnte durch das Gitter zum Nachbarn hinübergreifen. Man gab nur einem Nahrung, der andere konnte das Futter entweder dadurch erhalten, daß er danach durch das Gitter langte, was ihm das erste Tier erlaubte oder nicht erlaubte, daß er beim Partner bettelte, oder aber, daß ihm sein Gefährte ohne Aufforderung Futter anbot. Alle drei Möglichkeiten werden unter bestimmten Bedingungen realisiert, natürlich unter Berücksichtigung des Verhältnisses von Herrschaft und Unterordnung. Das Erreichen von Nahrung durch freiwilliges Angebot oder durch Betteln ist nur bei zwei befreundeten Tieren möglich. Einige Schimpansen bettelten hartnäckig in jeder Kombination, streckten die Hände aus, bewegten sie von oben nach unten, winselten, stampften mit den Füßen und ließen sich durch keinerlei Mißerfolge abschrecken.

CRAWFORD beobachtete zwei Schimpansen, die zusammen an einem Seil eine Kiste zogen, die für einen einzigen zu schwer war, um sie unter eine hochhängenden Frucht zu stellen. Die Kooperation entwickelte sich stufenförmig, in mehreren Phasen. Anfangs zogen die Schimpansen einzeln und hinderten sich dabei gegenseitig. Später beobachtete das eine Tier das Verhalten des anderen und erst dann schloß es sich ihm an und zog einträchtig mit ihm in derselben Richtung. In der dritten Phase forderte der eine Schimpanse den anderen mit Hilfe von Gesten zur Mitarbeit auf, selbst wenn der Partner weit entfernt war. Nicht alle Schimpansen erreichen die dritte Phase, doch zeigten einige eine hohe Stufe der Zusammenarbeit. Ein Schimpanse, der sich vergeblich bemüht, eine schwere Kiste unter eine an der Zimmerdecke hängende Frucht zu ziehen, geht zu seinem Gefährten, um ihn aufzufordern zu helfen. Bisweilen versteht dieser nicht, um was es geht und schlägt seinerseits ein Spiel vor. Darauf stößt und pufft ihn der Auffordernde, bis der Partner mit ihm geht und sich ihm zur gemeinsamen Anstrengung anschließt. Dies hindert nicht, daß der Auffordernde, nachdem beide die Kiste an die richtige Stelle gerückt haben, die Frucht herunterholt und sie allein frißt, ohne dem anderen etwas abzugeben. Die Einladung hat im übrigen einen signalhaften, nie einen demonstrativen Charakter.

In einer anderen Arbeit ließ derselbe Autor ein Paar Schimpansen vier Mechanismen bedienen, was in einer bestimmten Reihenfolge geschehen mußte. Nachdem das Tier den letzten bedient hatte, erhielt es Nahrung aus einem Automaten. Die Mechanismen waren durch vier verschiedene Farben gekennzeichnet. Nachdem drei Tiere auf die geforderte Reihenfolge der Handlungen dressiert waren, prüfte man ihr Verhalten in Zweierkombinationen mit anderen Partnern. Die neuen Partner verstanden es, die Mechanismen zu bedienen, aber sie kannten nicht die erforderliche Reihenfolge. Der dressierte Schimpanse betätigte zwei Mechanismen, sein Partner dagegen mußte zwei andere bedienen und damit dessen Arbeit vervollständigen, um im Endresultat die richtige Reihenfolge zu wahren. Es wurde beobachtet, daß das dressierte Tier, das es verstand, mit allen Mechanismen umzugehen, den Partner mit Gesten aufforderte und ihn zu dem bestimmten Mechanismus stieß oder zog. Hierbei regte das dominierende Tier den Partner durch ein Kommando, durch Stoßen und Puffen, das untergeordnete dagegen nur durch Bitten an. Oft wurde die Zusammenarbeit geradezu erzwungen.

D. L. Wolfle und H. M. Wolfle erhielten bei niederen Affen andere Ergebnisse. Das Prinzip ihrer Experimente war, daß die Reaktion dem Tier nicht sofort die Belohnung brachte, sondern daß jedes Tier seinem Partner zu fressen gab, theoretisch in der Hoffnung, daß es selbst beim nächsten Male Nahrung erhalten würde. Acht Affen arbeiteten in vier Paaren in konstanter Zusammensetzung. Auf einer Plattform vor der Vorderseite zweier gleichartiger Käfige befand sich ein leichter Hebel, der sich um eine vertikale Achse drehte und an einem Ende eine Schüssel mit einer Nahrungsbelohnung hatte (Abb. 62). Von der Mitte des Hebels führte eine Schnur mit einem Ring zu einem Käfig, der von dem Futter weiter entfernt war. Dieselbe Einrichtung befand sich auf der gegenüberliegenden Seite beider Käfige. Das Tier A brachte, wenn es an der Schnur zog, die Schüssel mit Nahrung in die Nähe des Tieres B, das das Futter ergriff; wenn das Tier B selbst zog, hatte es keinen Zugang zur Schüssel. Die Versuche wurden abwechselnd durchgeführt: einmal mit dem Tier A und Hebel 1, das andere Mal mit dem Tier B und Hebel 2. Als die Affen sich an die Situation gewöhnt hatten, legte man nach normalen Tagen abwechselnd „Hungertage“ ein, das heißt, man wiederholte die gleichen Manipulationen, doch blieben die Schüsselchen leer. Als das Tier gelernt hatte, die beiden Situationen zu unterscheiden und entsprechend zu reagieren, brachte man Kontrollversuche zur Anwendung. Zuerst eine „Kontrolle mit leerem Käfig“. Es arbeitete nur ein Tier, der andere Käfig war leer, und das Heranziehen der Belohnung war sinnlos. Ein anderer Versuch war der „Kontrollversuch mit der verdeckten Belohnung“. Durch einen Abdeckschirm (punktierte Linie in der Zeichnung) war das Tier gehindert zu sehen, ob das Schüsselchen Nahrung enthielt, aber sein Partner konnte es sehen und hatte die Möglichkeit, seinen Spender zu benachrichtigen, daß er an der Schnur ziehen solle.

Versuchstiere waren: drei Exemplare des *Macacus nemestrinus,* ein *Ateles,* ein *Cebus capucinus,* ein *Papio hamadryas* und zwei Rhesusäffchen *(Macaca mulatta).* Alle acht Affen lernten es, an der Schnur zu ziehen und dem Partner die Belohnung zu verschaffen. Von ihnen bestanden vier einem weiteren Versuch, denn sie lernten, an „Hungertagen“

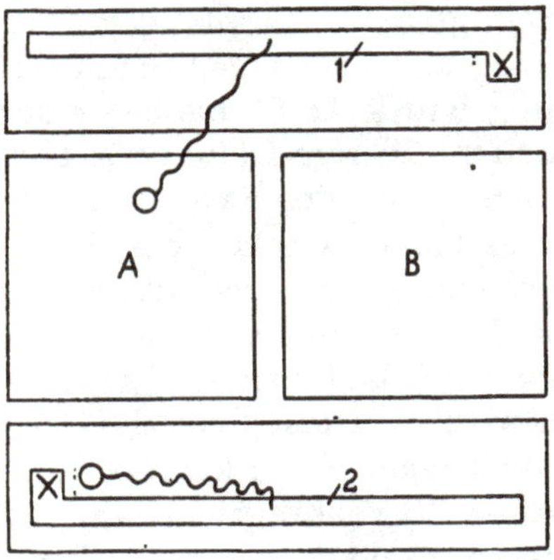

Abb. 62. Apparat von Wolfle für Experimente über die Zusammenarbeit. 1 und 2 = Hebel, X = Gefäß mit Nahrung

das Ziehen zu unterlassen. Dennoch wies kein einziger Affe eine tatsächliche Zusammenarbeit auf. In diesem Falle — wie auch in vielen anderen — können wir uns davon überzeugen, wie groß die Bedeutung von Kontrollversuchen ist, ohne die wir zu fehlerhaften Schlüssen gelangen würden. Ich will nur ein Beispiel zweier *Macaci nemestrini* als typisch anführen. Beide verstanden es, regelmäßig die Schnur an normalen Futtertagen zu ziehen und es an Hungertagen zu unterlassen. Nach 20 Tagen wandte man bei beiden einen „Kontrollversuch mit leerem Käfig“ an. Beide Affen verhielten sich genau so wie bei Anwesenheit des Partners: sie zogen die Belohnung „zwecks Zusammenarbeit“ mit dem leeren Käfig heran. Bei beiden wandte man danach den „Kontrollversuch mit verdeckter Belohnung“ an. Der Empfänger der Belohnung, der das Schüsselchen sah, verhielt sich augenscheinlich verschieden, je nachdem, ob die Schüssel eine Belohnung enthielt oder nicht. Aus seinen Bewegungen hätte ein Mensch ohne Schwierigkeiten erraten können, ob die Schüssel Nahrung enthielt. Dennoch wurde nicht beobachtet, daß das

Futter gebende Tier gelernt hätte, das Verhalten seines Partners zu interpretieren. Ein Tier zog 95mal bei 96 Versuchen schon nach ungefähr 15 Sekunden den Hebel, unabhängig von dem Verhalten des Empfängers. Dennoch enthielt die Schüssel nur 48mal eine Belohnung. Eine Zusammenarbeit wurde in keinem Fall beobachtet, und es erscheint zweifelhaft, ob die Affen, jedenfalls die niederen, zu irgendeinem Altruismus geneigt seien, oder daß sie auf längere Sicht voraussähen, daß der Altruismus sich am Ende bezahlt macht.

Dieselben Autoren führten analoge Versuche mit fünf Kindern im Alter von 3—5 Jahren durch. Die jüngeren Kinder beherrschten die Situation nicht ganz, sie zogen oft nicht an der Schnur, obwohl sich eine Belohnung in der Schüssel befand. Beim „Versuch mit verdeckter Belohnung" benachrichtigten die Empfänger durchschnittlich in 50 % der Fälle den Absender, daß er an der Schnur ziehen solle, und von dieser Benachrichtigung wurde in 67 bis 84 % der Fälle Gebrauch gemacht. Bei dem Versuch mit leerem Käfig versagten die jüngsten Kinder, sie zogen auch bei Abwesenheit des Partners an der Schnur. Es besteht ein deutlicher Zusammenhang zwischen der Zusammenarbeit und dem Grad der Sprachbeherrschung. Im allgemeinen zeigen Kinder im Alter von 2—3 Jahren erst Anfänge des späteren menschlichen Verhaltens, doch bereits in diesem Alter läßt sich ein großer Unterschied zwischen einem Kind und einem Tier feststellen, der sich schnell vergrößert. Altruismus in dieser oder jener Form kann selbst bei kleinsten Kindern auftreten, wozu die Affen überhaupt nicht fähig zu sein scheinen.

Die in einem früheren Kapitel wiedergegebene Arbeit von Wolfle enthält eine Reihe interessanter Einzelheiten über die Zusammenarbeit. Der Autor sperrte je zwei Schimpansen in verschiedenen Kombinationen in einen Käfig. Nach Verlauf von drei Minuten warf er 10 Pokerspielmarken in den Käfig, aber erst nach weiteren fünf Minuten öffnete sich der Automat, in den das Tier die Spielmarken einzuwerfen hatte. Während dieser Zeit ergriffen die Schimpansen die Spielmarken, und die Zahl der Spielmarken, die jedes Tier nach fünf Minuten besaß, ist ein Maß für das gegenseitige Verhältnis beider Tiere des Paares. Die Zahlen sind in der folgenden Tabelle enthalten:

Affen	Versuche													Summe
	1	2	3	4	5	6	7	8	9	10	11	12	13	
Bimba	8	7	4	6	7	7	7	7	4	7	7	6	7	84
Bula	2	3	6	4	3	3	3	3	6	3	3	4	3	46
Velt	9	10	9	9	7									44
Bula	1	0	1	1	3									6
Moos	10	10	10	10	10									50
Velt	0	0	0	0	0									0

Bimba und Bula waren junge Äffinen, Velt ein Schimpanse, der einige Monate älter war, Moos ein zwei Jahre älterer Schimpanse als Velt. In der Kombination Bimba — Bula wartete die unterlegene Bula stets, bis Bimba ein Paar Spielmarken aufgehoben hatte, weinte oft und streckte die Hand aus, und bisweilen bot ihr auch Bimba ein paar Spielmarken an. Als die Belohnung in ungeschälten Apfelsinenstückchen bestand und Bula bettelte, gab ihr Bimba die Schalen. Im zweiten Paar dominierte augenscheinlich Velt, im dritten dagegen mißhandelte Moos seinen jüngeren Partner.

In einem andern Experiment hatte Bula Zutritt zum Automaten, besaß aber keine Spielmarken, Bimba dagegen war von dem Automaten durch ein Gitter getrennt, man gab ihr aber einige Spielmarken. Bei dieser Versuchsanordnung erbettelte Bula sich die Spielmarken mit Lauten und Gesten, realisierte sie im Automaten und fraß die Belohnung. Sie erbettelte sie sich auch dann, wenn sie völlig gesättigt war.

Diese Experimente beweisen nicht deutlich die Existenz einer Zusammenarbeit bei den Schimpansen; überhaupt sprechen sich die verschiedenen Autoren eher negativ über die Zusammenarbeit unter den Primaten aus. Sie besteht nur unzweifelhaft bei Bedrohung, besonders unter natürlichen Lebensbedingungen.

Geklärter ist die Frage der gegenseitigen Konkurrenz, die Harlow und Yudin experimentell analysierten. Sie arbeiteten mit vier Versuchsanordnungen: 1. Der Käfig enthielt zwei Rhesusäffchen und Nahrung, 2. Zwei Käfige standen 1 Fuß weit voneinander entfernt, in jedem befand sich ein Rhesusäffchen und ein Tablett mit Futter, 3. die gleiche Anordnung wie in 2, außerdem stand zwischen den Käfigen eine Schüssel mit Nahrung, die für beide Tiere durch das Gitter zugänglich war, 4. zwei Käfige stießen aneinander, und jedes Tier konnte durch das Gitter nach dem Futter des Nachbarn greifen. Im Vergleich zum Fressen ohne Partner führte jede der vier Situationen zur gewissen Erhöhung der aufgenommenen Nahrungsmenge. Besonders in der letzten Situation fraßen die Affen durchschnittlich 69 % mehr als normalerweise, wenn die Nahrung aus Apfelsinen bestand. Bei Brot betrug die Zunahme 152 %. Jeder, der Affenherden im Zoologischen Garten beobachtet hat, kann feststellen, daß die Tiere sich gegenseitig das Futter entreißen, und daß ein Affe, der in der Hand eine Frucht hält, ohne sie zu fressen, sie sofort gierig zu fressen beginnt, wenn ihm jemand die Nahrung abzunehmen droht. Wenn es sich um Affen handelt, die in großen Herden leben, wie bei dem Hanuman oder bei dem Pavian, reicht unter natürlichen Bedingungen die Nahrung nicht für alle, und die Tiere konkurrieren miteinander, um Nahrung zu erringen. Es handelt sich um eine bestimmte Form des in der Natur so allgemein verbreiteten Kampfes ums Dasein, der die Grundlage für die natürliche Zuchtwahl bildet. Im allgemeinen sind trotz der scheinbaren Widernatürlichkeit zahlreiche Merkmale des Verhaltens der Affen in Wirklichkeit für die Spezies nützlich, sie spielen irgendeine biologische Rolle.

Wenn man Verhaltensmerkmale im Experiment auf die normalen Lebensbedingungen in der freien Natur überträgt, so erklärt dies zahlreiche Eigenschaften unserer Tiere; wenn man dagegen die Rolle der biologischen Faktoren verkennt, so kann dies zu erheblichen Fehlern bei der Beurteilung führen.

Verzeichnis der wichtigsten Literatur

1. *Bierens de Haan J. A.* (1925). Experiments on vision in monkeys. J. Comp. Psychol. 5. 417—453.
2. *Bierens de Haan J. A.* (1931). Werkzeuggebrauch und Werkzeugherstellung bei einem niederen Affen (Cebus). Z. vergl. Physiol. 13, 639—695.
3. *Bierens de Haan J. A.* (1935). Zahlbegriff und Handlungsrhythmus bei einem Affen. Zoolog. Jahrb. 54, 267—288.
4. *Bonin G.* (1937). Brain — weight and body — weight of mammals. J. Gen. Psychol. 16, 379—389.
5. *Boutan L.* (1913). Le pseudo—langage. Observations effectuées sur un gibbon. Actes de la Soc. Linnéen. Bordeaux. 67, 5—80.
6. *Brainard P. P.* (1930). The mentality of a child compared with that of the apes. J. Genet. Psychol. 37, 268—293.
7. *Buytendijk F. J. J.* Considérations de psychologie comparée. Arch. Néerland. physiol. 5. 1921, 42—88.
8. *Carlyle, F., Jacobsen M. M.* u. *Yoshioka J. G.* (1932). Development of an infant chimpanzee during her first year. Comp. Psychol. Monogr. 9. 1—94.
9. *Cowles J. T.* (1937). Food—tokens as incentives for learning by chimpanzees. Comp. Psychol. Monogr. 14. 1—96.
10. *Crawford M. P.* (1937). The cooperative solving of problems by young chimpanzees. Comp. Psychol. Monogr. 14. 1—88.
11. *Crawford M. P.* (1938). Cooperative solution by chimpanzees of a problem requiring serial responses to color cues. Psychol. Bull. 35, 705.
12. *Crawford M. P.* (1939). The social psychology of the vertebrates. Psychol. Bull. 36. 407—446.
13. *Elder J. H.* (1934). Auditory acuity of the chimpanzee. J. Comp. Psychol. 17, 157—183.
14. *Elliot D. G.* (1913). A review of the Primates, New York.
15. *Fjeld H. A.* (1934). The limits of learning ability in rhesus monkeys. Genet. Psychol. Monogr. 15. 369—535.
16. *Gallis P.* (1932). Les animaux, savent ils compter ? Bull. Soc. Roy. Sci. Liége. 3, 82—84.
17. *Garner R. L.* (1900). Apes and monkeys: their life and language. Boston.
18. *Gellermann L. W.* (1933). Form discrimination in chimpanzees and two—year—old children. J. Genet. Psychol. 42, 3—27, 28—50.
19. *Grether W. F.* (1939). Color vision and color blindness in monkeys. Comp. Psychol. Monogr. 15. 1—38.
20. *Hamilton G. V.* (1916). A study of perseverance reaktions in primates and rodents. Behav. Monogr. 3, 1—65.
21. *Harlow H. F., Uehling H.* u. *Maslow A. H.* (1932). Comparative behaivor of primates I. Delayed reaction tests on primates from the lemur to the orang-outan. J. Comp. Psychol. 13, 313—343.
22. *Holmes S. J.* (1911). Evolution of intelligence. New York.
23. *Hunter W. S.* (1913). The delayed reaction in animals and children. Behav. Monogr. 2, 1—86.
24. *Kellogg W. N.* a. *Kellogg L. A.* (1933). The ape and the child. New York.

25. *Kinnaman A. J.* (1902). Mental life of two Macacus rhesus monkeys in captivity. Amer. J. of Psychol. 13, 98—148, 173—218.
26. *Klüver H.* (1931). The equivalence of stimuli in monkeys. J. Genet. Psychol. 39, 3—27.
27. *Klüver H.* (1933). Behavior mechanisms in monkeys. University of Chicago Press.
28. *Koch A. M.* (1935). The limits of learning ability in cebus monkeys. Genet. Psychol. Monogr. 17, 163—234.
29. Котс-Ладыгина, Н. Н. 1923. Исследование познавательных способностей шимпанзе. Госиздат Москва-Петроград.
(*Kohts-Ladygina N. N.* [1923]. Untersuchung des Erkenntnisvermögens von Schimpansen.) Staatsverlag, Moskau-Leningrad.
30. *Kohts-Ladygina N. N.* (1928). Adaptive motor habits of Macacus rhesus under experimental conditions. Moskwa.
31. *Kohts-Ladygina N. N.* Recherches sur l'intelligence du chimpanzé par la méthode de „choix d'après modèle". J. de Psychol. 25, 255—275.
32. *Kohts-Ladygina N. N.* Les aptitudes motrices adaptives de singes inférieurs. J. de Psychol. 27, 412—298.
33. Котс-Ладыгина. Н. Н. 1935. Дитя шимпанзе и дитя человек в их инстинктах, эмоциях, играх, привычках и выразительных движениях. Москва.
(*Kohts-Ladygina N. N.* [1935]. Schimpansenkind und Menschenkind in ihren Instinkten, Emotionen, Spielen, Gewohnheiten und Ausdrucksbewegungen), Moskau.
34. *Kounin J. S.* (1938). Laterality in monkeys. J. Genet. Psychol. 52, 375—393.
35. *Köhler W.* (1915). Optische Untersuchungen an Schimpansen und am Haushuhn. Abh. Preuß. Akad. Wiss. Berlin. 170.
36. *Köhler W.* (1918). Nachweis einfacher Strukturfunktionen beim Schimpansen und beim Haushuhn. Ibid. 1—101.
37. *Köhler W.* (1921). Intelligenzprüfungen an Menschenaffen. Berlin
38. *Kuroda A.* (1931). On the counting ability of a monkey. J. Comp. Psychol. 12, 171—180.
39. *Lashley K. S.* (1940). Studies of simian intelligence from the University of Liége. Psychol. Bull. 4, 237—248.
40. *Maslow A. H.* (1936). The rôle of dominance in the social and sexual behavior of infra-human primates. J. Genet. Psychol. 48, 261—277.
41. *Maslow A. H.* (1936). The same. III. A theory of sexual behavior. Ibid. 310—338.
42. *Maslow A. H.* (1936). The same. IV. The determination of hierarchy in pairs and in group. Ibid. 49, 161—198.
43. *Maslow A. H.* u. *Pflanzbaum S.* (1936). The same. II. An experimental determination of the behavior syndrome of dominance. Ibid. 48, 278—307.
44. *Morgan C. L.* Introduction to comparative psychology. London 1906.
45. *Neet C. C.* (1933). Visual pattern discrimination in the macacus rhesus monkey. J. Genet. Psychol. 43, 163—196.
46. *Nissen H. W.* (1931). A field study of the chimpanzee. Comp. Psychol. Monogr. 8, 1—105.
47. *Nissen H. W.* (1934). Equivalence and ambivalence of stimuli in chimpanzees. Psychol. Bull. 31, 617—618.
48. *Nissen H. W.* u. *McCulloch T. L.* (1937). Equated and non-equated stimulus situations in discrimination learning by chimpanzees. I. Comparison with unlimited response. J. Comp. Psychol. 23, 165—189.
49. *Nissen H. W.* u. *McCulloch T. L.* (1937). The same. III. Prepotency of response to oddity through training. Ibid. 377—381.
50. *Reichenow E.* (1920). Biologische Beobachtungen an Gorilla und Schimpanse. Sitzber. Ges. naturf. Fr. Berlin 1—40.

51. *Révész G.* 1923). Expériences sur la mémoire topographique et sur la découverte d'un système chez des enfants et de singes inférieurs. Arch. de Psychol. 18, 323—342.
52. *Révész G.* (1925). Experimental study in abstraction in monkeys. J. Comp. Psychol. 5, 293—343.
53. Рогинский, Г. С. 1939. Образование навыков у низших обезьян. Труды Гос. Инст. Мозга IX, 185—229.
(*Roginski G. S.* [1939]. Über die Ausbildung von Fertigkeiten bei niederen Affen. Veröffentlichungen des Staatl. Instituts Mosga IX, 185—229.)
54. *Romanes G. J.* (1883). Animal intelligence. New York.
55. *Romanes G. J.* (1900). Mental evolution in animals. New York.
56. Рубинштейн С. Л. 1941. Основы психологии. Москва.
(*Rubinstein S. L.* [1941]. Die Grundlagen der Psychologie), Moskau.
57. *Spence K. W.* (1934). Visual acuity and its relation to brightness in chimpanzee and man. J. Comp. Psychol. 18, 333—361.
58. Spence K. W. (1936). The nature of discrimination learning in animals. Psychol. Rev. 43, 427—449.
59. *Spence K. W.* (1937). Analysis of the formation of visual discrimination habits in chimpanzee. J. Comp. Psycholog. 23, 77—100.
60. *Spence K. W.* (1938). Gradual versus sudden solution of discrimination problems by chimpanzee. Ibid. 25, 213—224.
61. *Tellier M.* (1932). Le macaque saisit — il le rapport logique? Bull Soc. Roy. Liége 11, 227—231.
62. *Tellier M.* (1934). L'intelligence des singes inférieurs I. La vision des formes et la généralisation. Mém. Soc. Sci. Liége. 19, 1—76.
63. *Tellier M.* (1935). II. Le relatif et l'absolu. Ibid. 20, 1—64.
64. *Thorndike E. L.* (1898). Animal intelligence. An experimental study of the associative processes in animals. Psychol. Rev. Monogr. Suppl. 2, 1—109.
65. *Thorndike E. L.* (1901). The mental life of the monkeys. Psychol. Monogr. 3, 1—57.
66. *Thorndike E. L.* (1911). Animal intelligence. New York.
67. *Tinklepaugh O. L.* (1932). Multiple delayed reaction with chimpanzees and monkeys. J. Comp. Psychol. 13, 207—243.
68. *Verlaine L.* (1935). Le caractère analytique de la perception chez le macaque. Bull. Acad. Belg. Cl. d. Sci. 21, 744—758, 800—816.
69. *Verlaine L.* (1935). Histoire naturelle de la connaissance chez le singe inférieur. I. Le concret. Actualités sci. industr. Nr. 215, 1—55.
70. *Verlaine L.* D-to. II. Le syncrétique. Ibid. 320, 1—63.
71. *Verlaine L.* D-to, III. L'abstrait. Ibid. 360, 1—58.
72. *Verlaine L.* u. *Gallis P.* (1932). L'intelligence des singes inférieurs Mém. Soc. Roy. Sci. Liége. 17, 4—48.
73. Вацуро Е. 1948. Исследование высшей нервной деятельности антропоида (Шимпанзе). Ак. Мед. Наук СССР.
(*Wazuro E.* [1948]. Untersuchung der höheren Nerventätigkeit der Menschenaffen. Ak. Med. Wissenschaften der UdSSR.)
74. Вагнер В. 1913. Биологические основания сравнительной психологии, Петерсбург.
(*Wagner W.* [1913]. Biologitscheskije osnowanija srawnitelnoi psichologii, Petersburg.)
75. *Warden C. J.* u. *Jackson T. A.* (1935). Imitative behavior in the rhesus monkey. J. Genet. Psychol. 46, 103—125.
76. *Warden C. J.*, *Jenkins T. N.* u. *Warner L. H.* (1936). Indroduction to comparative psychology. New York.

77. *Warden C. J., Jenkins T. N.* u. *Warner L. H.* (1936). Comparative psychology. Vertebrates. New York.
78. *Weber M.* (1928). Die Säugetiere. Jena.
79. *Weinert H.* (1932). Ursprung der Menschheit. Stuttgart.
80. Войтонис Н. 1949. Предистория интеллекта. Ак. Наук СССР. (*Wojtonis N.* 1949. Die Vorgeschichte des Intellektes. Ak. Wissenschaften UdSSR.)
81. *Wolfe J. B.* (1936). Effectiveness of token—rewards for chimpanzees. Comp. Psychol. Monogr. 5, 1—72.
82. *Wolfle D. L.* u. *Wolfle H. M.* (1939). The development of cooperative behavior in monkeys and young children. J. Genet. Psychol. 55. 137—175.
83. *Yerkes R. M.* (1916). The mental life of monkeys and apes: A study of ideational behavior. Behav. Monogr. 3, 1—145.
84. *Yerkes R. M.* (1925). Almost human. New York.
85. *Yerkes R. M.* (1927). The mind of a gorilla. I. Genet. Psychol. Monogr. 2. 1—193. II. Ibid. Mental development 375—551. Part. III. Memory Comp. Psychol. Monogr. 5. 1928. 1—92.
86. *Yerkes R. M.* (1936). A chimpanzee family. J. Genet. Psychol. 48, 362—370.
87. *Yerkes R. M.* u. *Learned B. W.* (1925). Chimpanzee intelligence and its vocal expression. Baltimore.
88. *Yerkes R. M.* u. *Tomilin M. J.* (1935). Mother — infant relations in chimpanzee. J. Comp. Psychol. 20. 321—348.
89. *Yerkes R. M.* u. *Yerkes A. W.* (1929). The great apes. New Haven.
90. *Yerkes R. M.* u. *Yerkes A. W.* (1936). Nature and conditions of avoidance (fear) response in chimpanzee. J. Comp. Psychol. 21, 53—66.
91. *Zuckerman S.* (1932). The social life of monkeys and apes. New York.

Sachverzeichnis *)

Abstraktion 167, 188, 213 ff., 219, 223, 225
Aha-Reaktion 130 ff., 144
Analysatoren 124, 129 ff.
Analyseprinzip 124
Angstreaktion 42 f.
Anthropoiden, Biologie d. 32 ff.
Anthropomorphismus 1 ff., 6, 48, 113, 235 f., 238, 243
Äquivalenzproblem 198
Aufreitverhalten 231, 242
Augenhöhlenabstand 23
Ausdruck b. Schimpansen 69 ff.

Caspar-Hauser-Versuch 55 f.

Determinismus 122 f.

Einsicht 112, 151
Entelechie 122
Ernährung 33, 41, 126
Evolutionsschema 21, 27

Farbsehen 178 ff.
Fehler, „gute" u. „schlechte" 112, 153
Feuerlöschversuch 141 ff.
Figur-Grund-Wahrnehmung 191, 193
Filmbetrachtung 209
Formwahrnehmung 187 ff., 204 ff.
Freundschaftsverhältnisse 243

Geburt 40
Gedächtnis, topographisches 219
Gedächtnis b. Schimpansen 159 ff.
  b. Gorilla 176 f.
  b. Makaken 161 ff.
  b. Pavianen 163 f.
Gefühlsleben 45, 69 ff.
Gehör 196
Gesetz, biogenetisches 11
Gestaltprinzip 111 f., 121 ff., 168
Gewichtsunterscheidung 199 ff.
Größenkonstanz 187

Händigkeit 227 ff.
Helligkeitskonstanz 186 f.
Hirngewicht 27 ff., 209
Homosexualität 234 f.

Instinkte d. Schimpansen 66 ff.
Instinkt u. Erfahrung 55
Interpretation, physiologische 156 ff.

Jugendentwicklung der Schimpansen 53 ff.

Kistenversuche b. Schimpansen 95 ff., 104 ff., 138
  b. Gorilla 176
  b. Kapuzineraffen 208, 211
Konkurrenzverhalten 251
Konvergenz 13
Kooperation 247 ff.
Korrelationsprinzip 122
Kraft, physische 36
Krankheiten d. Schimpansen 126 f.

Lösung, angenäherte 153
  plötzliche 156 f.

Masochismus 243
Materialismus 123, 143
Mechanismus 1, 3, 123, 212
Mehrfachwahlverhalten b. Schimpansen 149 ff.
  b. Orang-Utans 147 ff.
  b. Kapuzineraffen 153 f.
  b. Makaken 147 f., 153 f.
Mensch, als gesellschaftliches Wesen 4
  systematische Eingliederung 18 ff.
  und Tier 4 ff., 51 f., 83 ff., 86 ff., 90 f., 116 ff., 143 f.

*) Das Namen- und Sachverzeichnis ist von Dr. Schmidt, Inst. f. Psychologie, angefertigt worden.

Menstruation 230
Methode d. Vergleichs 1, 6
d. Dresur 153 ff.
d. mehrfachen Wahl 146 ff.
d. Induktion 158
d. verzögerten Reaktion 159
d. mehrfachen Verzögerung 163
d. Wahl n. Muster 166, 180, 225
d. unausgeglichenen Technik 205
d. zeitlichen Aufmerksamkeitsabstufung 222
Mimik d. Schimpansen 73 ff., 89
Mittelhandknochen, Vergl. d. 14
Morphologie d. Lemuroidea 7, 8
d. Tarsioidea 8
d. Anthropoiden 9 ff.
d. Platyrrhini 12, 13
d. Catarrhini 13 ff.
d. Anthropomorphae 15 ff.
Motivierung 156
Mutter-Kind-Verhältnis 38 f.

Nachahmung 81, 100 f., 167, 225 ff.
Nestbau b. Schimpansen 36
b. Gorilla 34
b. Orang-Utan 33

Onanie 235
Orientierungsreflex 136

Phase, ultraparadoxe 128
Positionsfaktor, -gewohnheit 165
Primaten, Ordnung d. 7 ff.
Prognathie 10

Rangdetermination 239 ff.
Rangordnung 230 ff.
Reaktion auf absolute Merkmale 213 ff.
a. relative Merkmale 213 ff.
Reaktionstendenzen 154 f.
Reaktionszeit 196 f.
Reflex, bedingter 121 ff., 156 ff., 222
Richtungslokalisation 155

Sadismus 242
Sauberkeitsgewöhnung 77
Schnurverwendung b. Schimpansen 93 f.
b. Gorilla 175
b. Makaken 211 f.
b. Pavianen 211 f.
b. Javaaffen 205
Sehschärfe 195
Sexualität 230 f., 234 f., 242 f., 246
Sexualkämpfe 234
Signalsystem, zweites 143
Sinnesfunktionen 178 ff.
Sozialleben 34, 64 ff., 226 f., 230 ff.
Spiel 59 ff., 87, 236, 238, 243
Spielmarkenversuche b. Schimpansen 169 ff.
b. Kapuzineraffen 220 ff.
Sprache d. Menschen 5, 6
d. Tieres 5, 6, 31, 46
d. Schimpansen 49 f., 74 ff., 88
d. Orang-Utan 48 f.
d. Gibbon 48
d. Kapuzineraffen 47
Stockgebrauch b. Schimpansen 78 f., 98 ff., 107 ff., 133 ff.
b. Gorilla 175 f.
b. Kapuzineraffen 207 f.
b. Orang-Utan 149, 174 f.
Substitutionsversuch 162
Syntheseprinzip 124

Terminologie, objektive 2
Terror, sozialer 233
Testintelligenz 83 ff.
Tier als Maschine 1
als Laborobjekt 156
Transformation, symbolische 237
Transponierung 176, 223

Umwegversuch, 93, 108 ff., 139 f.
Unterschiede, indiv. 37 f.
Unterwerfungshaltung 238, 242, 246

Verbreitung d. Lemuroidea 7 f.
d. Tarsioidea 8
d. Anthropoiden 9 ff.
d. Platyrrhini 12 f.
d. Catarrhini 13 ff.
d. Anthropomorphae 15 ff.
Versuch-Irrtum-Prinzip 114 f., 166, 170
Verwandtschaftsverhältnisse, morphol. 22 ff., 27 ff.
physiol. 25 f.

Werkzeugbenutzung 81, 118 (s. ferner: Stockgebrauch)
Wolfskinder 56 f.

Zahlbegriff 225
Zählen 221 ff.
Zuchtwahl, geschlechtl. 236

Namenverzeichnis

Abreu 66
Aristoteles 116

Barthez 122
Baumann 36
Beer 2
Bethe 2
Bichat 122
Bierens de Haan 51, 182, 183, 208, 211, 213, 224
Blumenbach 122
Bonin 28
Boutan 48

Carlyle 41, 53, 83
Carpenter 220
Chirley 54
Coghill 123
Crawford 247
Cuvier 122

Darwin 236
Dashiell 2
Descartes 1

Elder 196
Elliot Smith 7, 21
Engels 144

Fjeld 210
Forster 196
v. Frisch 182
Furness 48, 51

Gallis 224
Galt 211
Garner 47, 48
Gellermann 192, 193, 194
Gesell 83, 84
Gladden 51
Gregory 21
Grether 183, 185
Grünbaum 49

Haeckel 21
Haggerky 174
Harlow 251
Harrow 161
Hornaday 173
Hunter 159

Jackson 226
Jacobsen 41, 53, 83
Jennings 113, 114, 115

Kearton 167
Kellog 41, 58, 59, 65, 67, 79, 84, 85, 86, 188
Kinnaman 221
Kipling 41
Klüver 168, 198, 199, 200, 201, 202, 203, 205, 206, 208, 209, 213, 215, 227
Koch 210
Koehler, O. 224
Köhler, W. 92, 93, 94, 95, 101, 103, 107, 111, 112, 116, 121, 128, 133, 134, 137, 138, 143, 145, 149, 159, 160, 167, 179, 180, 186, 187, 205, 243, 246
Koumin 228
Krall 4
Kuroda 223, 224

Ladygina-Kohts 41, 53, 60, 61, 65, 66, 71, 73, 80, 86, 90, 160, 162, 166, 180, 182, 187, 188
Lashley 218
Learned 49
Leche 209
Locke 187, 220
Loeb 1, 123

Maslow 41, 161, 237, 238, 239, 240, 242, 243, 245
McCulloch 168
Mollison 26
Müller, J. 122

Neet 189, 193, 194
Nissen 34, 35, 41, 67, 165, 168, 215, 247
Nowlis 165
Nutall 26

Obermeier 29

Pawlow 121, 123, 124, 125, 143
Pflanzbaum 238, 239, 245
Platon 116

Reichenow 34
Remane 21
Renan 122
Révész 153, 155, 156, 213, 215
Riesen 165
Robinson 215
Roginsky 211
Rothmann 49
Rubinstein 95, 144

Schmidt 183
Shepherd 166, 226
Sherrington 49
Simpson 7
Spence 156, 157, 158, 194
Stagner 189
Stahl 122

Tellier 4, 217
Teuber 49
Thorndike 100, 225
Tilney 161, 178, 209
Tinklepaugh 161
Tomilin 38
Trendelenburg 183

v. Uexküll 2

Verlaine 4, 216, 217, 218, 220
Verworn 1

Walton 178
Warden 36, 226
Watson 166, 225
Wazuro 121, 122, 123, 124, 125, 128, 130, 133, 134, 135, 138, 139, 143
Weinert 21, 22
Wojtonis 52, 118, 120, 162, 163, 244, 245, 246
Wolfe 169, 173
Wolfle 248, 250
Woodrow 222, 223

Yerkes 17, 36, 37, 38, 42, 43, 44, 48, 49, 50, 146, 148, 149, 150, 151, 152, 153, 159, 160, 175, 176, 177, 206, 209, 214, 235, 244
Yoshioka 41, 53, 83
Yudin 161, 251

Ziegler 4
Zuckerman 230, 231, 233, 234, 236, 239, 245

FSC
www.fsc.org
MIX
Papier | Fördert gute Waldnutzung
FSC® C083411

Kolibri 360 GmbH
Ferdinand-Jühlke-Straße 7
99095 Erfurt, Deutschland
produktsicherheit@kolibri360.de